D1875639

6 MINUTEN TRAINING

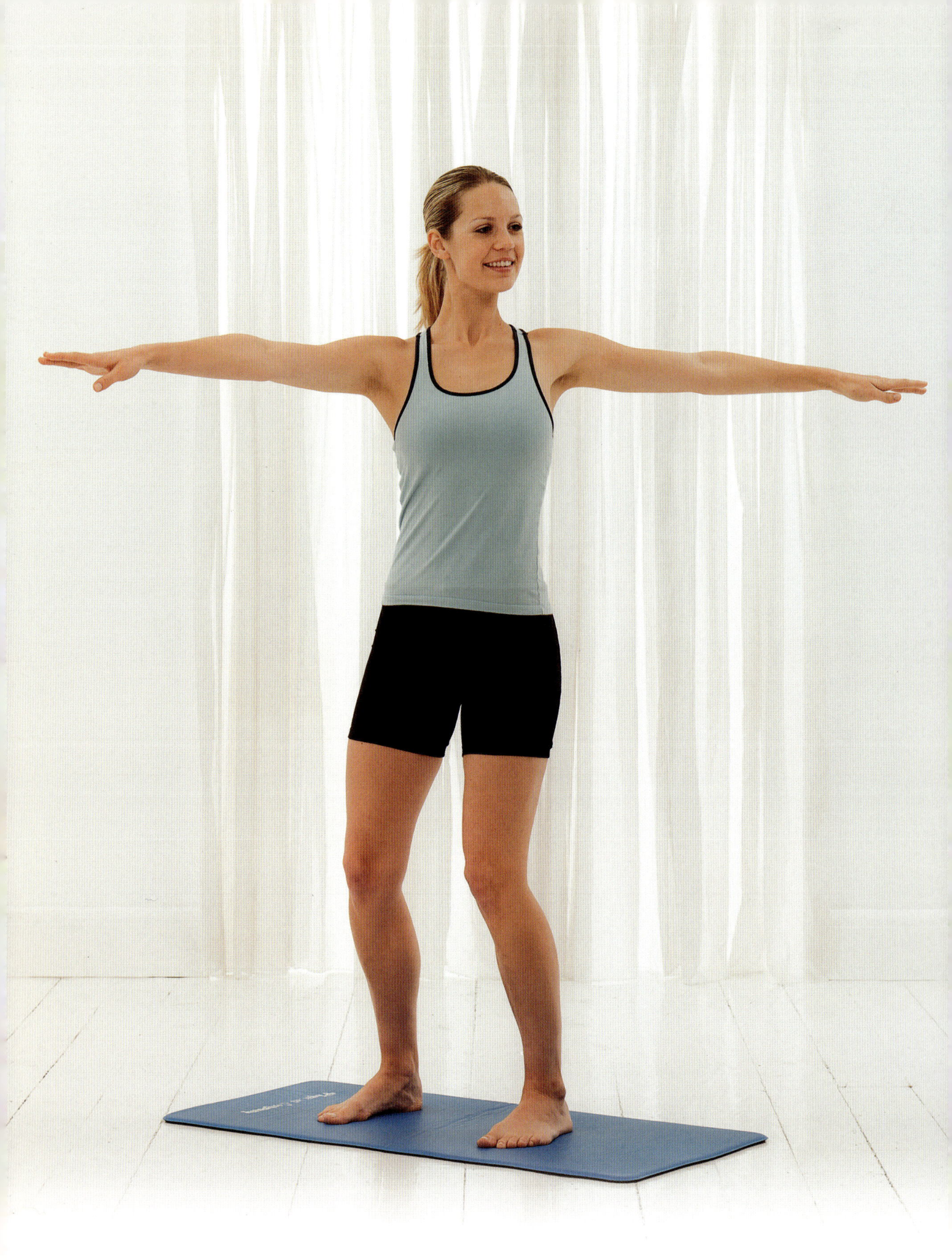

6 MINUTEN TRAINING

FAYE ROWE & SARA ROSE

Parragon

Bath · New York · Singapore · Hong Kong · Cologne · Delhi · Melbourne

Entwurf und Realisation: The Bridgewater Book Company Ltd

Copyright © Parragon Books Ltd

Fotograf: Ian Parsons
Model: Samantha Fuery, Jade, Louisa Jarvis, and Lucinda Jarvis

Die Bridgewater Book Company bedankt sich für die Abdruckgenehmigung des urheberrechtlich geschützten Materials auf den Seiten 13 (Ken Chernus/Taxi/Getty); 17 (White Cross Productions/Photographer's Choice/Getty); 21 oben rechts, 81 unten rechts, 121 oben links und 157 unten rechts (iStock-photo); 39 (Jupiter Images).

Die vollständige oder auszugsweise Speicherung, Vervielfältigung oder Übertragung dieses Werkes, ob elektronisch, mechanisch, durch Fotokopie oder Aufzeichnung, ist ohne vorherige Genehmigung des Rechteinhabers urheberrechtlich untersagt.

Copyright © für die deutsche Ausgabe
Parragon Books Ltd
Queen Street House
4 Queen Street
Bath BA1 1HE, UK

Realisation der deutschen Ausgabe: trans texas publishing, Köln
Übersetzung: Melanie Schirdewahn, Köln
Lektorat: Sonja Kerkhoffs, Print & Screen Productions, Köln
Satz und Projektmanagement: Regine Ermert, Köln

ISBN 978-1-4075-7358-8
Printed in China

Hinweis
Konsultieren Sie Ihren Arzt, bevor Sie mit den Übungen in diesem Buch beginnen – besonders, wenn Sie krank, verletzt oder schwanger sind oder kürzlich entbunden haben. Nach einer Entbindung sollten Sie mindestens 6 Wochen (nach einem Kaiserschnitt 12 Wochen) verstreichen lassen, bevor Sie mit den Übungen beginnen. Sollten Sie während des Trainings Schmerzen oder Beschwerden verspüren, stellen Sie die Übungen sofort ein und konsultieren Sie einen Arzt.

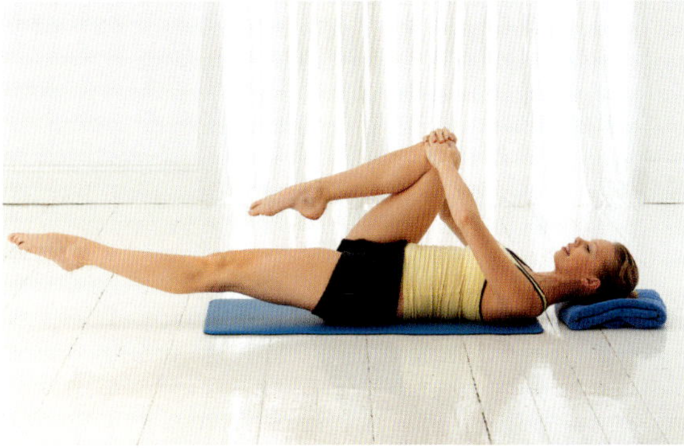

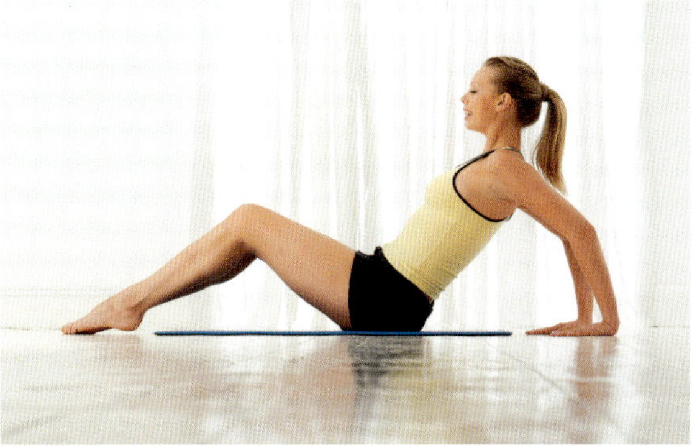

INHALT

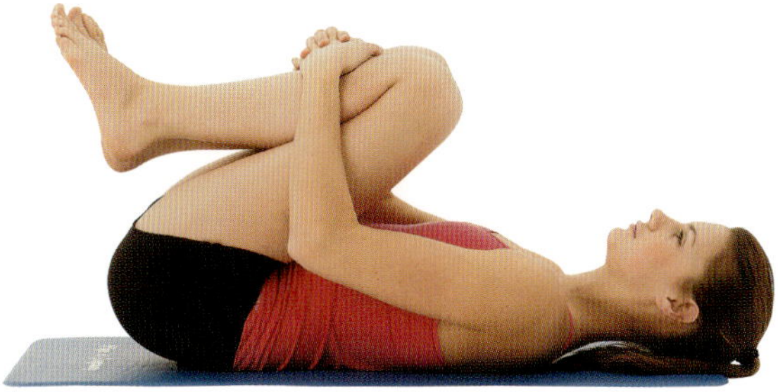

Aufwärmen/Entspannen

INHALT

Stretching

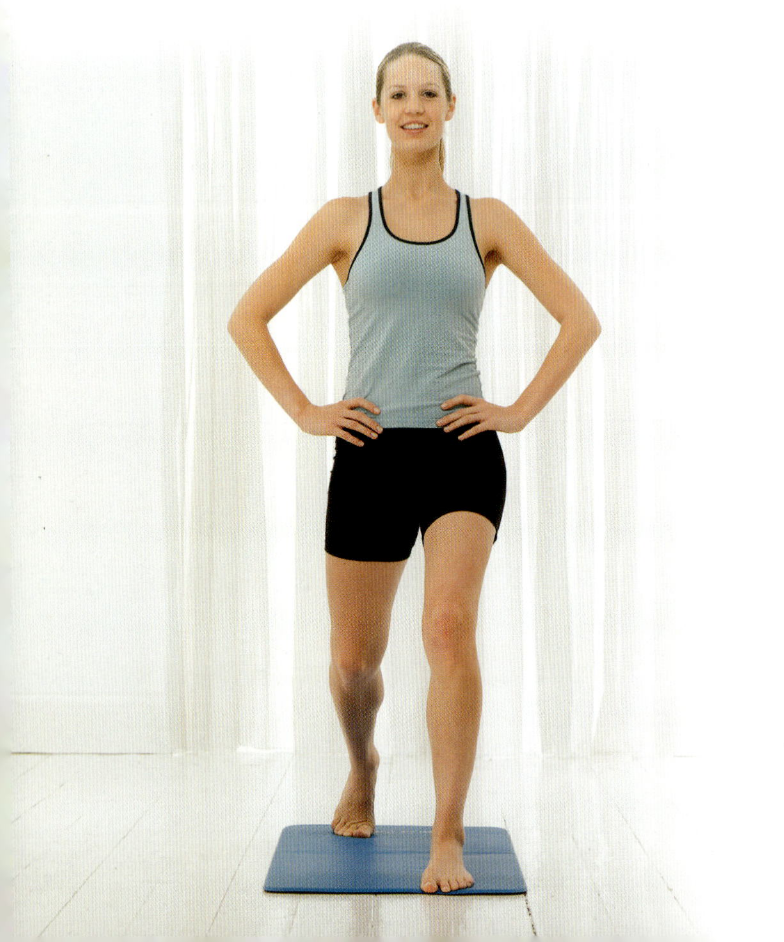

INHALT

Muskeltraining

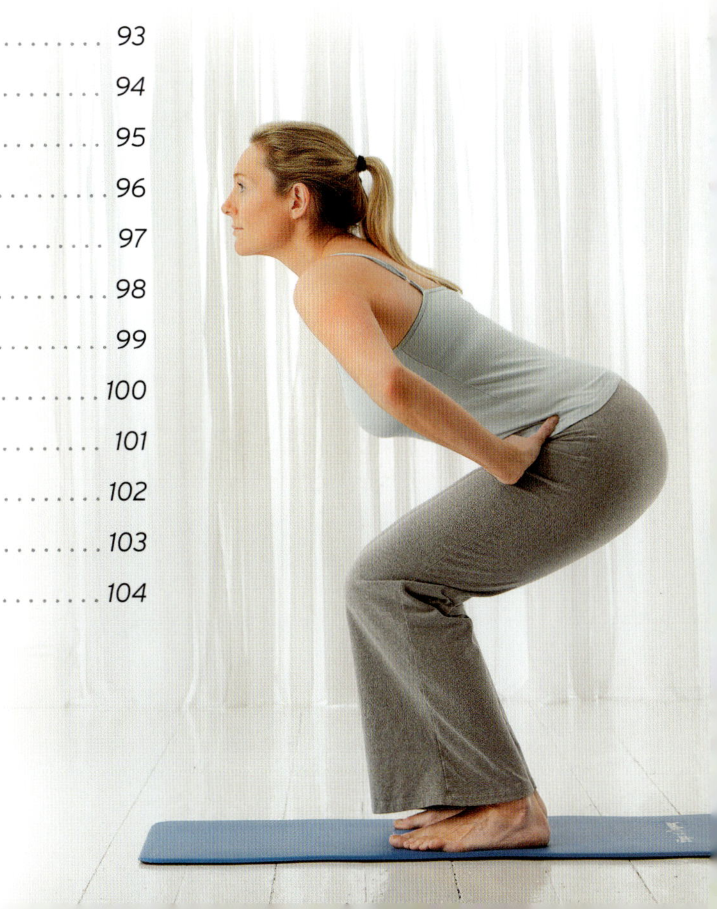

INHALT

Bauchtraining

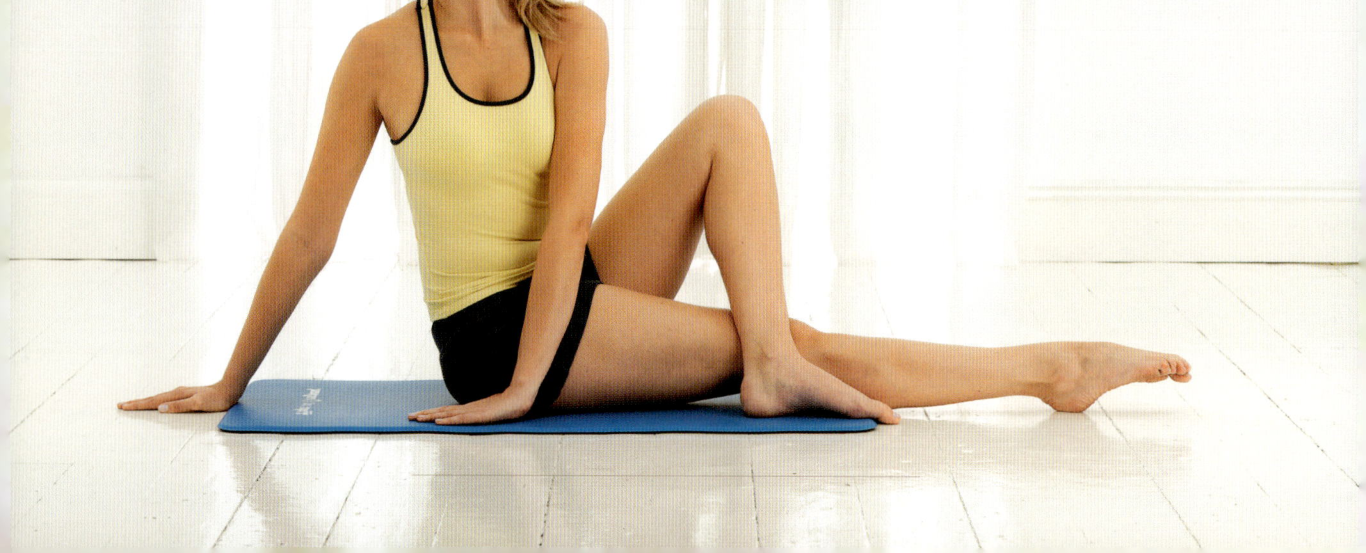

INHALT

Beintraining

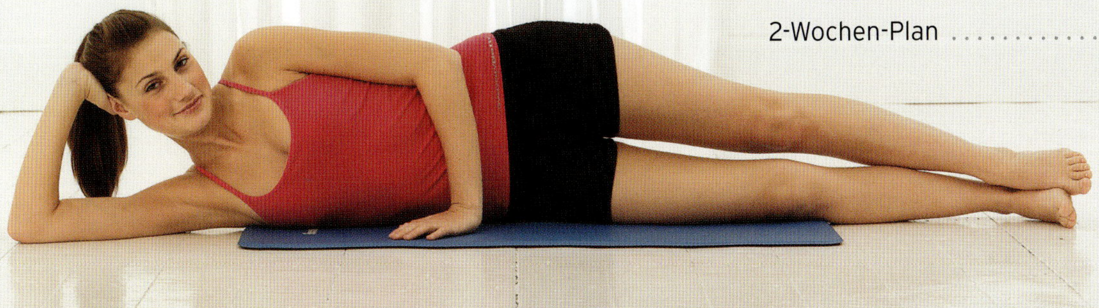

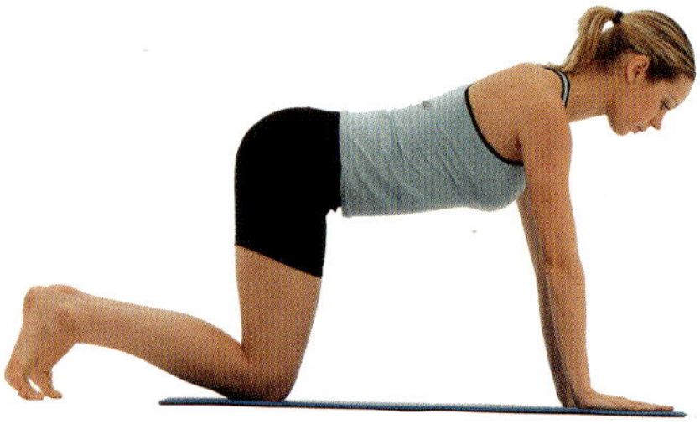

Es bedarf keines
stundenlangen
Trainings

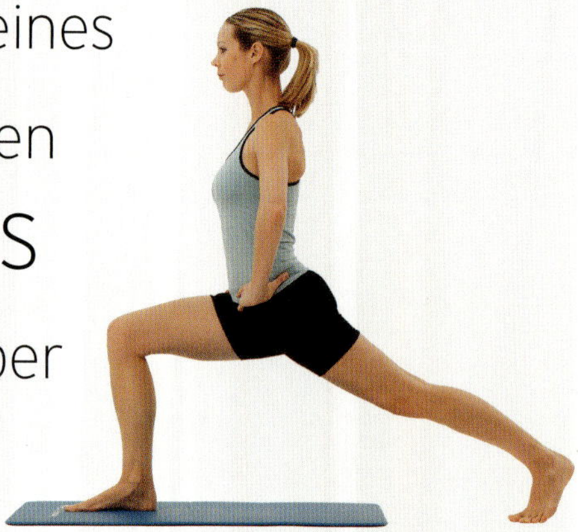

im Fitnessstudio, um seinen Körper
in Form zu halten. Schon
6 Minuten tägliches Training
genügen, um fit zu werden
und zu bleiben.

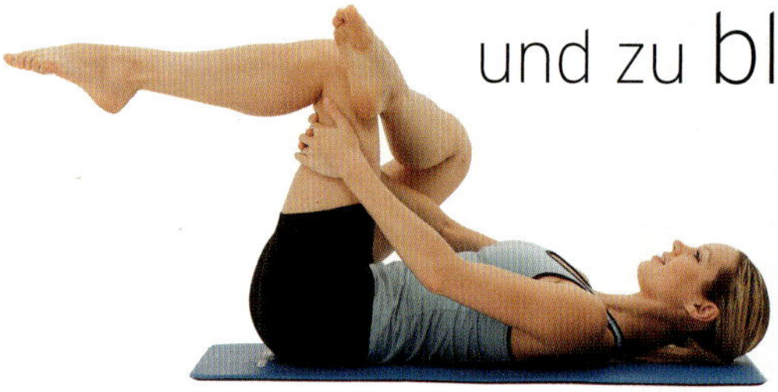

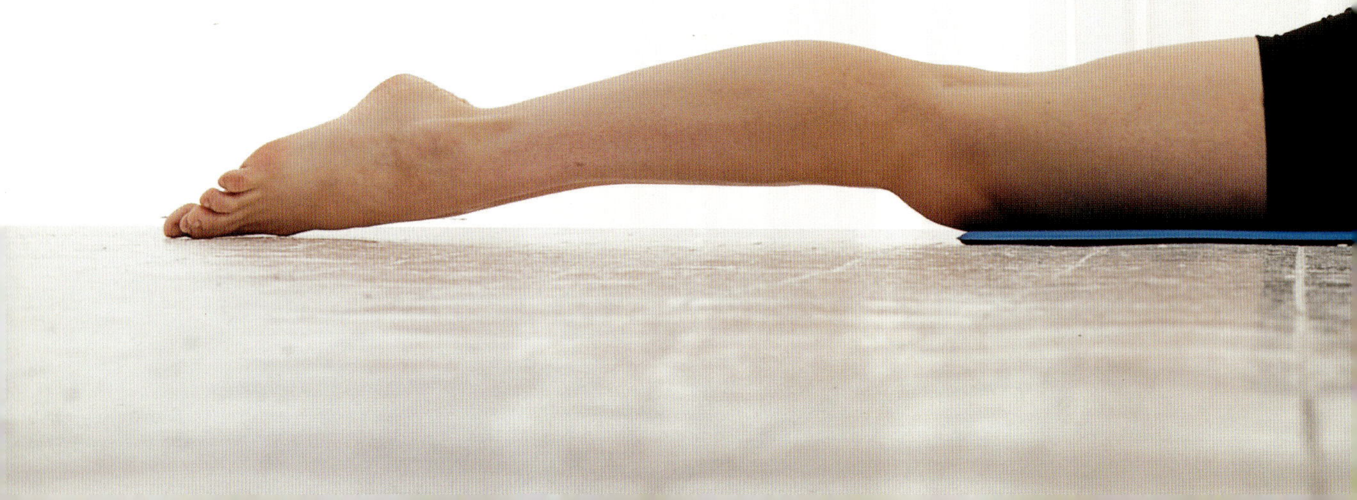

Einleitung

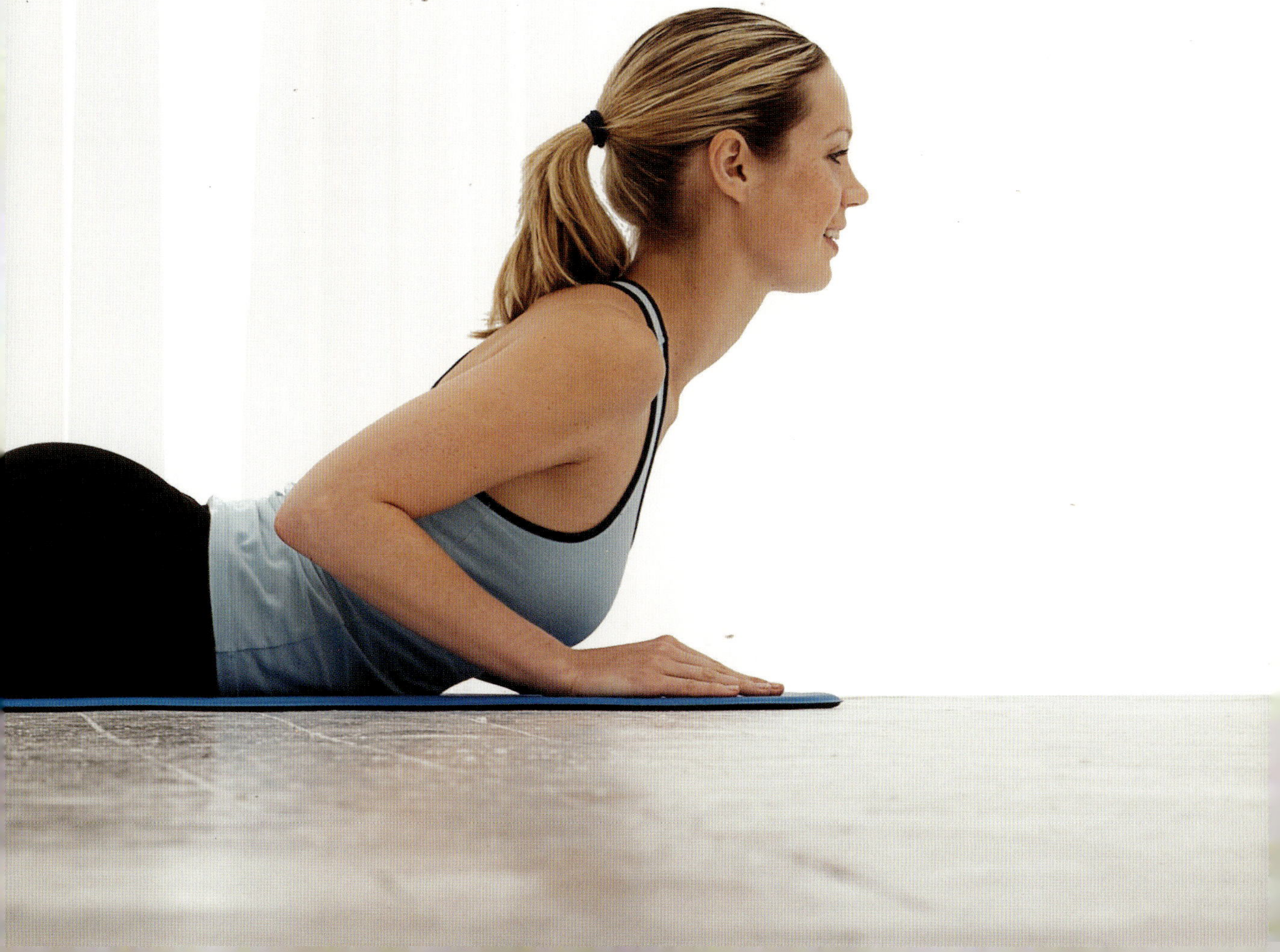

EINLEITUNG

6 Minuten Gymnastik täglich – das reicht schon aus, um gesünder und fitter zu werden. Die Übungen in diesem Buch verhelfen Ihnen zu einem strafferen Körper, einem flacheren Bauch und schlankeren Hüften und Oberschenkeln, ohne dass Sie Stunden im Fitnessstudio verbringen müssen. Die Übungen sind auch ideal für Anfänger, da sie den Körper schonend auf eventuell ungewohnte Bewegungen vorbereiten.

Fällt es Ihnen auch schwer, Zeit für Sport zu finden? In unserem heute so hektischen Alltag werden Gesundheit und körperliche Fitness oft vernachlässigt. Die Mitgliedschaft im Fitnessstudio ist nicht gerade günstig, und sich bei Wind und Wetter auf den Weg dorthin zu machen ist oft beschwerlich. Was liegt da näher, als sich zu Hause fit zu halten? Mit diesem Buch wird das ganz einfach. Durch vielseitige, verständlich aufgebaute Übungen, die jede Körperregion ansprechen und überdies noch Spaß machen, rücken Sie Ihren „Problemzonen" mit Muskelaufbau- und Dehnübungen zu Leibe. Die Übungen lassen sich ganz individuell nach Ihren Bedürfnissen kombinieren und zusammenstellen. Ein zusätzlicher Vorteil: Sie brauchen

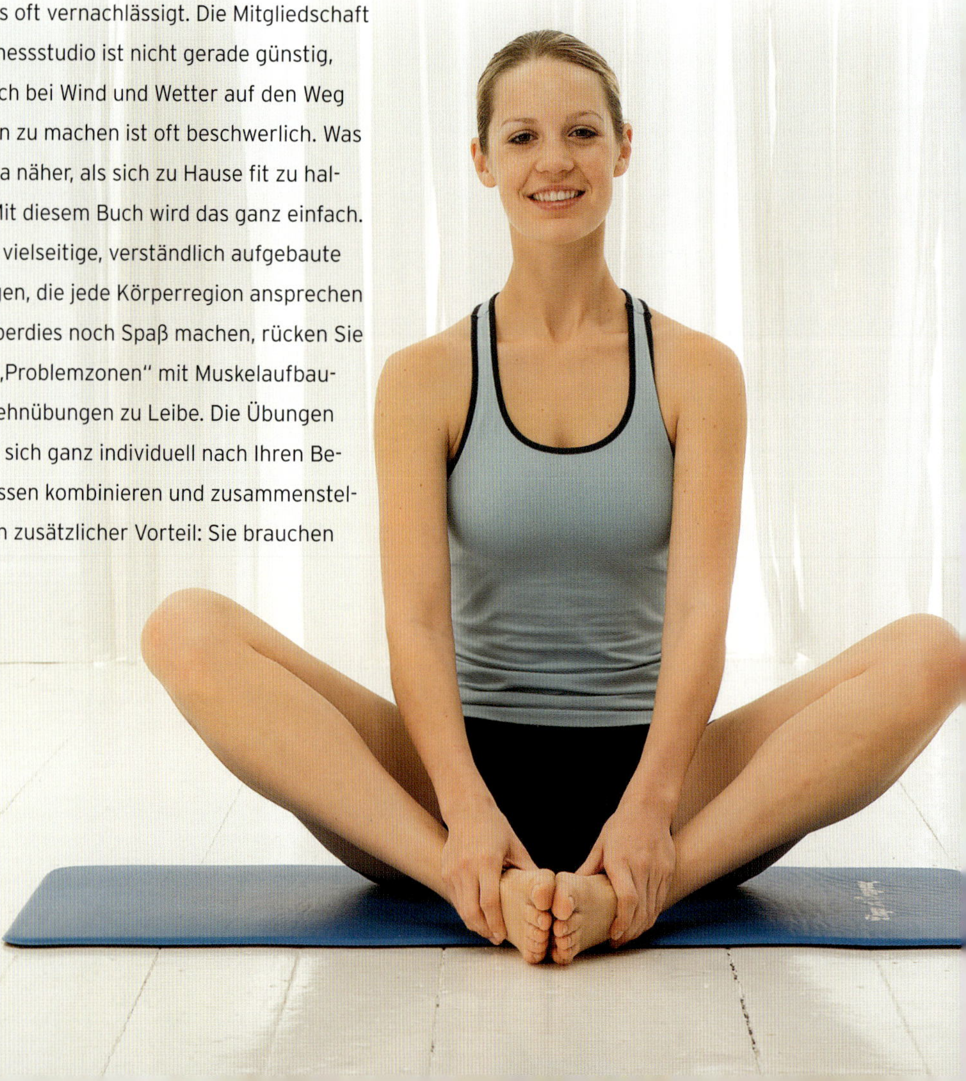

sich keine teuren Fitnessgeräte anzuschaffen, die ohnehin meist nur herumstehen.

Alle Übungen sind von Fitnessexperten getestet und für sehr effektiv befunden worden. Es funktioniert tatsächlich – probieren Sie es aus!

Das 6-Minuten-Konzept

6 Minuten jeden Morgen? Das ist kein Ding der Unmöglichkeit! Auch wenn Sie zu den Menschen gehören, die normalerweise allmorgendlich ohne Frühstück zur Arbeit hetzen, Ihr wohlverdienter Schlaf wird nicht sonderlich verkürzt, wenn Sie Ihren Wecker um nur 6 Minuten vorstellen.

Tätigkeiten wie Zähneputzen, eine schnelle Wäsche, eine Tasse Kaffee oder das Müsli nehmen auch nicht mehr als 6 Minuten in Anspruch. Also: Auch wenn es morgens immer hektisch zugeht – stehen Sie nur 6 Minuten früher auf, und Ihr Körper wird es Ihnen danken. Wenn Sie sich tagsüber müde fühlen, liegt es bestimmt nicht an den 6 Minuten, die Sie früher aufgestanden sind. Im Gegenteil: Die morgendlichen Übungen wirken wie eine Energiespritze, von der Sie den ganzen Tag über zehren können. Neben der Fitness steigern Sie also auch noch Ihr Wohlbefinden, denn durch das Training schüttet der Körper Glückshormone, die Endorphine, aus. Diese heben die Stimmung, Sie fühlen sich entspannter, selbstbewusster und sind belastbarer – die Arbeit geht leichter von der Hand, und Sie sind leistungsfähiger. Mit einer optimistischen Grundeinstellung fällt auch eine Ernährungsumstellung viel leichter. Gesundes Essen ist ein ebenso wichtiger Aspekt für Ihr Wohlbefinden. Mit morgendlichem Training überlisten Sie sich überdies selbst: Die Verabredung am Abend oder die Müdigkeit nach der Arbeit sind kein Vorwand mehr, um sich vor dem Training zu drücken. Zusätzliches Plus: Auf nüchternen Magen ausgeführte Übungen helfen dabei, Fettreserven anzugreifen. Andernfalls wird nur das gerade in Ihrem Magen befindliche Essen abgearbeitet. Die Verdauung wird ebenfalls angeregt – so verbrennen Sie den Tag über mehr Kalorien.

Sie als kritischer Mensch fragen sich nun bestimmt, ob nur 6 Minuten täglich wirklich ausreichen, um den Körper in Form zu bringen. Die Antwort ist Ja! Viele Fitness-Fanatiker schwören zwar auf stundenlanges Herz-Kreislauf-Training, um Fett zu verbrennen und abzunehmen, doch Studien haben gezeigt, dass kurzes, aber intensives Training, bei dem sich der Herzschlag erhöht und man kurzfristig außer Atem gerät, viel effektiver ist als ein langsames Training über einen längeren Zeitraum.

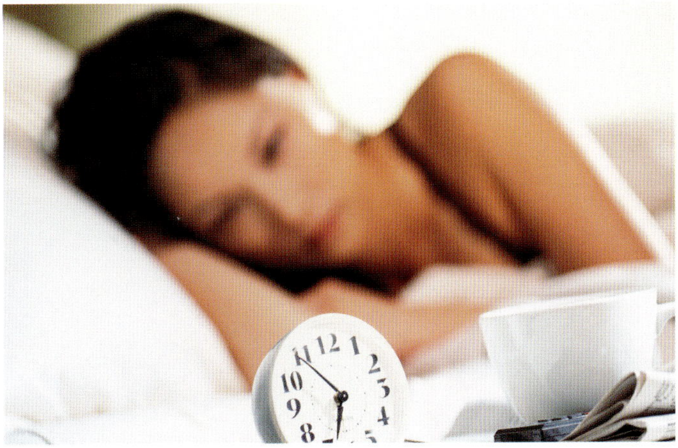

EINLEITUNG

Genau diese Erkenntnis hat uns dazu bewogen, dieses handliche Buch für Sie zu gestalten. Wir möchten zeigen, dass sich jeder ohne großen finanziellen oder zeitlichen Aufwand mit einfachen Übungen zu Hause rundum fit halten kann. Sie müssen sich jetzt nur noch für Ihren persönlichen Trainingsschwerpunkt entscheiden.

Vier Wege zu mehr Fitness

Das Buch ist in vier Kapitel aufgeteilt, die sich jeweils einer Problemzone widmen und ein komplettes Body-Workout beinhalten. Zu Beginn jedes Kapitels werden die jeweiligen Themen eingehend vorgestellt. Falls Sie sich unsicher sind, auf welchen Bereich Sie Ihr Hauptaugenmerk richten sollen, kann Ihnen vielleicht ein Blick auf die folgende Kurzvorstellung helfen.

Stretching

Muskeln im Fokus: Alle Hauptmuskelgruppen des Körpers. Ziel sind geschmeidigere, straffere Muskeln mit längeren Muskelfasern.
Art der Übungen: Eine Reihe von effektiven Stretch-Übungen, die zu einem ausgeglichenen Geist und einem beweglicheren Körper verhelfen.

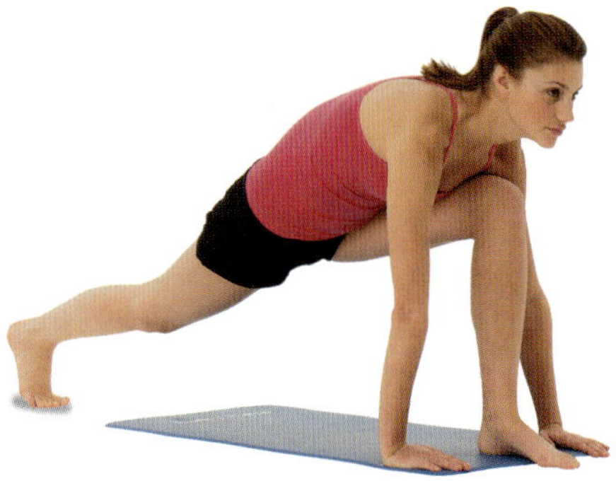

Geeignet für: Gestresste Menschen, da die Übungen sehr entspannend sind. Überdies verhindern die Bewegungen, dass Muskeln allzu kräftig und betont werden.

Körperstraffung

Muskeln im Fokus: Alle Hauptmuskelgruppen des Körpers werden gleichermaßen trainiert.

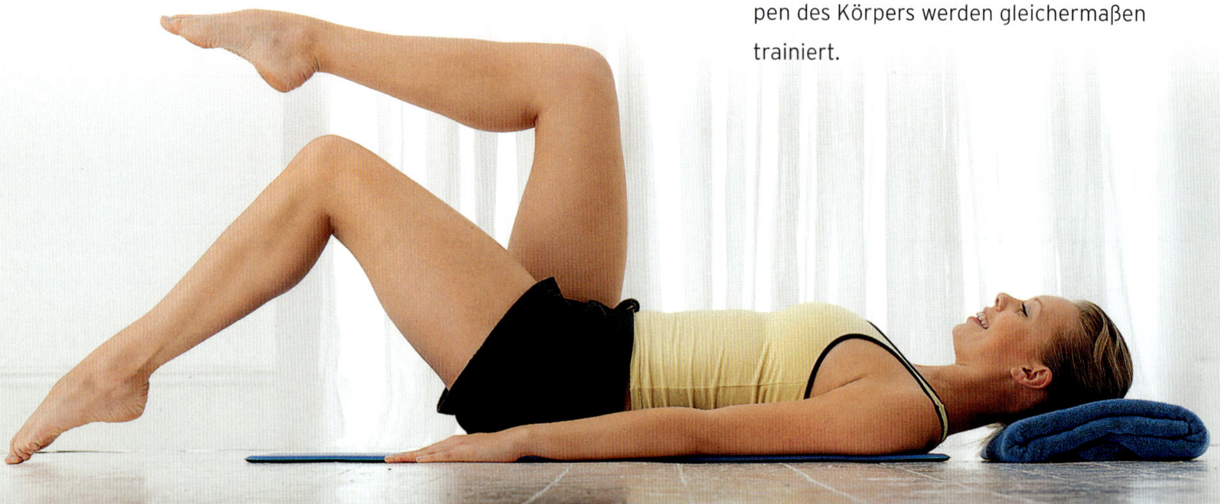

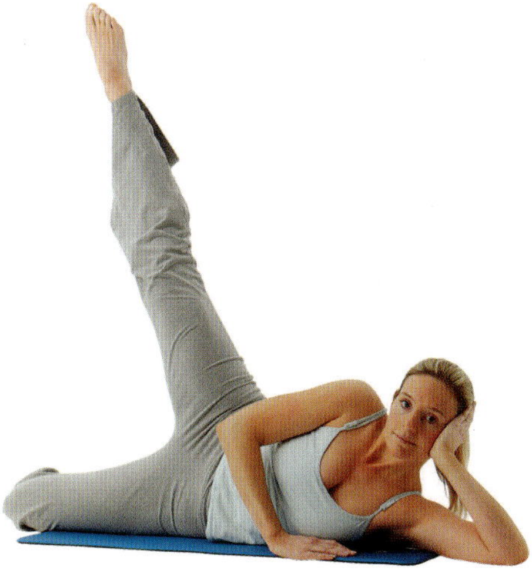

Art der Übungen: Verschiedenste Bewegungen, die Spaß machen: Ausfallschritte, Seittritte, Stepping, Crunches, Push-ups und Hantelübungen.

Geeignet für: Menschen, die den Körper im Ganzen straffen und sich nicht auf einzelne Problemzonen konzentrieren möchten.

Bauchtraining

Muskeln im Fokus: Die vier Bauchmuskelgruppen. Sie schützen Lende und innere

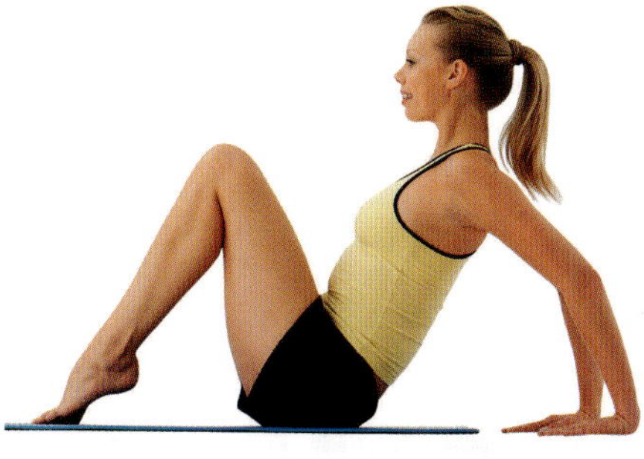

Organe, sorgen für eine gute Haltung und ermöglichen uns, uns zu beugen, zu drehen und aufzurichten. Ihr Bauch wird einfach wundervoll aussehen, wenn diese Muskeln trainiert sind!

Art der Übungen: Übungen im Sitzen, wie das Anheben der Knie, Übungen im Liegen, wie das Kippen des Beckens, und eine Reihe von Curls (Mini-Sit-ups).

Geeignet für: Frauen mit Apfelform (Körperfett wird am Bauch gespeichert) und Frauen, die die schlaffe Haut am Bauch straffen möchten.

Hüften und Oberschenkel

Muskeln im Fokus: Hier dreht sich alles um Hüften und Oberschenkel mit ihren hartnäckigen Fettdepots.

Art der Übungen: Eine Reihe von Ausfallschritten sowie Übungen im Stehen, Sitzen und Liegen.

Geeignet für: Jeden, der „Reiterhosen" und „Schwimmreifen" wegtrainieren möchte.

Aufwärmen und Entspannen

Vor jedem Training sollte eine Aufwärm- und nach den Übungen eine Entspannungsphase absol-

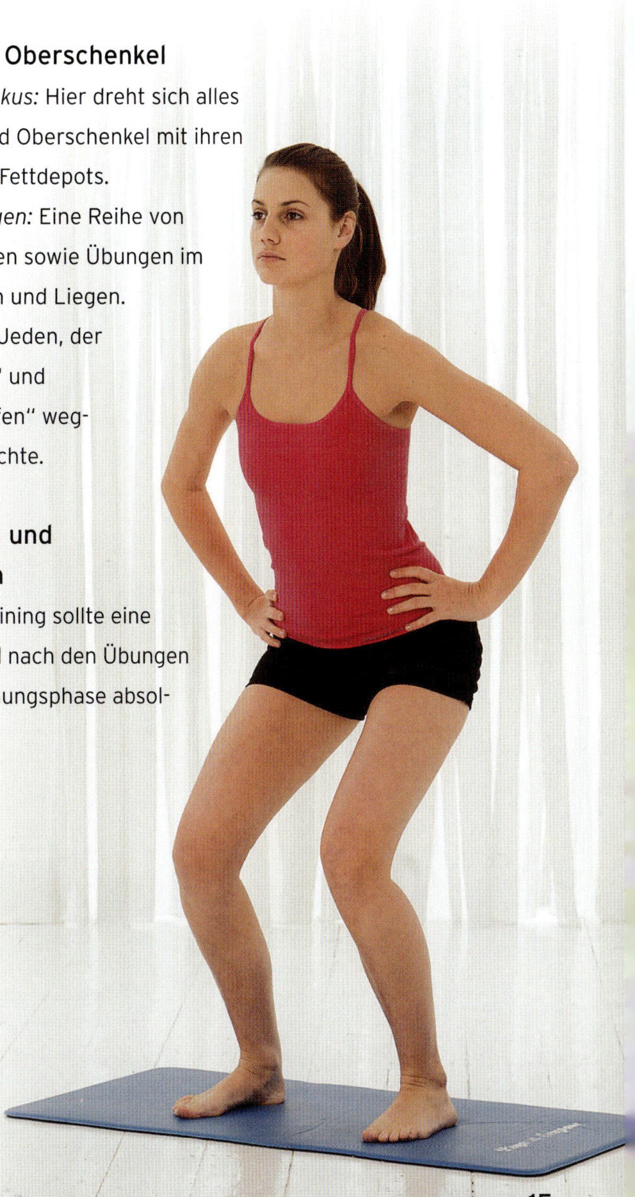

viert werden. So werden zum einen die Muskeln für die Übungen empfänglich gemacht, und zum anderen wird Zerrungen, Krämpfen oder Muskelkater vorgebeugt.

Auf den Seiten 24–35 finden Sie 16 einfache Übungen – elf Aufwärm- und fünf Entspannungsübungen –, zwischen denen Sie bei der Zusammenstellung Ihres 6-Minuten-Plans frei auswählen können. Entscheiden Sie sich für die Kapitel „Beintraining", „Bauchtraining" oder „Muskeltraining", sollten Sie etwa 1 Minute Aufwärmen und 1 Minute Entspannen mit einrechnen. Jede Aufwärmübung sollte mindestens 20 Sekunden, jede Entspannungsübung 10 Sekunden lang ausgeführt werden. Ihr Körper wird es Ihnen danken.

Beim reinen Stretching kann auf Aufwärmen und Entspannen verzichtet werden, denn Übungen aus diesem Kapitel können keine Muskelschäden verursachen. Wärmen Sie sich stattdessen mit einem schnellen Rundgang durch Ihr Schlafzimmer oder mit einem kurzen Lauf auf der Stelle auf. So kommt der Kreislauf in Schwung.

Falls sich Bewegungen unangenehm anfühlen, hören Sie sofort auf und machen Sie eine Pause. Wenn starke Schmerzen, Übelkeit oder Schwindel auftreten oder Sie sehr schnell außer Atem geraten, halten Sie ebenfalls inne und suchen Sie einen Arzt auf. Es muss zunächst geklärt werden, ob ein medizinisches Problem vorliegt. Ihr Trainingsplan gerät auf diese Weise vielleicht ins Stocken, aber wenn

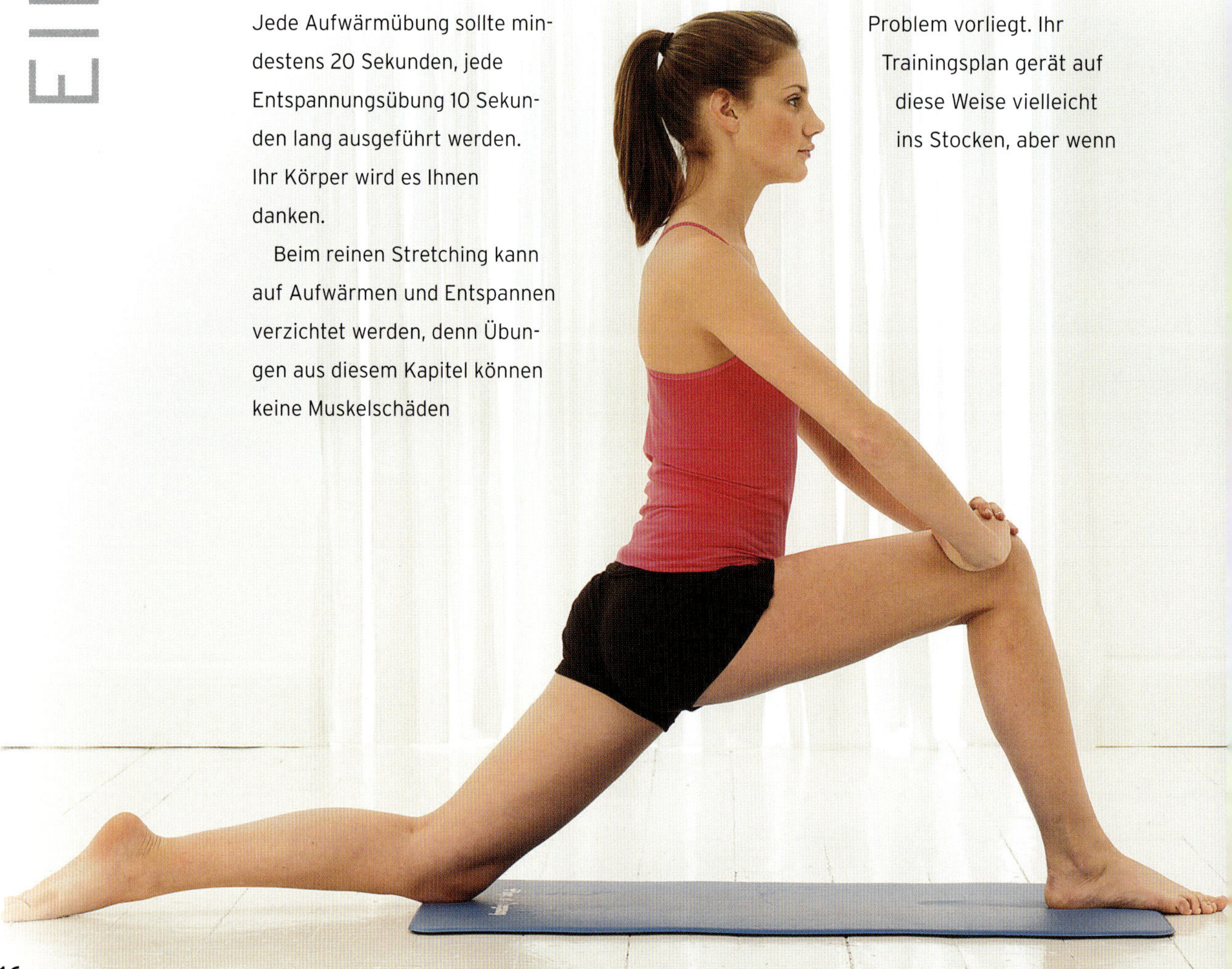

es um Ihre Gesundheit geht, sollten Sie immer auf Nummer sicher gehen.

Bei Muskelkater (in den ersten Tagen wird jeder Untrainierte etwas darunter leiden) sollten Sie sich eine Pause gönnen, bis der Schmerz abgeklungen ist, und Ihren Plan dann fortsetzen. Solange Sie dort wieder ansetzen, wo Sie aufgehört haben, und den 2-Wochen-Plan ohne weitere Unterbrechungen durchziehen, werden Sie denselben Effekt erzielen.

Als gänzlich Untrainierter haben Sie vielleicht das Bedürfnis, möglichst sanft zu beginnen und nicht so viele Wiederholungen zu machen. Das ist vollkommen in Ordnung, wenn Sie nur am Ball bleiben. Sie werden sehen, dass sich der Körper schnell an das regelmäßige Training gewöhnt und sich erstaunliche Fortschritte zeigen. Jetzt heißt es nur, positiv denken und durchhalten. Dann wird Ihre Mühe belohnt.

Die optimale Kleidung

Sie werden es kaum glauben, aber die richtige Kleidung macht einen großen Unterschied. Springen Sie nie direkt aus dem Bett auf Ihre Gymnastikmatte. Ihre Schlafkleidung kann unter Umständen Ihre Bewegungsfreiheit einschränken, und vielleicht sind Sie so kurz nach dem Schlaf auch noch gar nicht auf Training eingestellt.

Schlüpfen Sie lieber vorher in ein Top oder T-Shirt aus atmungsaktivem Material samt stretchfähiger kurzer oder langer Sporthose. Wenn Sie kein Geld für diese Kleidung ausgeben möchten, tut es selbstverständlich auch die alte Jogginghose mit

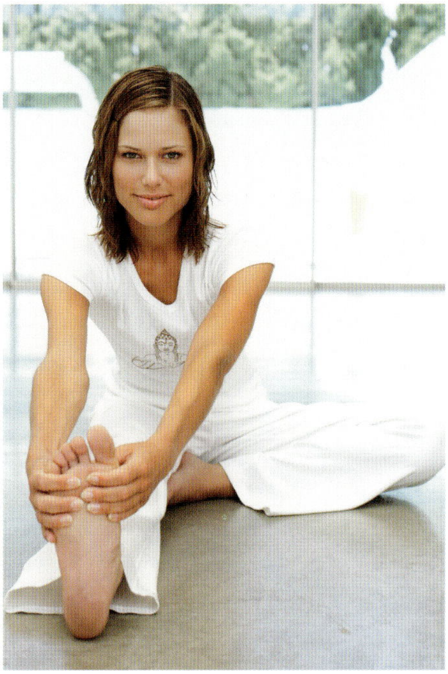

passendem Shirt. Zu Hause sind Sie ohnehin nicht dem Modedruck ausgesetzt, den es vielleicht in einem Fitnessstudio gibt.

Wenn Sie auf einem Teppich trainieren, sollten Sie leichte Sportschuhe tragen. Auf einem glatten Holz- oder PVC-Fußboden sind nackte Füße am besten, um nicht auszurutschen.

Lange Haare sollten zusammengebunden werden, damit sie Ihnen bei den Übungen nicht dauernd vor der Nase hängen. Nur so können Sie problemlos im Buch lesen und dem Trainingsplan folgen.

Das brauchen Sie

Ausrüstung: Für die Übungen in diesem Buch benötigen Sie keine teure Ausstattung. Eine Gymnastikmatte ist empfehlenswert, um ein Ausrutschen zu verhindern, mit einer Stoppuhr können Sie die einzelnen

Übungen exakt abmessen, und geeignete Hanteln sind ebenfalls nützlich (im Sportgeschäft wird man Sie wegen des richtigen Gewichts beraten). Kleine Konservendosen sind übrigens eine billige Alternative, da sie sich gut halten lassen.

Ort: Suchen Sie sich einen Ort, der groß genug ist, um Arme und Beine ganz ausstrecken zu können, ohne irgendwo anzustoßen. Vielleicht müssen Sie vorher ein paar Möbel verschieben, doch es ist wichtig, einen Platz auszusuchen, den Sie täglich für das Training nutzen können. So entwickeln Sie leichter eine feste Routine.

Zur Verwendung dieses Buches

Manche mögen auf ihrem Weg zum fitten Körper vielleicht versucht sein, die Übungen der einzelnen Kapitel sofort miteinander zu kombinieren. Wir empfehlen allerdings, ein Kapitel nach dem anderen abzuarbeiten und den jeweiligen 2-Wochen-Plan zunächst abzuschließen, bevor zum nächsten übergegangen wird. Auf diese Weise können Sie sich ganz in Ruhe auf die einzelnen Übungen konzentrieren und diese bestmöglich ausführen, ohne sich an bestimmten Übungen vorbeizumogeln oder aber sich zu überfordern.

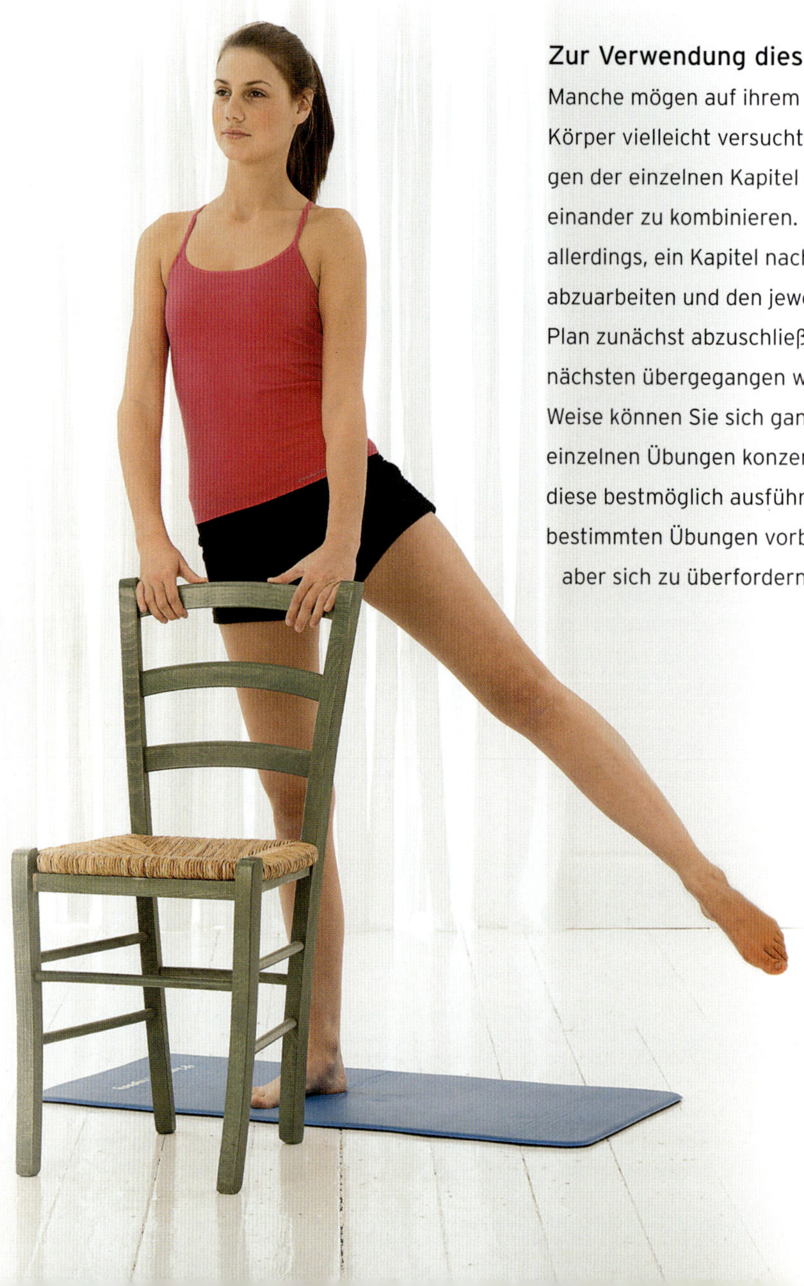

Nehmen Sie sich vor Beginn des Trainings die Zeit, das jeweilige Kapitel gründlich durchzulesen. So machen Sie sich mit den verschiedenen Übungen vertraut und vergeuden während des Trainings keine Zeit mit Nachblättern und Nachlesen. Das Aufwärmen nicht vergessen, dann sofort mit dem 6-Minuten-Plan beginnen und das Training mit dem Entspannen abschließen.

Im 2-Wochen-Plan am Ende jedes Kapitels werden je sechs Übungen (mit Seitenhinweisen) zusammengefasst. Wiederholen Sie die Übungen so lange, bis 6 Minuten erreicht sind. Es ist also alles ganz einfach. Betrachten Sie den 2-Wochen-Plan als Vorschlag, den Sie jederzeit abändern können, falls Ihnen bestimmte Übungen Schwierigkeiten bereiten. Je enger Sie sich jedoch an unseren Vorschlag halten, desto bessere Ergebnisse erzielen Sie.

Wir empfehlen Ihnen, die Übungen im von Ihnen gewählten Kapitel 2 Wochen lang auszuführen, da sich nach dieser Zeitspanne bereits erste Resultate zeigen. Wenn Sie sich vorgenommen haben, einen Wochenplan nach dem anderen zu absolvieren, sollten Sie dazwischen ein paar freie Tage einlegen. Generell gilt aber: Je mehr Sie trainieren, desto wohler werden Sie sich in Ihrem Körper fühlen.

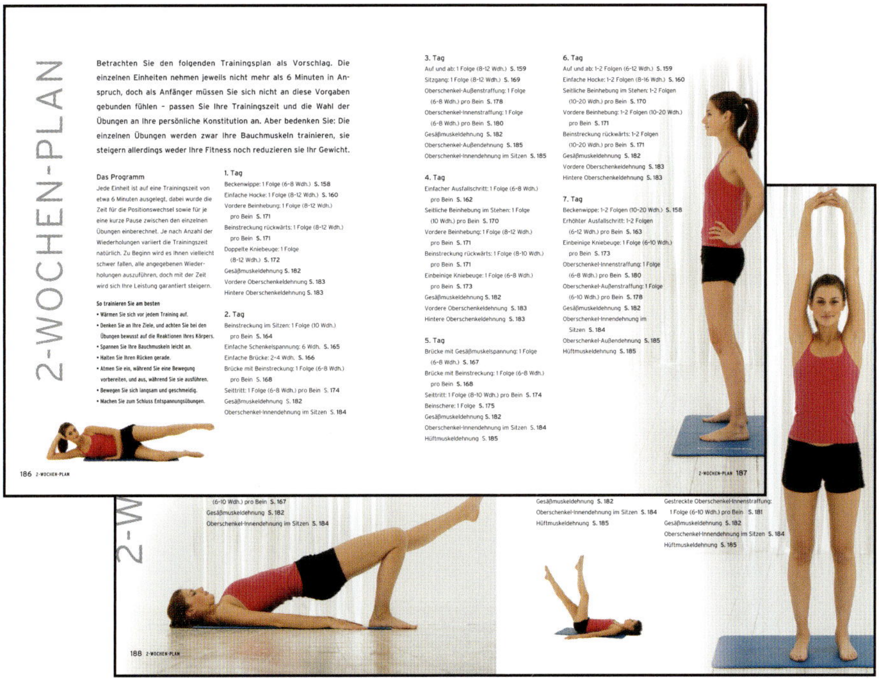
2-WOCHEN-PLAN

Betrachten Sie den folgenden Trainingsplan als Vorschlag. Die einzelnen Einheiten nehmen jeweils nicht mehr als 6 Minuten in Anspruch, doch als Anfänger müssen Sie sich nicht an diese Vorgaben gebunden fühlen – passen Sie Ihre Trainingszeit und die Wahl der Übungen an Ihre persönliche Konstitution an. Aber bedenken Sie: Die einzelnen Übungen werden zwar Ihre Bauchmuskeln trainieren, sie steigern allerdings weder Ihre Fitness noch reduzieren sie Ihr Gewicht.

Das Programm
Jede Einheit ist auf eine Trainingszeit von etwa 6 Minuten ausgelegt, dabei wurde die Zeit für die Positionswechsel sowie für je eine kurze Pause zwischen den einzelnen Übungen einberechnet. Je nach Anzahl der Wiederholungen variiert die Trainingszeit natürlich. Zu Beginn wird es Ihnen vielleicht schwer fallen, alle angegebenen Wiederholungen auszuführen, doch mit der Zeit wird sich Ihre Leistung garantiert steigern.

So trainieren Sie am besten
- **Wärmen Sie sich vor jedem Training auf.**
- **Denken Sie an Ihre Ziele, und achten Sie bei den Übungen bewusst auf die Reaktionen Ihres Körpers.**
- **Spannen Sie Ihre Bauchmuskeln leicht an.**
- **Halten Sie Ihren Rücken gerade.**
- **Atmen Sie ein, während Sie eine Bewegung vorbereiten, und aus, während Sie sie ausführen.**
- **Bewegen Sie sich langsam und geschmeidig.**
- **Machen Sie zum Schluss Entspannungsübungen.**

1. Tag
Beckenwippe: 1 Folge (6-8 Wdh.) **S. 158**
Einfache Hocke: 1 Folge (8-12 Wdh.) **S. 160**
Vordere Beinhebung: 1 Folge (8-12 Wdh.) pro Bein **S. 171**
Beinstreckung rückwärts: 1 Folge (8-12 Wdh.) pro Bein **S. 171**
Doppelte Kniebeuge: 1 Folge (8-12 Wdh.) **S. 172**
Gesäßmuskeldehnung **S. 182**
Vordere Oberschenkeldehnung **S. 183**
Hintere Oberschenkeldehnung **S. 183**

2. Tag
Beinstreckung im Sitzen: 1 Folge (10 Wdh.) pro Bein **S. 164**
Einfache Schenkelspannung: 6 Wdh. **S. 165**
Einfache Brücke: 2-4 Wdh. **S. 166**
Brücke mit Beinstreckung: 1 Folge (6-8 Wdh.) pro Bein **S. 168**
Seittritt: 1 Folge (6-8 Wdh.) pro Bein **S. 174**
Gesäßmuskeldehnung **S. 182**
Oberschenkel-Innendehnung im Sitzen **S. 184**

186 2-WOCHEN-PLAN

3. Tag
Auf und ab: 1 Folge (8-12 Wdh.) **S. 159**
Sitzgang: 1 Folge (8-12 Wdh.) **S. 169**
Oberschenkel-Außenstraffung: 1 Folge (6-8 Wdh.) pro Bein **S. 178**
Oberschenkel-Innenstraffung: 1 Folge (6-8 Wdh.) pro Bein **S. 180**
Gesäßmuskeldehnung **S. 182**
Oberschenkel-Außendehnung **S. 185**
Oberschenkel-Innendehnung im Sitzen **S. 185**

4. Tag
Einfacher Ausfallschritt: 1 Folge (6-8 Wdh.) pro Bein **S. 162**
Seitliche Beinhebung im Stehen: 1 Folge (10 Wdh.) pro Bein **S. 170**
Vordere Beinhebung: 1 Folge (8-12 Wdh.) pro Bein **S. 171**
Beinstreckung rückwärts: 1 Folge (8-10 Wdh.) pro Bein **S. 171**
Einbeinige Kniebeuge: 1 Folge (6-8 Wdh.) pro Bein **S. 173**
Gesäßmuskeldehnung **S. 182**
Vordere Oberschenkeldehnung **S. 183**
Hintere Oberschenkeldehnung **S. 183**

5. Tag
Brücke mit Gesäßmuskelspannung: 1 Folge (6-8 Wdh.) **S. 167**
Brücke mit Beinstreckung: 1 Folge (6-8 Wdh.) pro Bein **S. 168**
Seittritt: 1 Folge (8-10 Wdh.) pro Bein **S. 174**
Beinschere: 1 Folge **S. 175**
Gesäßmuskeldehnung **S. 182**
Oberschenkel-Innendehnung im Sitzen **S. 184**
Hüftmuskeldehnung **S. 185**

6. Tag
Auf und ab: 1-2 Folgen (6-12 Wdh.) **S. 159**
Einfache Hocke: 1-2 Folgen (8-16 Wdh.) **S. 160**
Seitliche Beinhebung im Stehen: 1-2 Folgen (10-20 Wdh.) pro Bein **S. 170**
Vordere Beinhebung: 1-2 Folgen (10-20 Wdh.) pro Bein **S. 171**
Beinstreckung rückwärts: 1-2 Folgen (10-20 Wdh.) pro Bein **S. 171**
Gesäßmuskeldehnung **S. 182**
Vordere Oberschenkeldehnung **S. 183**
Hintere Oberschenkeldehnung **S. 183**

7. Tag
Beckenwippe: 1-2 Folgen (10-20 Wdh.) **S. 158**
Erhöhter Ausfallschritt: 1-2 Folgen (6-12 Wdh.) pro Bein **S. 163**
Einbeinige Kniebeuge: 1 Folge (6-10 Wdh.) pro Bein **S. 173**
Oberschenkel-Innenstraffung: 1 Folge (6-8 Wdh.) pro Bein **S. 180**
Oberschenkel-Außenstraffung: 1 Folge (6-10 Wdh.) pro Bein **S. 178**
Gesäßmuskeldehnung **S. 182**
Oberschenkel-Innendehnung im Sitzen **S. 184**
Oberschenkel-Außendehnung **S. 185**
Hüftmuskeldehnung **S. 185**

2-WOCHEN-PLAN 187

2-W

(6-10 Wdh.) pro Bein **S. 167**
Gesäßmuskeldehnung **S. 182**
Oberschenkel-Innendehnung im Sitzen **S. 184**

Gesäßmuskeldehnung **S. 182**
Oberschenkel-Innendehnung im Sitzen **S. 184**
Hüftmuskeldehnung **S. 185**

Gestreckte Oberschenkel-Innenstraffung: 1 Folge (6-10 Wdh.) pro Bein **S. 181**
Gesäßmuskeldehnung **S. 182**
Oberschenkel-Innendehnung im Sitzen **S. 184**
Hüftmuskeldehnung **S. 185**

188 2-WOCHEN-PLAN

EINLEITUNG

So fangen Sie an

Konsultieren Sie Ihren Arzt, bevor Sie mit dem Training beginnen, und besprechen Sie Ihren Trainingsplan mit ihm. Möglichen medizinischen Problemen kann auf diese Weise direkt auf den Grund gegangen werden. Wenn Ihr Arzt nichts einzuwenden hat, steht Ihrem Training nichts mehr im Wege! *Körperhaltung:* Mit der richtigen Körperhaltung werden die Übungen nicht nur einfacher, sondern auch effektiver. Richtig stehen Sie, wenn die Wirbelsäule in ihrer natürlichen Krümmung aufgerichtet ist, ohne ein Hohlkreuz zu bilden. Bei falscher Haltung während der Übungen können Muskel- und Gelenkprobleme die Folge sein, die Verletzungsgefahr steigt, und die Übungen zeigen keine Wirkung.

Stellen Sie sich auf ein Bein, um zu prüfen, ob Sie richtig stehen. Sie sollten sich ohne Wackeln halten können. Aber auch wenn Sie ein wenig wackeln – die Übungen in diesem Buch (insbesondere in den Bereichen Muskeltraining sowie Beintraining) werden aufgrund der Stärkung der körperstützenden Hauptmuskelgruppen schon bald Ihre Haltung verbessern.

Hier ein Tipp für die richtige Haltung: Stellen Sie sich vor, dass Ihre Wirbelsäule sich über Ihrem Kopf bis in den Himmel

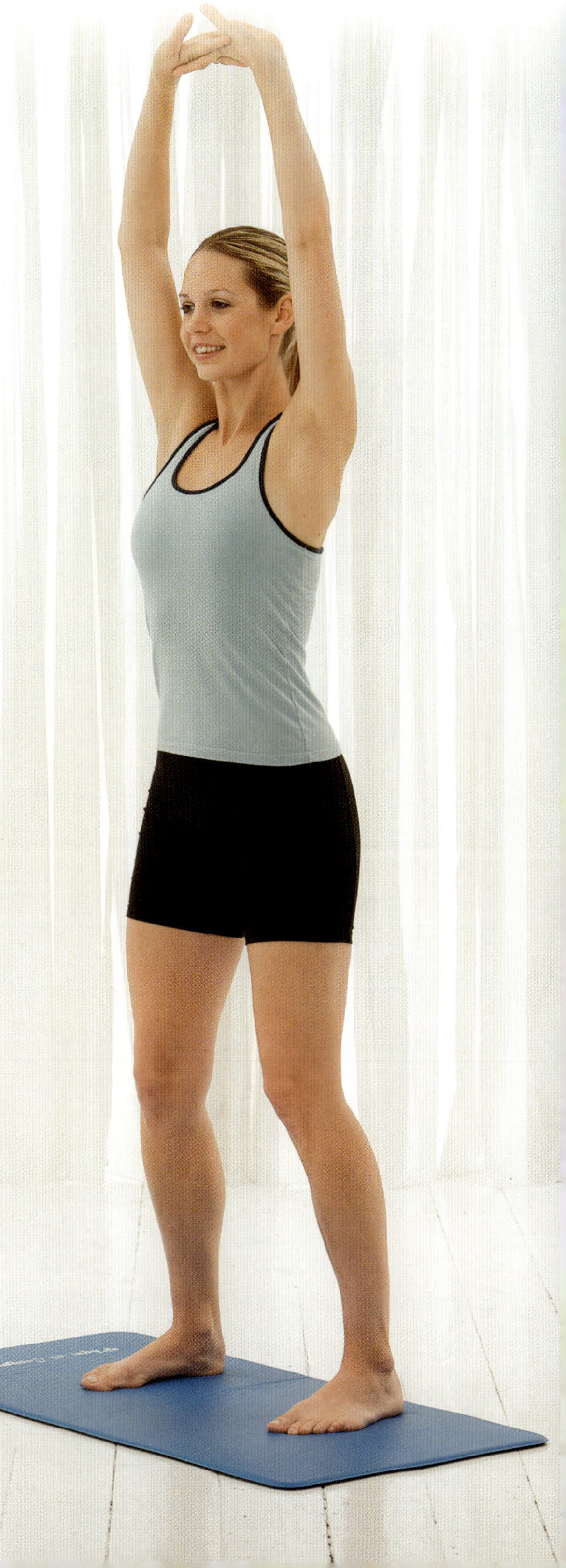

fortsetzt und dass jemand Sie daran wie eine Marionette nach oben zieht und so aufrichtet. Lassen Sie die Schultern ein paarmal nach hinten kreisen, um sicherzugehen, dass sie ganz entspannt sind. So finden sie ganz natürlich ihre richtige Position.

Überdies sollten die Bauchmuskeln immer leicht angespannt sein. Dazu den Bauchnabel etwas nach innen ziehen. Auf diese Weise können Sie nicht ins Hohlkreuz verfallen, die Übungen werden effektiver und Verletzungen vermieden. Behalten Sie dies während der Bewegungen immer im Hinterkopf.

Ellbogen und Knie leicht beugen: Wenn Sie in einer Übung aufgefordert werden, Arme oder Beine auszustrecken, sollten Ellbogen und Knie immer locker bleiben, also leicht gebeugt sein. Das schützt vor Verletzungen.

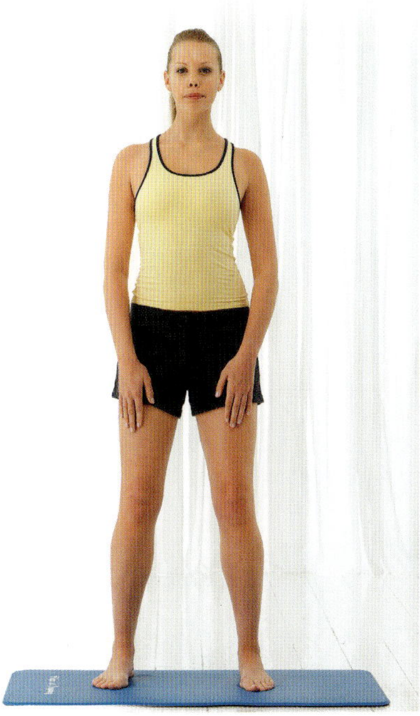

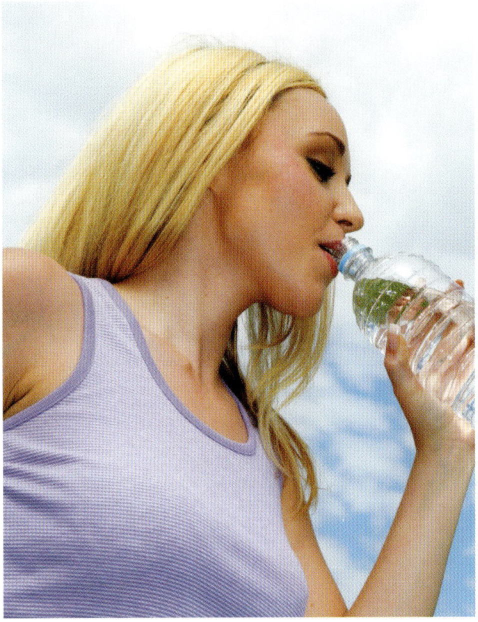

Atmung: Richtiges Atmen bedeutet, langsam durch die Nase einzuatmen (Ihre Bauchdecke wird sich dabei heben) und langsam durch den Mund wieder auszuatmen. Achten Sie darauf, während der Übung regelmäßig weiterzuatmen. Halten Sie nicht den Atem an, denn das erhöht den Blutdruck und kann gefährlich sein.

Halten Sie auch immer eine Flasche Wasser griffbereit. Ausreichende Flüssigkeitszufuhr unterstützt die Muskeln bei der Arbeit und beugt Krämpfen vor.

Nun können Sie zur Tat schreiten! Nehmen Sie sich ein Kapitel vor und los geht's!

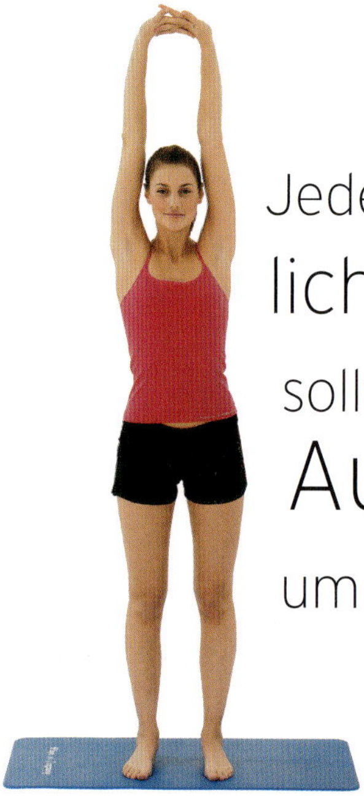

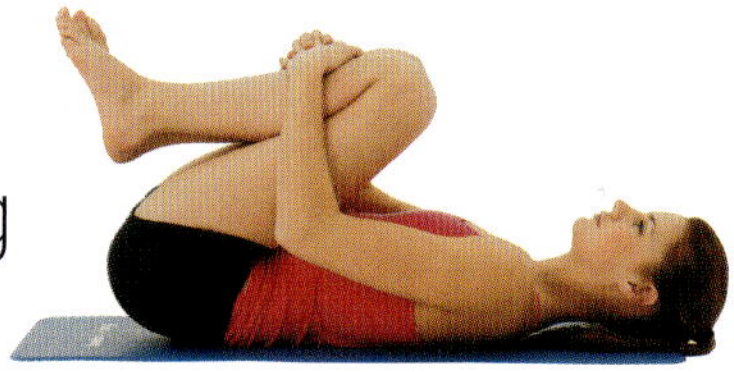

Jeder sportlichen Betätigung sollte eine Aufwärmphase vorangehen, um die Muskeln vor Zerrungen zu schützen. Ebenso elementar ist die Entspannungsphase.

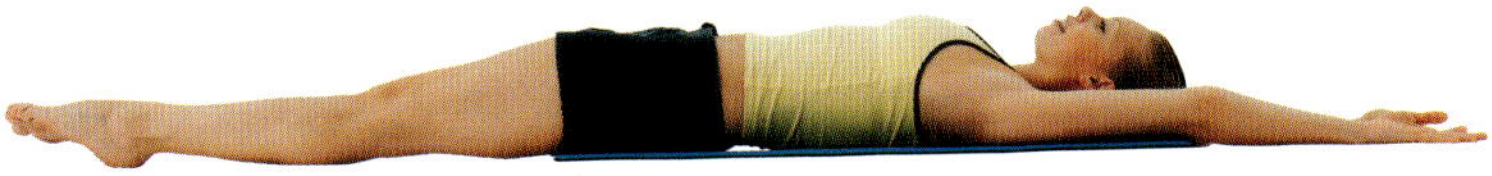

Aufwärmen & Entspannen

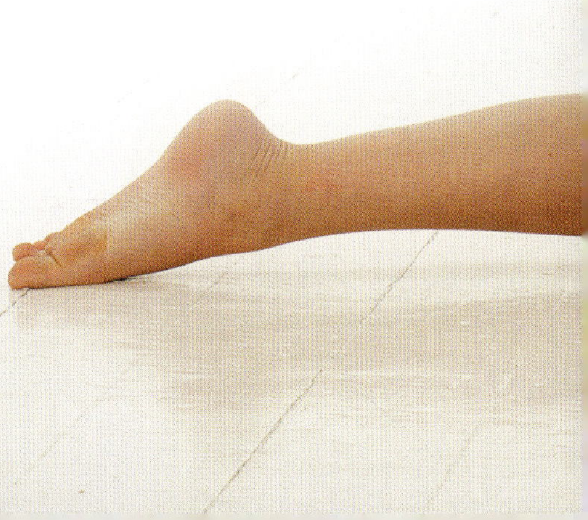

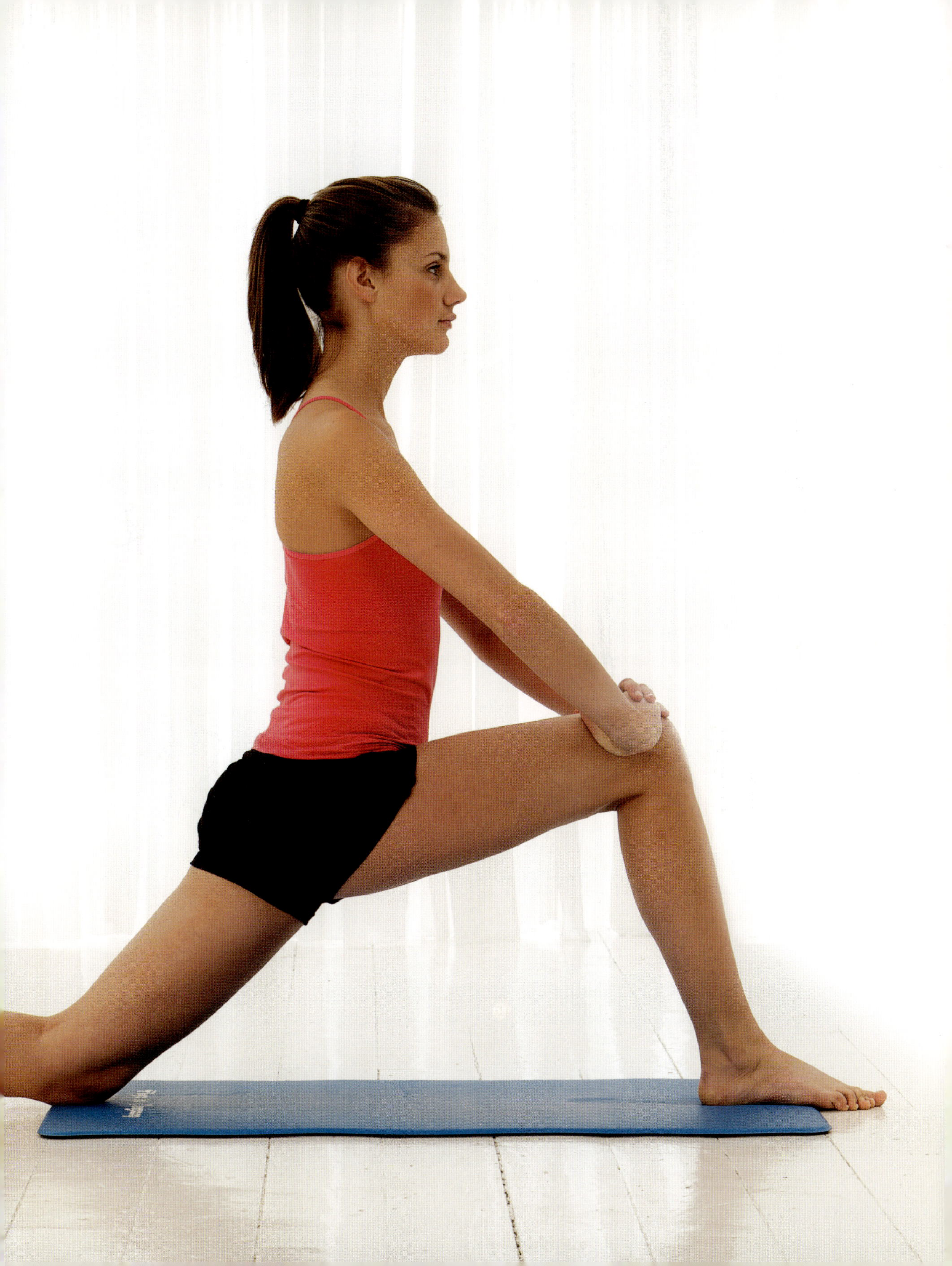

AUFWÄRMEN

Es ist zwar verführerisch, Zeit zu sparen und direkt mit den Übungen zu beginnen, doch ohne eine angemessene Aufwärmphase besteht Verletzungsgefahr, denn kalte Muskeln und Gelenke sind weniger geschmeidig und neigen zu Zerrungen. Daher sollten Sie sich auch für die kurzen Trainingseinheiten im hinteren Teil des Buchs gut aufwärmen.

Taille drehen

Bei dieser Übung dürfen Hüften und Knie nicht bewegt werden – schwingen Sie jedoch ruhig die Arme wie ein Hula-Tänzer, denn so kommt gute Laune auf!

1 Aufrecht hinstellen und die Wirbelsäule neutral ausrichten. Die Knie bleiben leicht gebeugt (nicht durchstrecken), die Füße stehen hüftbreit auseinander, die Hände ruhen auf den Hüften. Nochmals prüfen, ob die Stellung der Wirbelsäule korrekt ist.

2 Die Bauchmuskeln anspannen, indem der Nabel nach innen in Richtung Wirbelsäule gezogen wird.

3 Kopf und Schultern nach rechts drehen, dann den Oberkörper wieder gerade ausrichten; Hüften und Knie dabei nicht bewegen.

4 Nun den Oberkörper nach links drehen, ohne die Hüften und die Knie zu bewegen.

5 Die gesamte Übung weitere 5-mal pro Seite wiederholen.

1

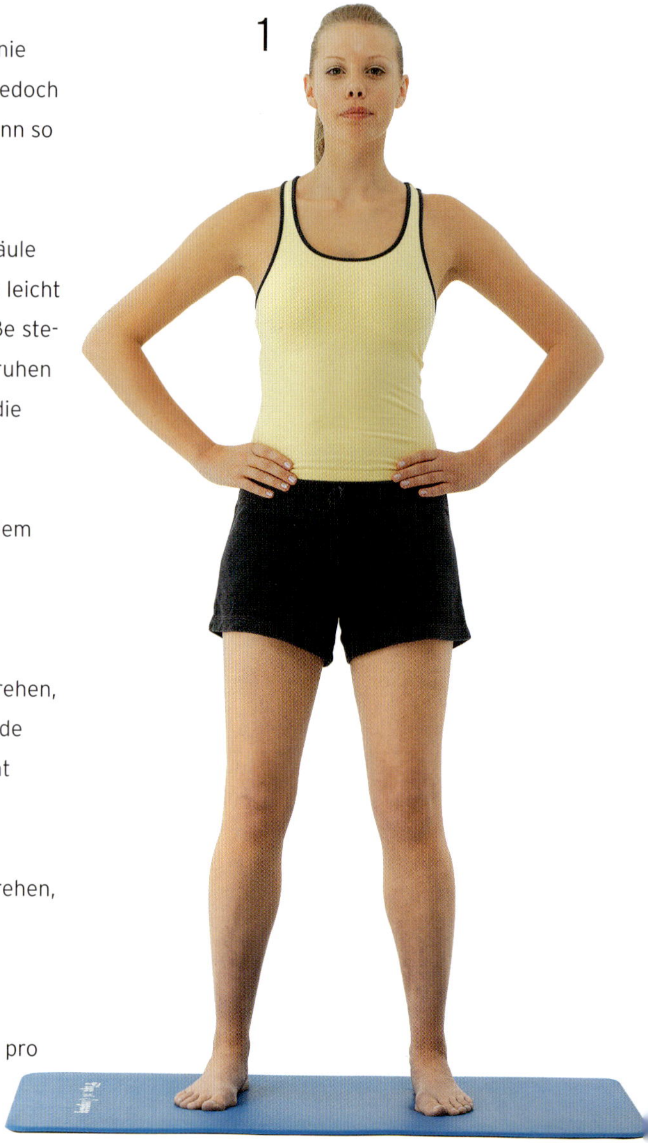

3

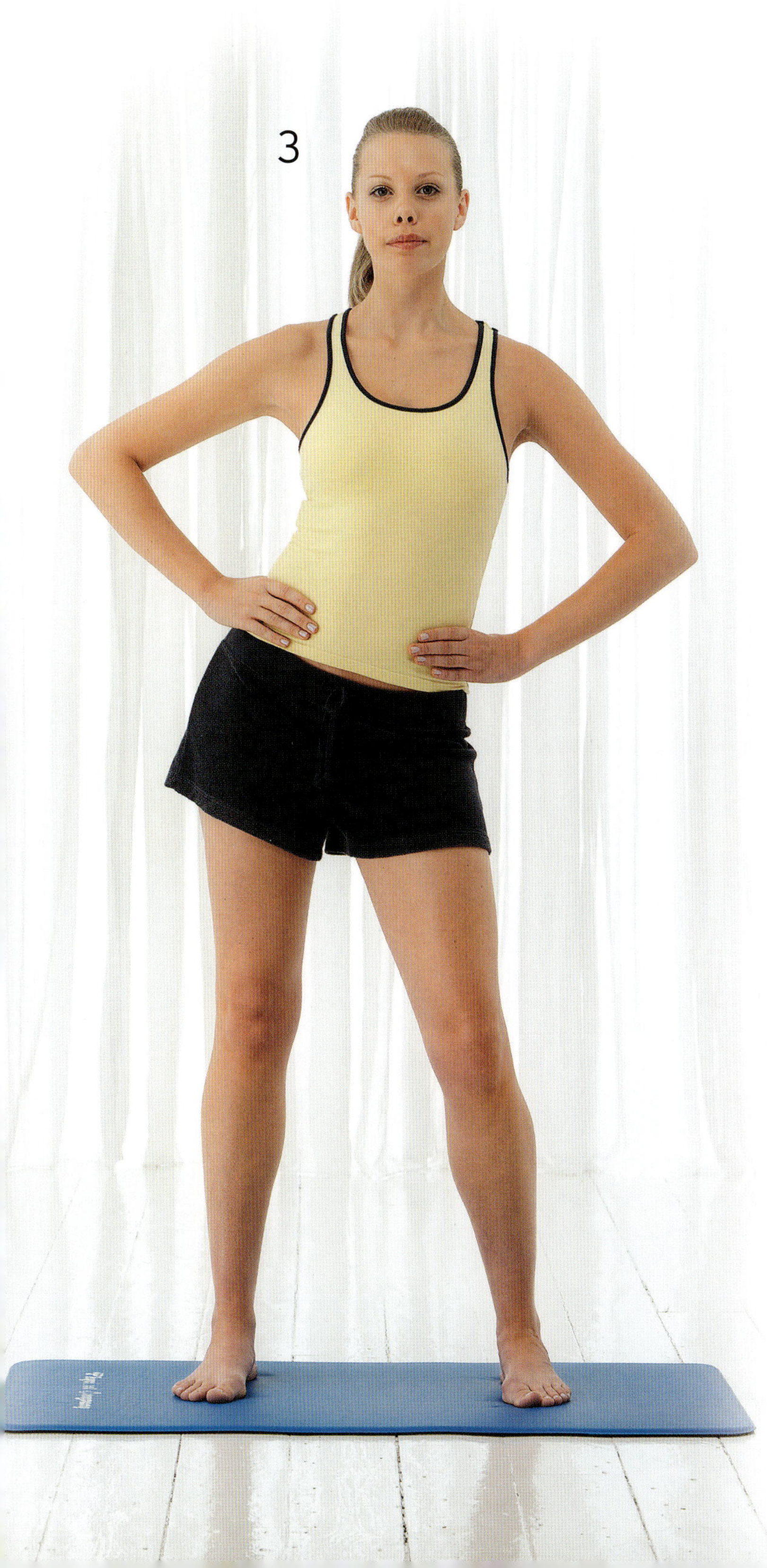

Hüftkreisen

Diese Übung wärmt die unteren Bauchmuskeln auf. Halten Sie Ihren Oberkörper dabei ruhig, Sie sollen nur das Becken bewegen.

1 Gerade hinstellen, die Knie sind leicht gebeugt, die Füße stehen hüftbreit auseinander, die Hände ruhen auf den Hüften.

2 Die Bauchmuskeln anspannen, indem der Nabel Richtung Wirbelsäule gezogen wird, dabei jedoch nicht den Bauch einziehen oder die Luft anhalten – die Bewegung sollte leicht und unangestrengt sein.

3 Das Becken langsam nach rechts bewegen, dann einmal vollständig rechtsherum kreisen lassen.

4 Die Übung 9-mal wiederholen, dann das Becken 10-mal linksherum kreisen lassen.

Nach vorn beugen

Beugen Sie sich bei dieser Übung nur so weit vor, wie Sie können. Sie müssen nicht unbedingt Ihre Zehen berühren. Mit der Zeit und mit genügend Übung werden Sie immer tiefer kommen, und Ihre Muskeln werden geschmeidiger werden.

1 Aufrecht hinstellen, die Füße stehen hüftbreit auseinander, die Knie sind leicht gebeugt. Die Handflächen liegen vorn auf den Oberschenkeln.

2 Die Bauchmuskeln anspannen, indem der Nabel sanft in Richtung Rückgrat gezogen wird.

3 Die Hände langsam an den Beinen herunter bis zu den Zehen gleiten lassen. Den Rücken dabei nicht zu sehr krümmen.

Ein flacherer Bauch in Sekundenschnelle

Mit der richtigen Körperhaltung kann der eigene Bauch im Nu flacher wirken. Eine gute Haltung zeichnet sich dadurch aus, dass die Wirbelsäule ihre natürliche Wölbung beschreibt, also keinen Buckel oder ein Hohlkreuz bildet. Stellen Sie Ihre Füße dazu hüftbreit auseinander, die Beine sind gestreckt, aber die Knie leicht gebeugt. Halten Sie die Wirbelsäule gerade, straffen Sie die Bauchmuskeln und stehen Sie aufrecht. Die Schultern hängen locker herab, sodass der Hals so lang wie möglich wirkt. Und voilà – im Handumdrehen wird Ihr Bauch flacher wirken.

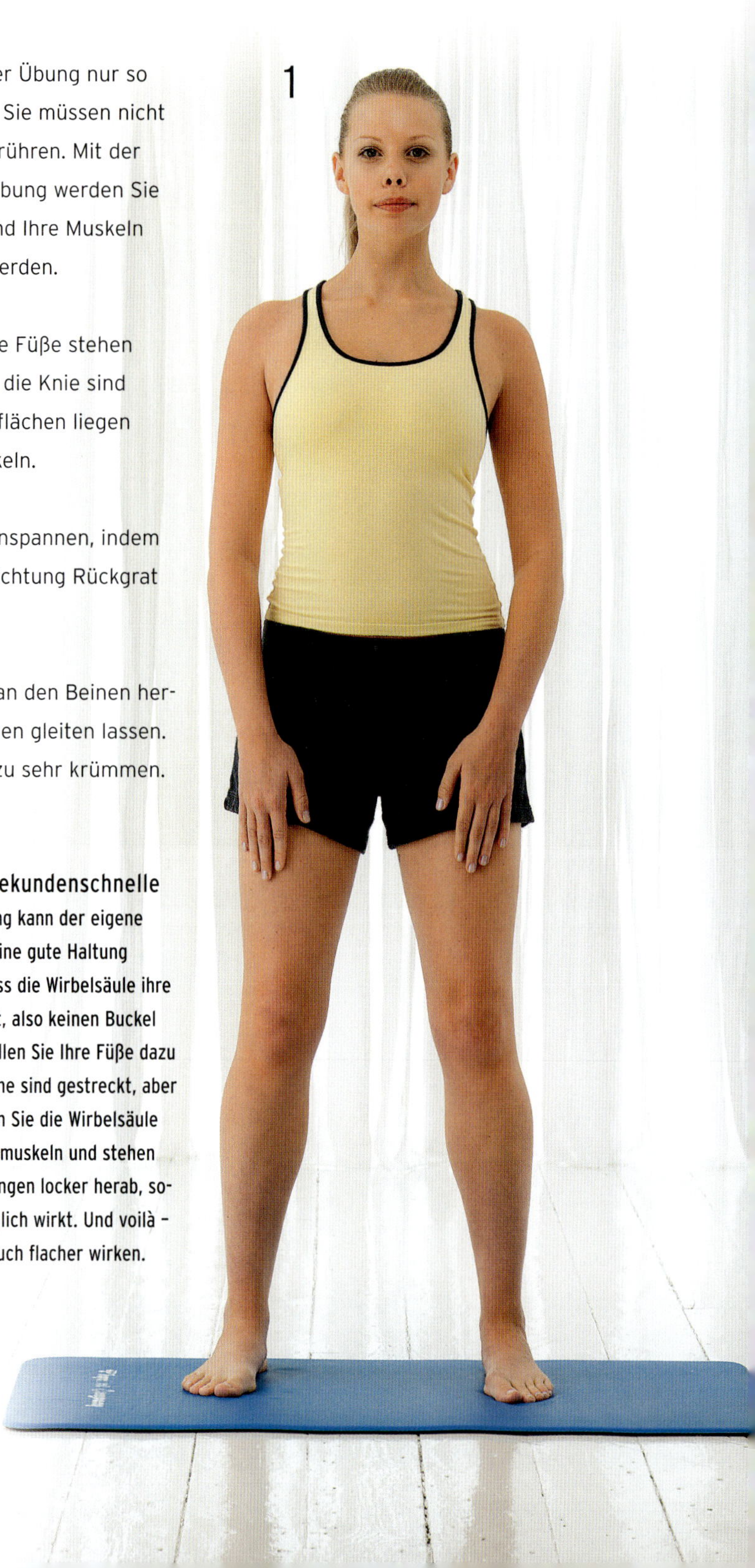

4 Den Körper so ausrichten, dass eine leichte Spannung in den hinteren Oberschenkelmuskeln spürbar wird. Diese sollte allerdings nicht schmerzhaft sein.

5 Die Position 3 Sekunden halten, dann wieder aufrichten.

6 Die Übung 4-mal wiederholen; dabei auf eine ruhige und gleichmäßige Atmung achten.

HINWEIS
Dehnen Sie Ihre Muskeln niemals so weit, dass es wehtut.

3

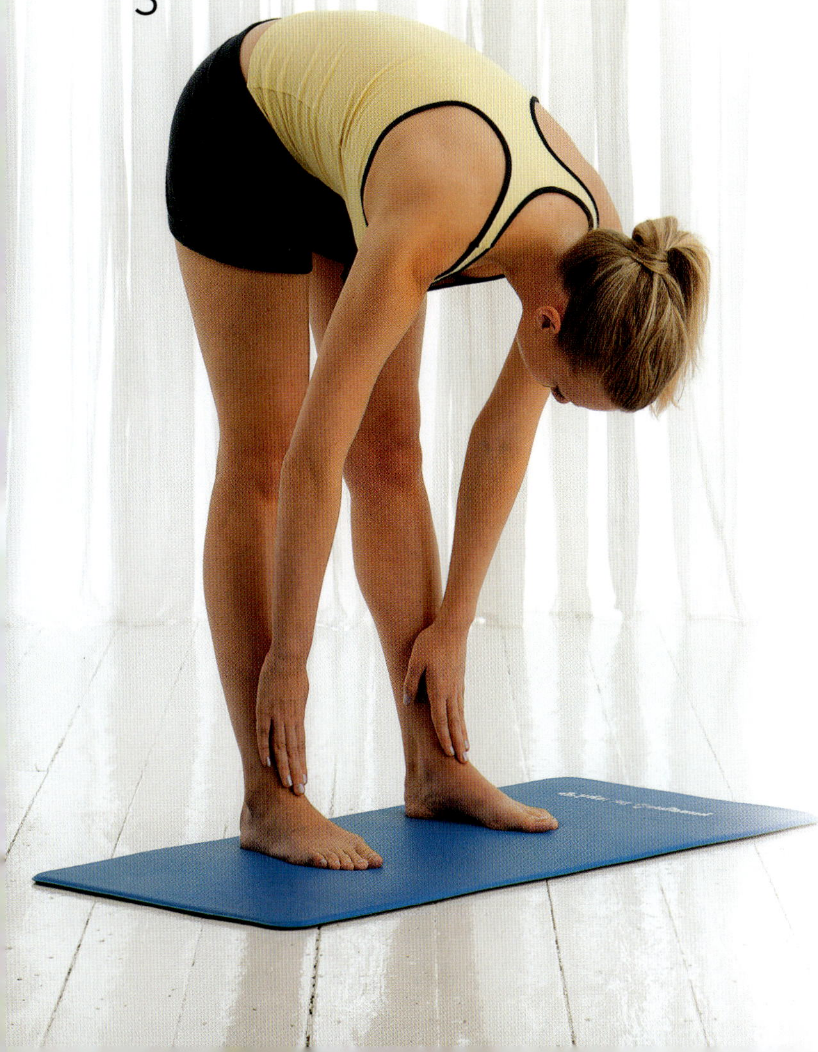

Seitlich beugen

Führen Sie diese Übung niemals zu rasch aus, und heben Sie nicht die Arme über den Kopf, da sie so schwieriger auszuführen ist.

1 Aufrecht hinstellen, die Füße stehen hüftbreit auseinander, die Knie sind leicht gebeugt, die Arme hängen locker an den Seiten herab.

2 Die Bauchmuskeln anspannen, indem der Nabel sanft in Richtung Wirbelsäule gezogen wird.

3 Den Rücken gerade halten und langsam zur Seite beugen, sodass die Hand außen am Bein herabgleitet. Anschließend wieder aufrichten.

4 Die Übung auf der anderen Seite wiederholen und weitere 4-mal pro Seite ausführen.

3

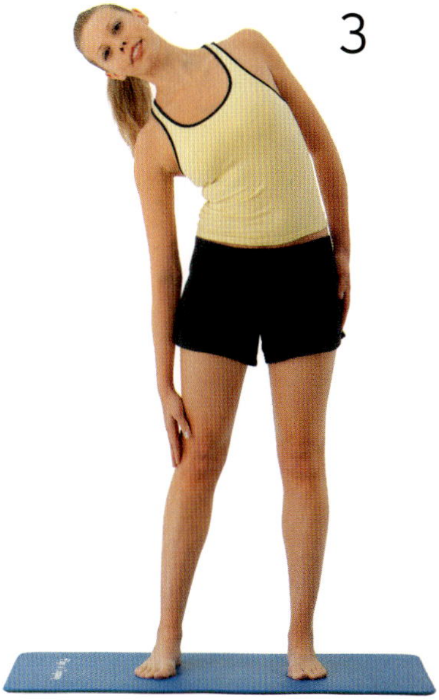

Kniebeugen

Diese Übung lockert die Hüftmuskeln und wärmt die gesamte Beinmuskulatur auf. Schauen Sie geradeaus, und beugen Sie sich nur so weit hinab, wie Sie können.

1 Aufrecht hinstellen. Eine Hand ruht dabei auf einer Stuhllehne oder einem Tisch. Die Füße stehen hüftbreit auseinander, die Fußspitzen zeigen leicht nach außen. Nun die Bauchmuskulatur leicht anspannen.

2 Aus dieser Position heraus die Knie langsam beugen und die Hüften senken, anschließend wieder gerade aufrichten. Nehmen Sie die Kraft für diese Übung nur aus der Gesäß- und Beinmuskulatur.

3 Die Übung 9-mal wiederholen.

HINWEIS
Die Fußspitzen dürfen beim Training nie nach innen zeigen, denn dies kann zu Knieverletzungen führen.

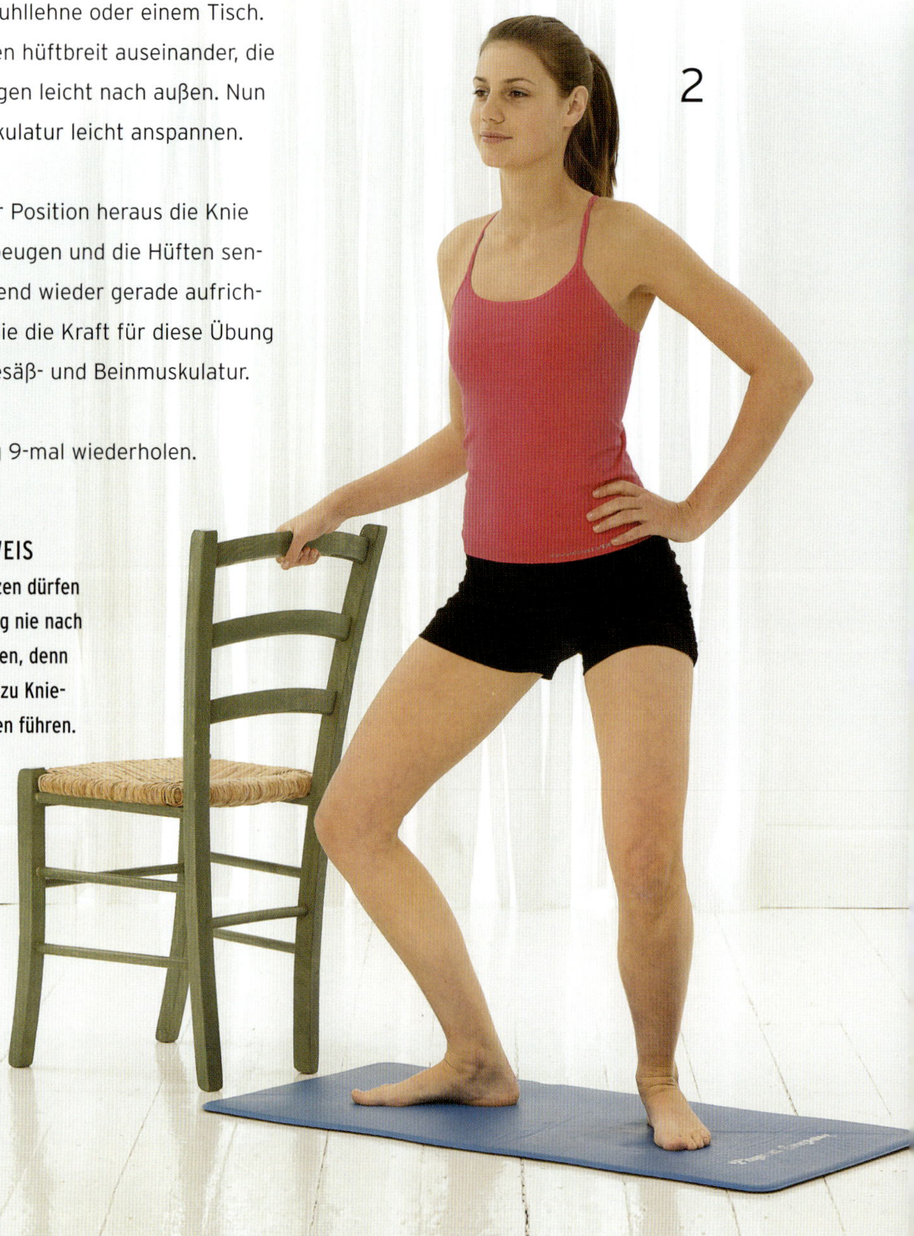

Auf der Stelle gehen

Dies ist eine schnelle und einfache Methode, die Durchblutung anzukurbeln. Gehen Sie mindestens 1 Minute lang auf der Stelle. Dabei die Arme vor- und zurückschwingen und die Knie nach und nach höher anheben. Tief und gleichmäßig atmen.

2

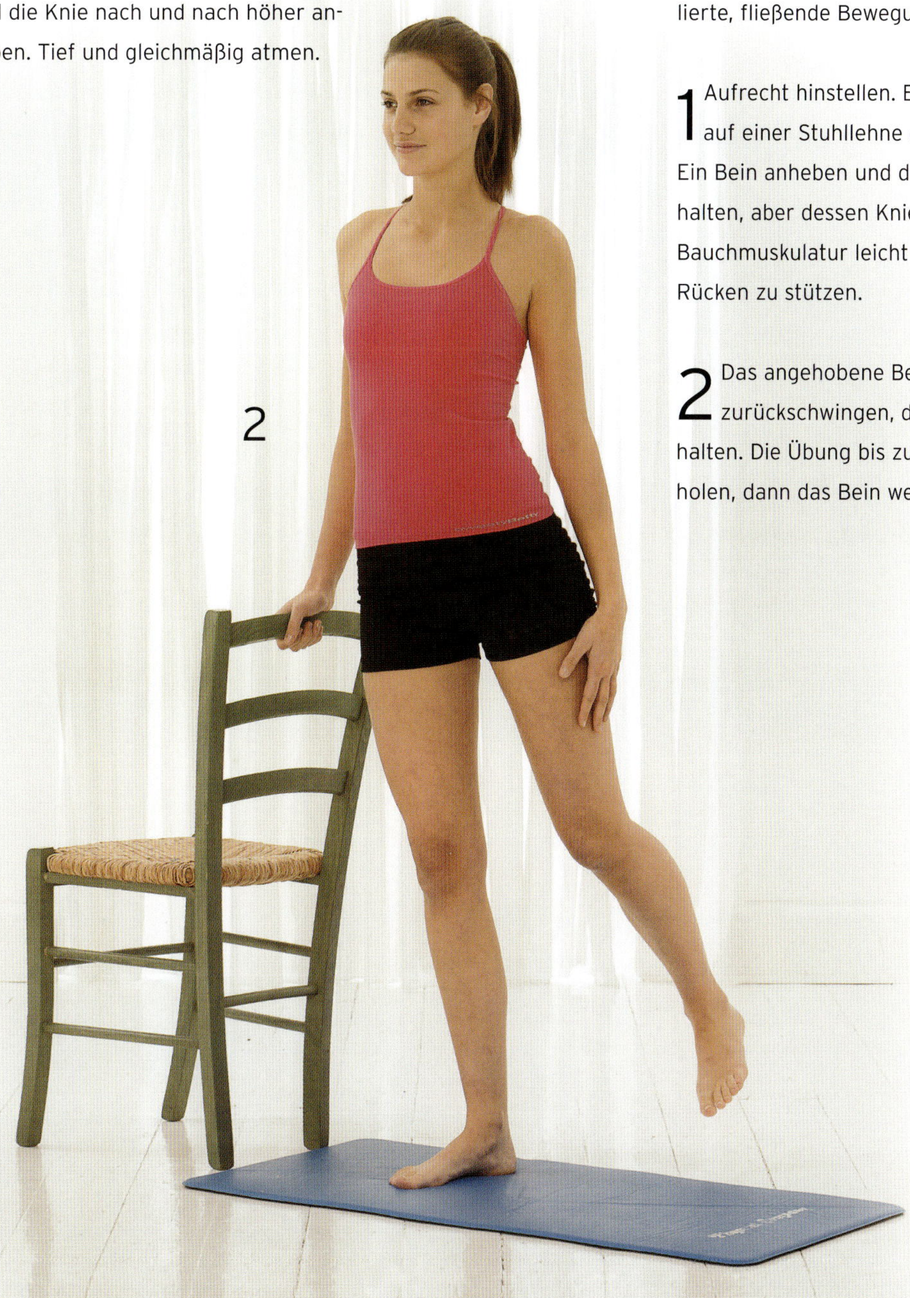

Beinschwinger

Diese Übung wärmt die Hüftgelenke auf. Schwingen Sie Ihre Beine dabei nicht zu hoch (ein Winkel von 45 Grad reicht vollkommen aus), und achten Sie auf kontrollierte, fließende Bewegungen.

1 Aufrecht hinstellen. Eine Hand ruht dabei auf einer Stuhllehne oder einem Tisch. Ein Bein anheben und das andere gestreckt halten, aber dessen Knie leicht beugen. Die Bauchmuskulatur leicht anspannen, um den Rücken zu stützen.

2 Das angehobene Bein leicht vor- und zurückschwingen, die Hüfte dabei ruhig halten. Die Übung bis zu 20-mal wiederholen, dann das Bein wechseln.

Kniehebung im Stehen

Mit dieser Übung bringen Sie Ihre Hüftmuskeln und Ihre vorderen Oberschenkelmuskeln in Schwung.

1 Aufrecht hinstellen und mit der linken Hand auf einer Stuhllehne abstützen.

2 Die Bauchmuskulatur leicht anspannen.

3 Das rechte Knie anheben, bis sich der Fuß mit dem linken Knie auf gleicher Höhe befindet.

4 Das Bein wieder abstellen und die Übung mit dem linken Bein wiederholen.

5 Die gesamte Übung weitere 9-mal mit jedem Bein durchführen.

Beinkreisen im Stehen

Dient dem Aufwärmen der Gesäßmuskulatur.

1 Aufrecht hinstellen, die Knie leicht beugen, die Füße hüftbreit auseinander und die Hände auf einer Stuhllehne abstützen.

2 Den Bauchnabel leicht in Richtung Rückgrat ziehen, um die Bauchmuskulatur anzuspannen.

3 Das linke Bein einige Zentimeter vom Boden abheben und langsam in einer Richtung kreisen lassen; dann in entgegengesetzter Richtung kreisen lassen.

4 Das Bein absetzen und die Übung mit dem rechten Bein wiederholen.

5 Die Übung weitere 9-mal mit jedem Bein durchführen.

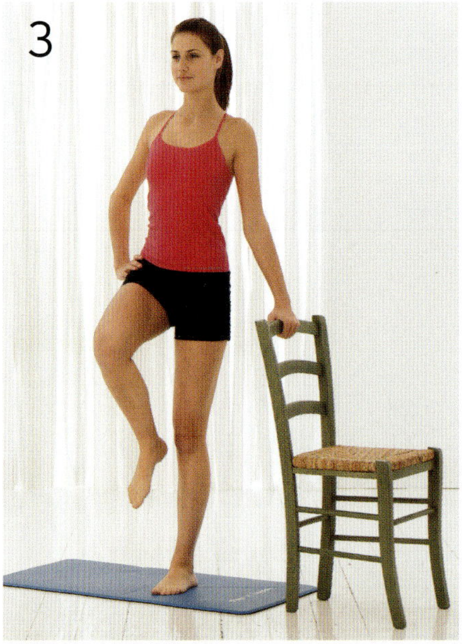

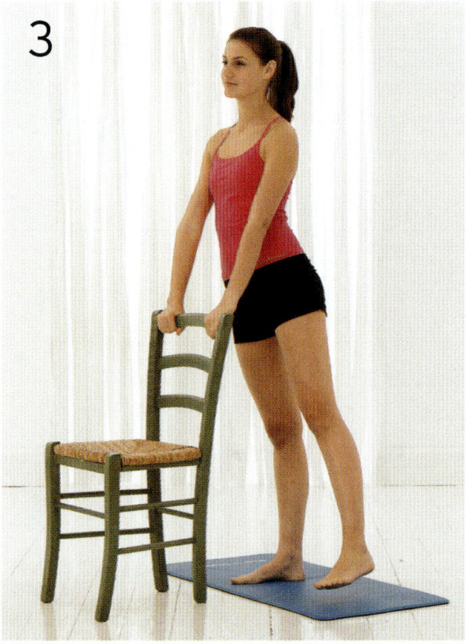

Vordere Oberschenkeldehnung

1 Aufrecht hinstellen, die Knie leicht beugen, die Füße stehen hüftbreit auseinander. Die Bauchmuskeln leicht anspannen.

2 Ein Knie nach hinten beugen. Den Fuß oder das Fußgelenk mit beiden Händen greifen und in Richtung Gesäß ziehen.

3 Die Spannung 5–10 Sekunden halten, dann das Bein abstellen und wechseln.

4 Die Übung mit jedem Bein mindestens 3-mal ausführen.

2

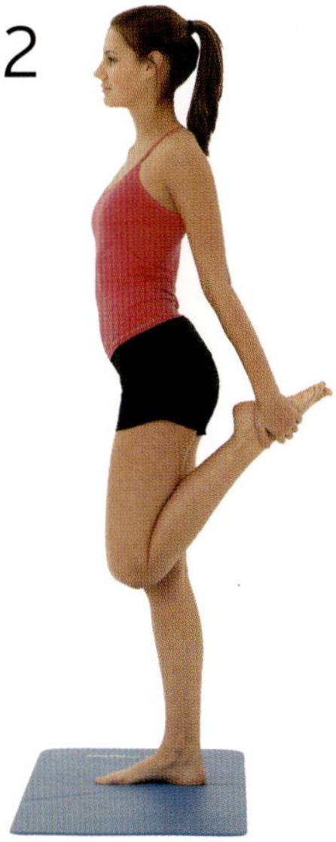

Hintere Oberschenkeldehnung

1 Aufrecht hinstellen, die Knie leicht beugen, die Füße stehen hüftbreit auseinander.

2 Ein Bein gerade nach vorn ausstrecken, das Gewicht lagert nun auf der Ferse des entsprechenden Fußes. Die Bauchmuskeln leicht anspannen.

3 Die Hände zur Stabilisierung des Gleichgewichts auf dem Oberschenkel des gebeugten Beins abstützen.

4 Aus der Hüfte heraus nach vorn beugen, bis eine Dehnung in den hinteren Oberschenkelmuskeln des gestreckten Beins spürbar wird.

5 Die Spannung 5–10 Sekunden halten, dann in die Ausgangsposition zurückkehren und die Übung mit dem anderen Bein wiederholen.

6 Die Übung mit jedem Bein noch mindestens 2-mal ausführen.

4

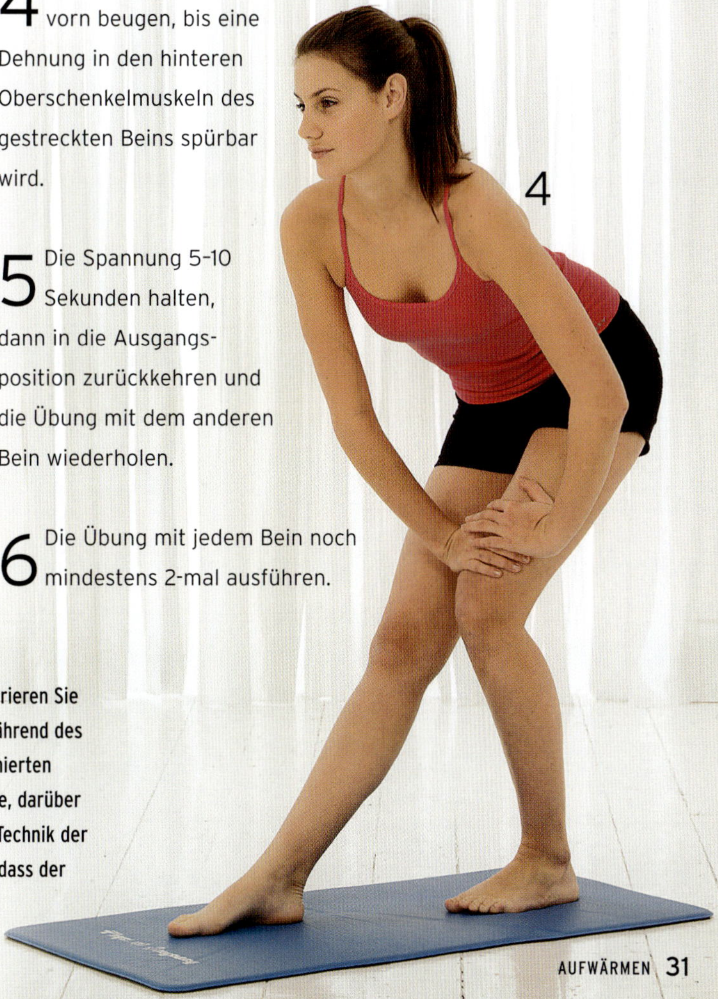

Trainieren mit Köpfchen

Fördern Sie Ihre Trainingsergebnisse auch mental. Konzentrieren Sie sich auf das, was Sie richtig machen, und loben Sie sich während des Trainings dafür. Spüren Sie ganz bewusst, wie sich die trainierten Muskelpartien zusammenziehen und dehnen. Vermeiden Sie, darüber nachzudenken, was Sie falsch machen. Wer mag, kann die Technik der Visualisierung nutzen, um seine Überzeugung zu festigen, dass der eigene Körper immer leistungsstärker und straffer wird.

ENTSPANNEN

Ebenso wichtig wie das Aufwärmen vor dem Sport ist ein gründliches Entspannen danach. Helfen Sie Ihrem Körper, sich wieder in den Normalzustand zu versetzen, indem Sie sich Zeit für einige wohltuende Entspannungsübungen nehmen. Diese beugen Schwindel und einem plötzlichen Abfall der Körpertemperatur ebenso vor wie unangenehmem Muskelkater. Zudem schenken Ihnen die Übungen noch einige Augenblicke der Ruhe, bevor die hektischen Aktivitäten des Alltags beginnen. Die während der Enspannungsphase ausgeführten Dehnungen können länger als 10 Sekunden gehalten werden, weil der Körper jetzt hinreichend aufgewärmt und gut durchblutet ist.

Beine heben und kreuzen

1 Auf den Rücken legen. Die Beine nach vorn und die Arme zur Seite ausstrecken.

2 Einatmen und die Bauchmuskeln anspannen. Nun das rechte Bein zur Decke strecken; dabei ausatmen und den Fuß parallel zum Oberkörper halten.

3 Das Bein quer über den Körper nach links über das linke Bein absenken, bis der Fuß den Boden berührt. Die Bewegung langsam ausführen und mit den Bauchmuskeln kontrollieren.

4 Nach 20 Sekunden langsam in die Ausgangsposition zurückkehren und zur anderen Seite hin dehnen.

HINWEIS

Wenn Sie es nicht schaffen, den Fuß ganz bis zum Boden zu senken, beugen Sie den Arm hoch und senken Sie den Fuß auf die Hand ab.

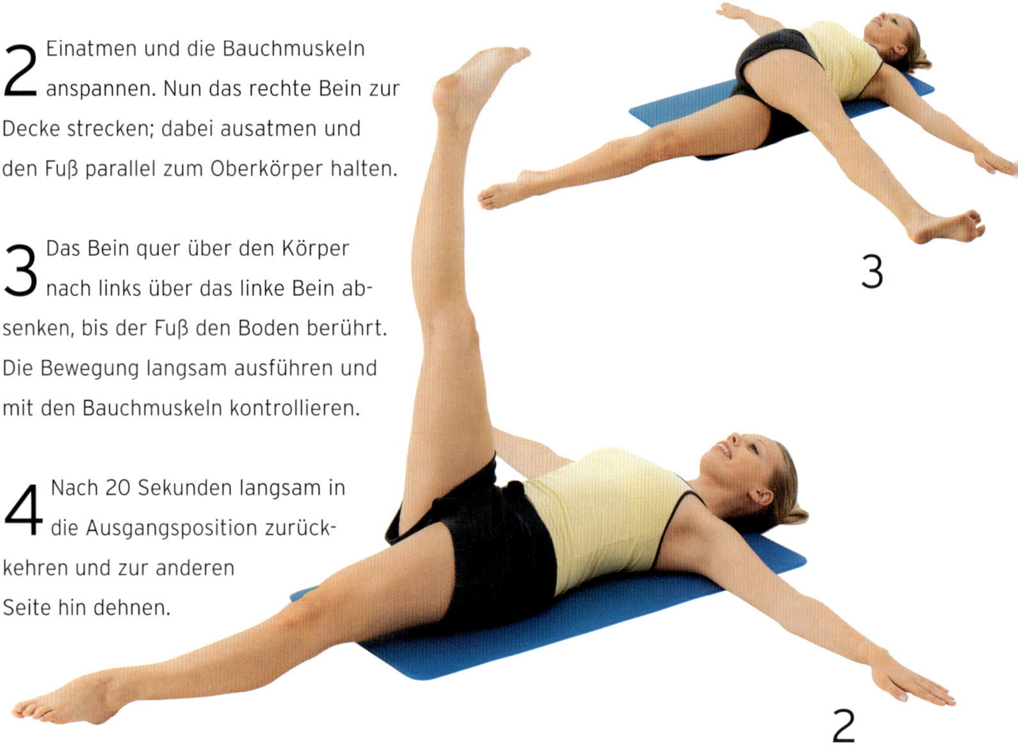

3

2

Ganzkörperdehnung liegend

1 Rücklings auf den Boden legen und entspannen. Einatmen und die Arme zunächst zur Seite, dann nach hinten ausstrecken und hinter dem Kopf zusammenführen. Versuchen Sie, die Arme dabei ganz am Boden oder so nah am Boden zu halten wie möglich.

2 Den Körper von den Fingerspitzen bis zu den Zehen langsam strecken. Der untere Rückenbereich hebt sich dabei leicht vom Boden ab.

3 Diese Position 20 Sekunden halten, dann in die Ausgangsposition zurückkehren und entspannen.

HINWEIS

Personen mit Rückenproblemen sollten die Knie während dieser Übung immer leicht gebeugt halten. Ungeübte können beim Dehnen Verspannungen in den Schultern oder Krämpfe in den Zehen bekommen. In diesem Fall sollten Sie sich sofort entspannen. Mit der Zeit werden Sie die Dehnung länger ausführen können.

1

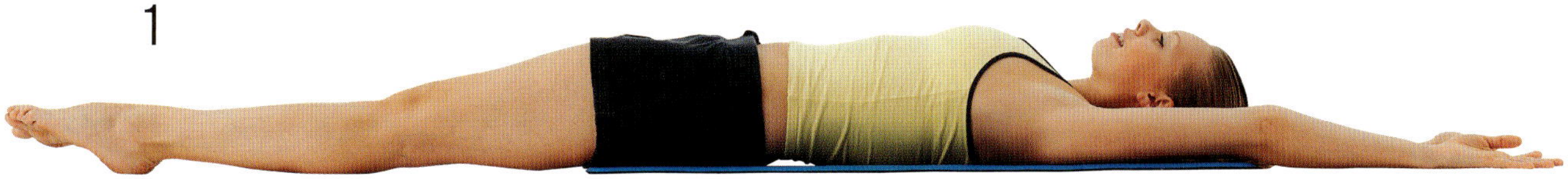

2

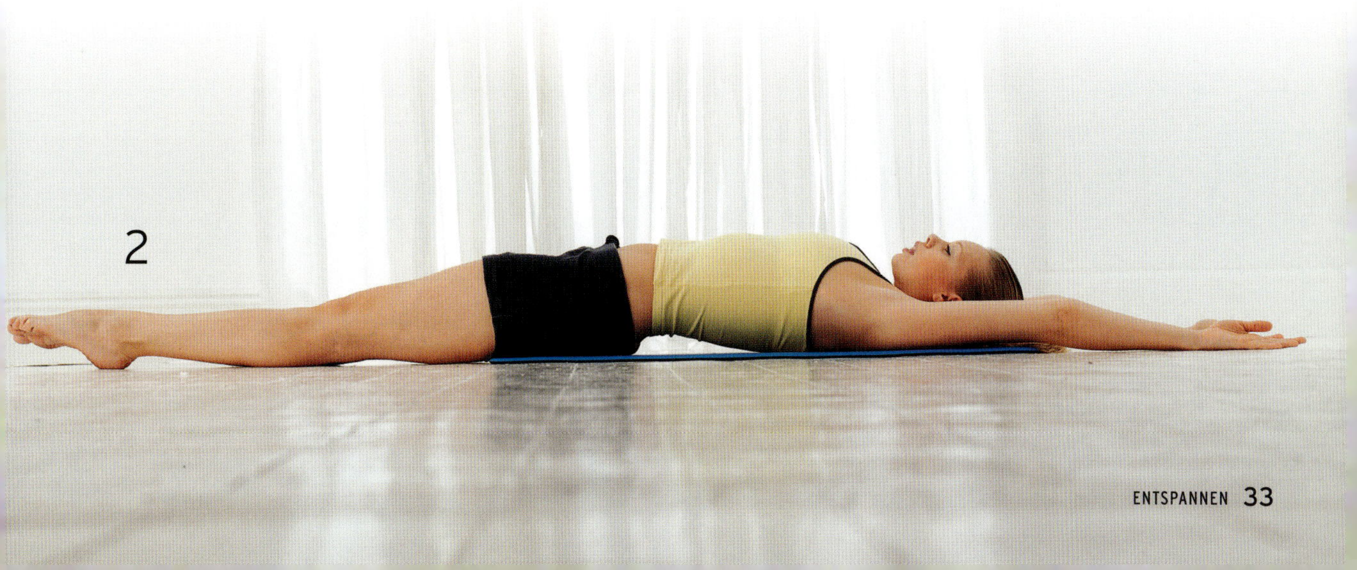

ENTSPANNEN

Hüft-Schenkel-Dehnung

1 Aufrecht auf den Boden knien. Ein Bein nach vorn aufrichten, sodass Ober- und Unterschenkel einen rechten Winkel bilden und der Fuß fest auf dem Boden steht. Das andere Bein nach hinten ausstrecken, sodass das Knie immer noch den Boden berührt.

2 Beide Hände auf das vordere Knie legen, um das Gleichgewicht auszubalancieren. Diese Position 10 Sekunden halten. Dann in die Ausgangsposition zurückkehren und die Übung mit dem anderen Bein wiederholen.

HINWEIS

Achten Sie darauf, ihre Bauchmuskeln während der gesamten Übung anzuspannen, um ihren Rücken zu stützen.

2

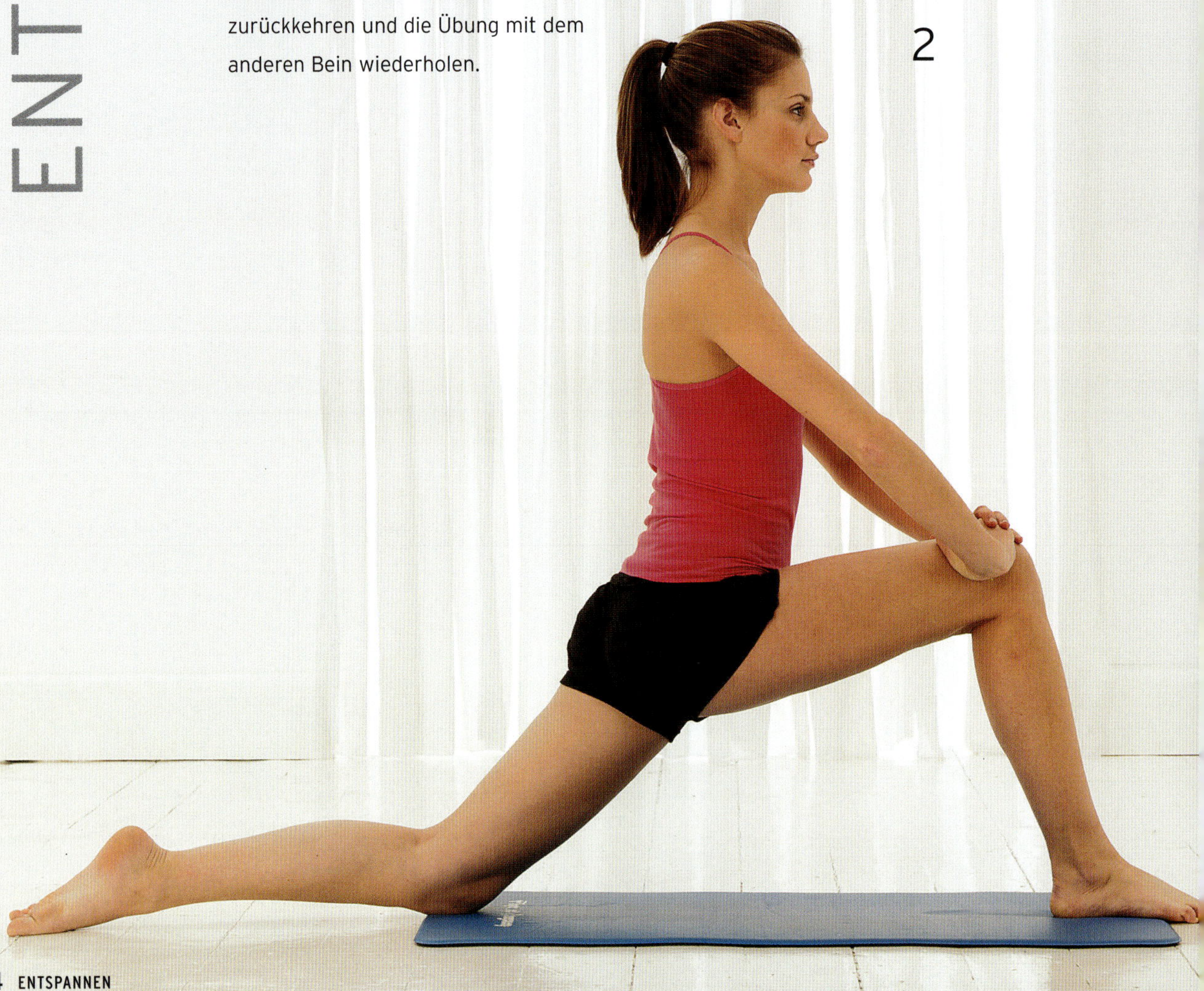

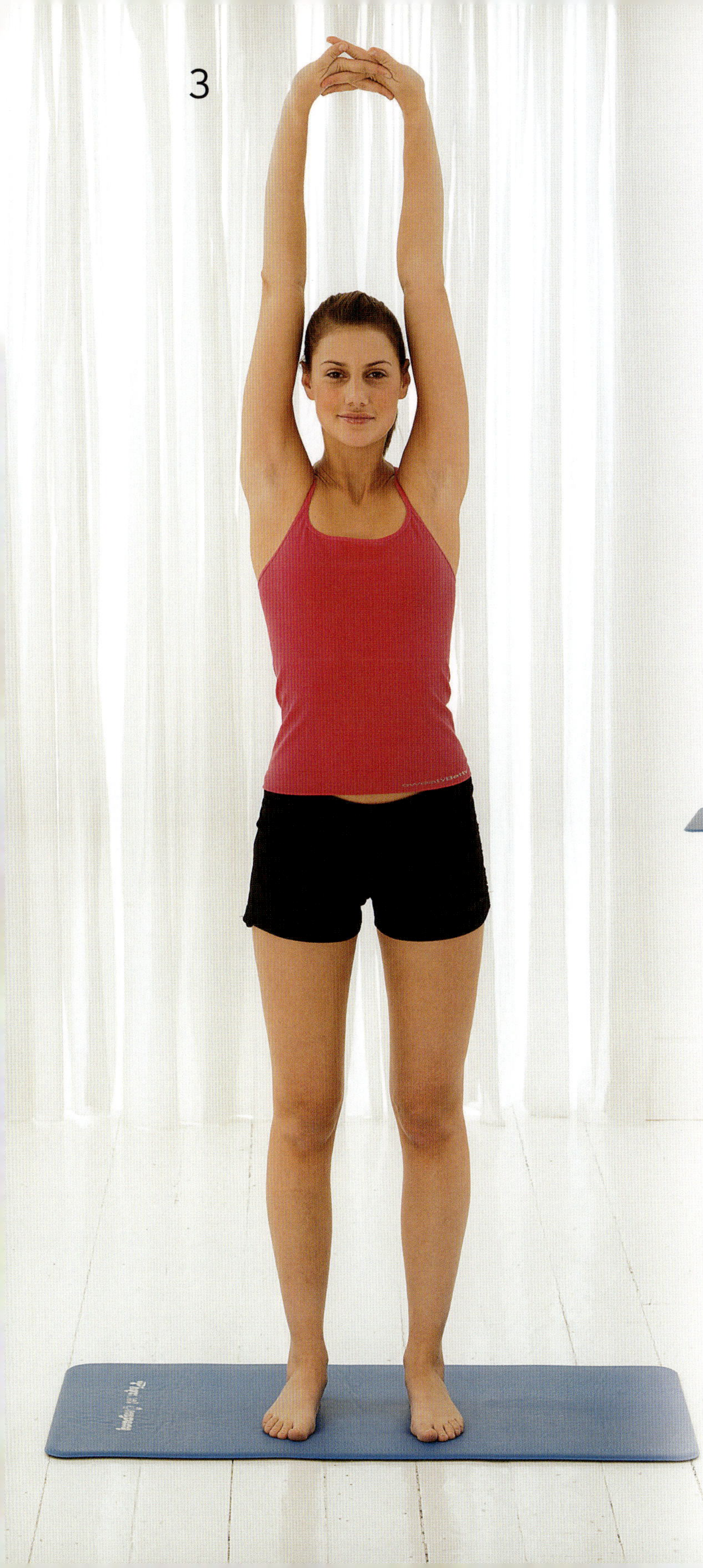

3

Knieklammer

1 Mit ausgestreckten Beinen auf den Rücken legen. Die Bauchmuskeln leicht anspannen, die Beine anwinkeln und in Richtung Oberkörper ziehen.

2 Die angezogenen Beine mit beiden Händen umklammern und so weit wie möglich an den Oberkörper heranziehen. Diese Position 10 Sekunden halten.

3 In die Ausgangsposition zurückkehren und so oft wie gewünscht wiederholen.

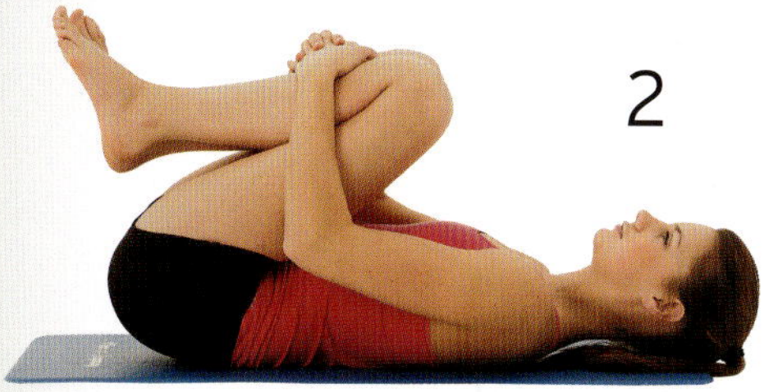

2

Ganzkörperdehnung

1 Aufrecht hinstellen, die Arme hängen locker herab, die Füße stehen hüftbreit auseinander.

2 Die Arme über den Kopf heben und die Finger ineinander verschränken.

3 Nun die Arme so weit wie möglich nach oben ziehen und sich der Dehnung in Armen, Brust, Bauch, Hüften und Oberschenkeln bewusst werden.

4 Die Dehnung 10 Sekunden halten, dann entspannen.

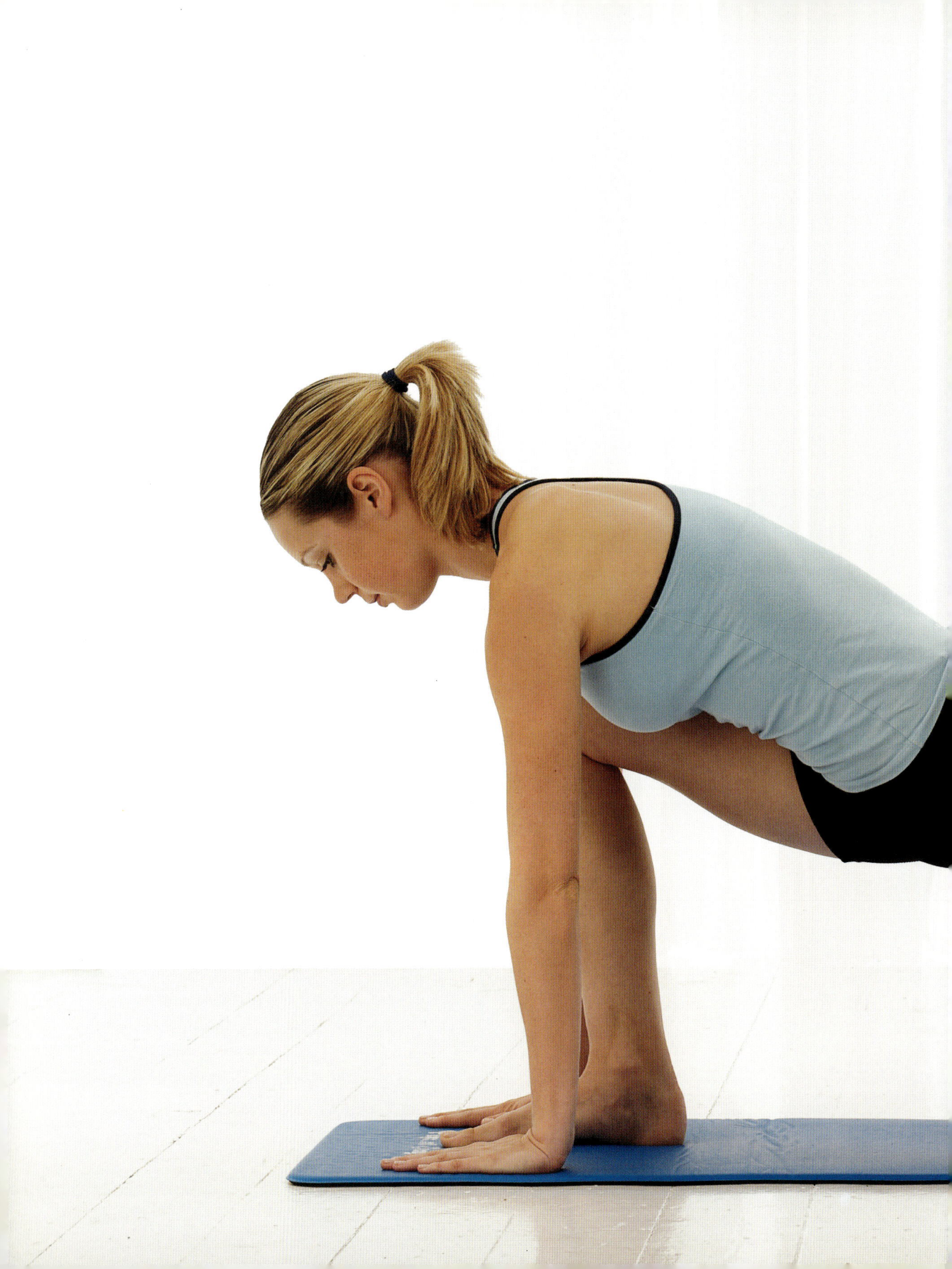

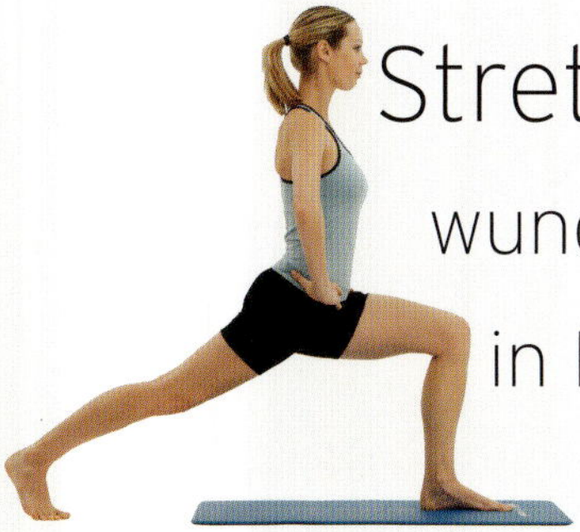

Stretching eignet sich wunderbar, um den Körper in Form zu halten.

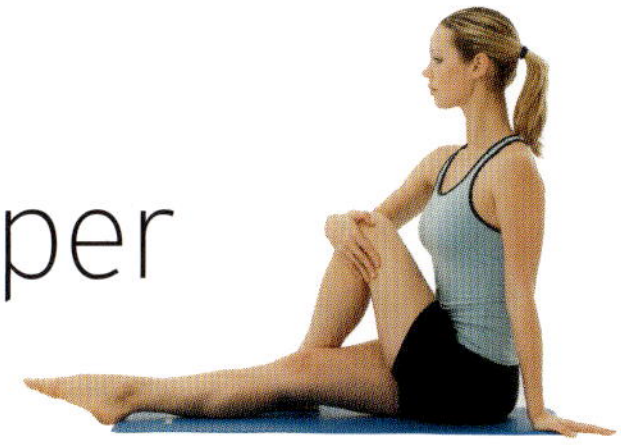

Es wirkt entspannend und beugt Verletzungen vor. Dehnübungen straffen den Körper und lassen Sie größer und schlanker wirken.

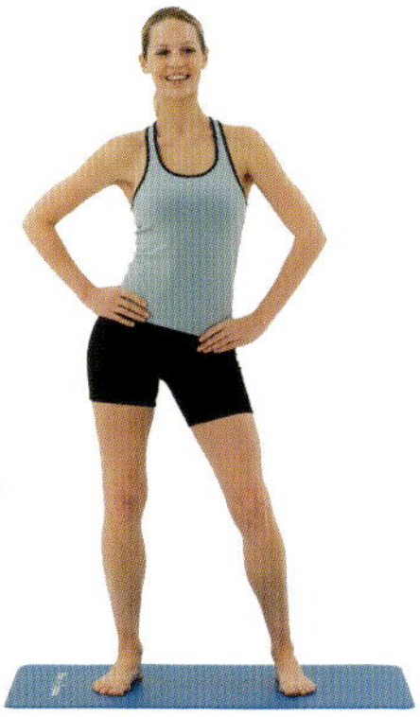

Stretching

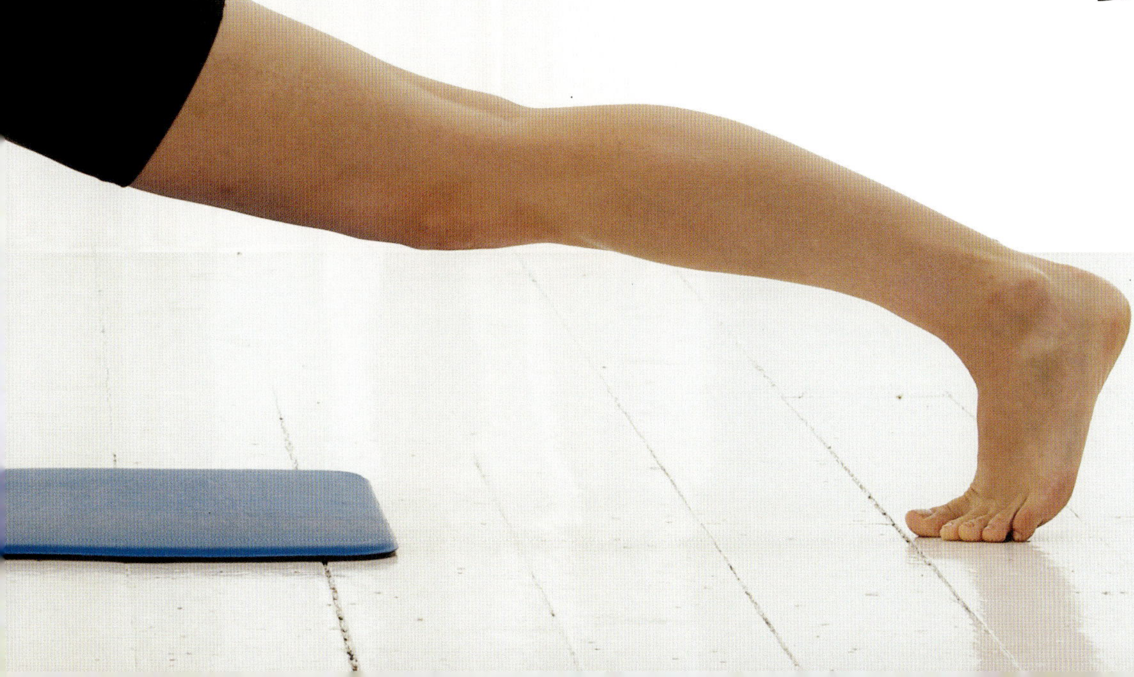

EINLEITUNG

Tägliche Dehnübungen wirken nicht nur der Verkürzung Ihrer Muskeln entgegen, sie steigern auch das allgemeine Wohlbefinden. Fitnesstrainer empfehlen häufig, nach dem Erreichen eines sportlichen Übungsziels Dehnübungen zu machen, da diese den Muskelaufbau auf ganz andere Weise fördern als Herz-Kreislauf- oder Gewichtetraining.

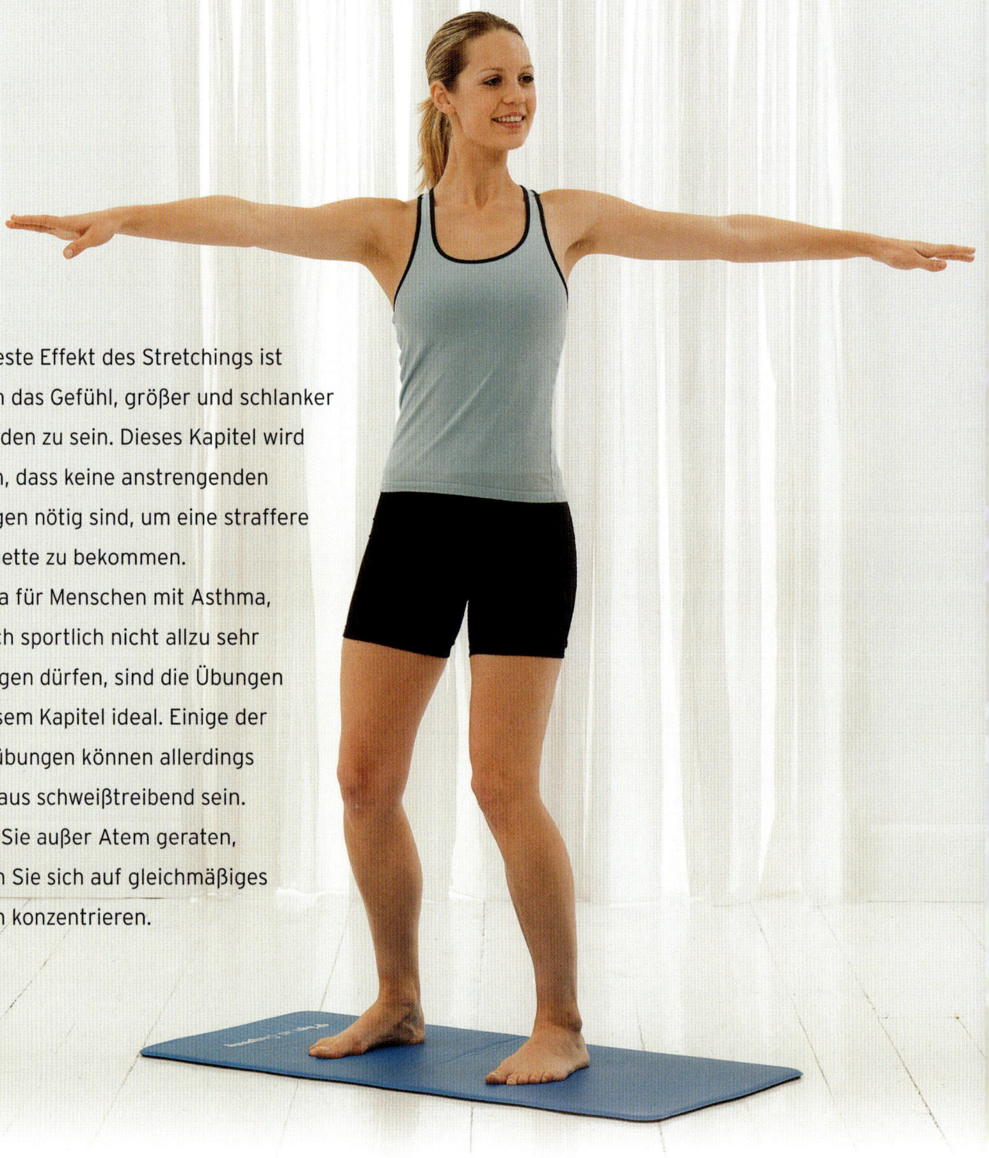

Der beste Effekt des Stretchings ist jedoch das Gefühl, größer und schlanker geworden zu sein. Dieses Kapitel wird zeigen, dass keine anstrengenden Übungen nötig sind, um eine straffere Silhouette zu bekommen.

Etwa für Menschen mit Asthma, die sich sportlich nicht allzu sehr betätigen dürfen, sind die Übungen in diesem Kapitel ideal. Einige der Dehnübungen können allerdings durchaus schweißtreibend sein. Wenn Sie außer Atem geraten, sollten Sie sich auf gleichmäßiges Atmen konzentrieren.

So profitieren Sie

Beruhigende Musik während der Übungen ist ideal, um Ihrem täglichen Training eine Art meditativen Charakter zu geben und Sie auf den Tag einzustimmen. Dehnübungen helfen dabei, Ihre Muskeln zu straffen, zu verlängern und beweglicher zu machen. Regelmäßiges Stretching schützt vor Verletzungen der Gelenke, Muskeln und Sehnen und beugt Muskelkater oder Muskelschmerzen nach einer intensiven Trainingseinheit vor.

Auch das Lymphsystem, das die Entgiftung des Körpers unterstützt und den Kreislauf in Schwung hält, wird durch Dehnübungen stimuliert. Mit Stretching können Sie also Ihren Körper entgiften und zusätzlich die Bildung von Cellulite deutlich vermindern.

Effektives Stretching

Alle 34 Stretch-Übungen in diesem Kapitel sind auf das Dehnen der Hauptmuskelgruppen ausgelegt, also von Oberschenkel, Gesäß, Waden, Fußgelenk, Bauch, Taille, Armen, Schultern, Brust, Rücken und Nacken. Jede Übung dauert etwa 30 Sekunden und sollte – mit einer kleinen Pause dazwischen – 3-mal wiederholt und die Dehnung jeweils 10 Sekunden gehalten werden. Die Pausen zwischen den Übungen sollten nicht länger als 1 Minute dauern. Andernfalls sind sie nicht so effektiv. Wie bei jeder sportlichen Betätigung wächst der positive Effekt auch beim Stretching mit der Zeit stetig an. Bleiben Sie also am Ball!

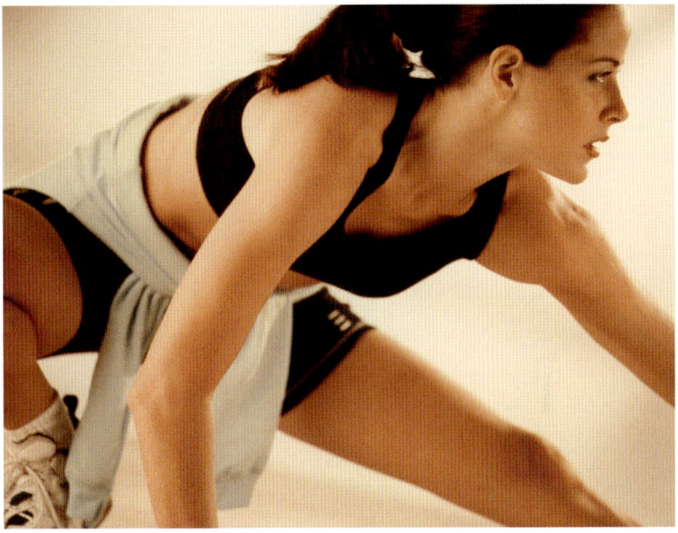

HINWEIS

Manchmal ist es verführerisch zu federn, etwa um sich tiefer hinunterbeugen zu können und den Boden zu berühren. Dies sollten Sie aber in jedem Fall vermeiden, da Muskelzerrungen die Folge sein können.

Das brauchen Sie

Für diese Übungen benötigen Sie eine rutschfeste Matte und einen Stuhl. In manchen Fällen müssen Sie sich überdies an einer Wand abstützen. Aufwärm- und Entspannungsübungen sind nicht nötig, wärmen Sie kurz sich auf, indem Sie auf der Stelle auf und ab hüpfen.

Sobald Sie sich an die Übungen gewöhnt haben, können Sie sich langsam und vorsichtig weiter in die Dehnung hineinbewegen. Setzen Sie sich aber nie selbst unter Druck und nehmen Sie sich Zeit.

Anmerkung: Wenn Sie bei den Dehnungen lang anhaltende Schmerzen verspüren, sollten Sie einen Arzt konsultieren.

OBERSCHENKEL

Hintere Oberschenkeldehnung

Diese Übung dehnt die Muskeln an der Unterseite der Oberschenkel. Menschen, die viel Sport treiben, leiden häufig unter verhärteten unteren Oberschenkelmuskeln. Wenn diese nicht gedehnt werden, kann es leicht passieren, dass sich Hüfte und Becken nach hinten drehen, was wiederum zu einer schlechten Körperhaltung führt.

HINWEIS

Diese Übung dehnt beide hinteren Oberschenkelmuskeln gleichzeitig – mit einer Bewegung erzielen Sie also einen doppelten Effekt.

1

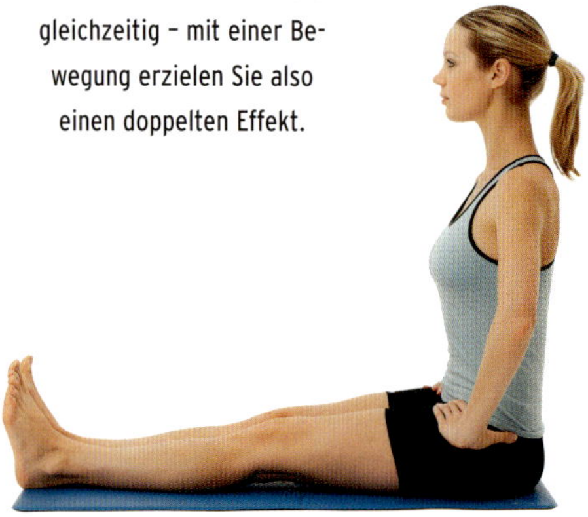

1 Auf den Boden setzen, die Beine nach vorn ausstrecken, die Fußspitzen zeigen nach oben. Den Rücken gerade halten und die Hände auf die Hüften legen.

2 Aus der Hüfte heraus nach vorn lehnen, den Oberkörper dabei leicht vorbeugen. Nun nach Möglichkeit die Arme ausstrecken und versuchen, die Zehen zu berühren. Dabei unbedingt den Rücken gerade halten.

3 Die Position 10 Sekunden halten, aber nicht federn. Dann in die Ausgangsposition zurückkehren und die Übung 2-mal wiederholen.

2

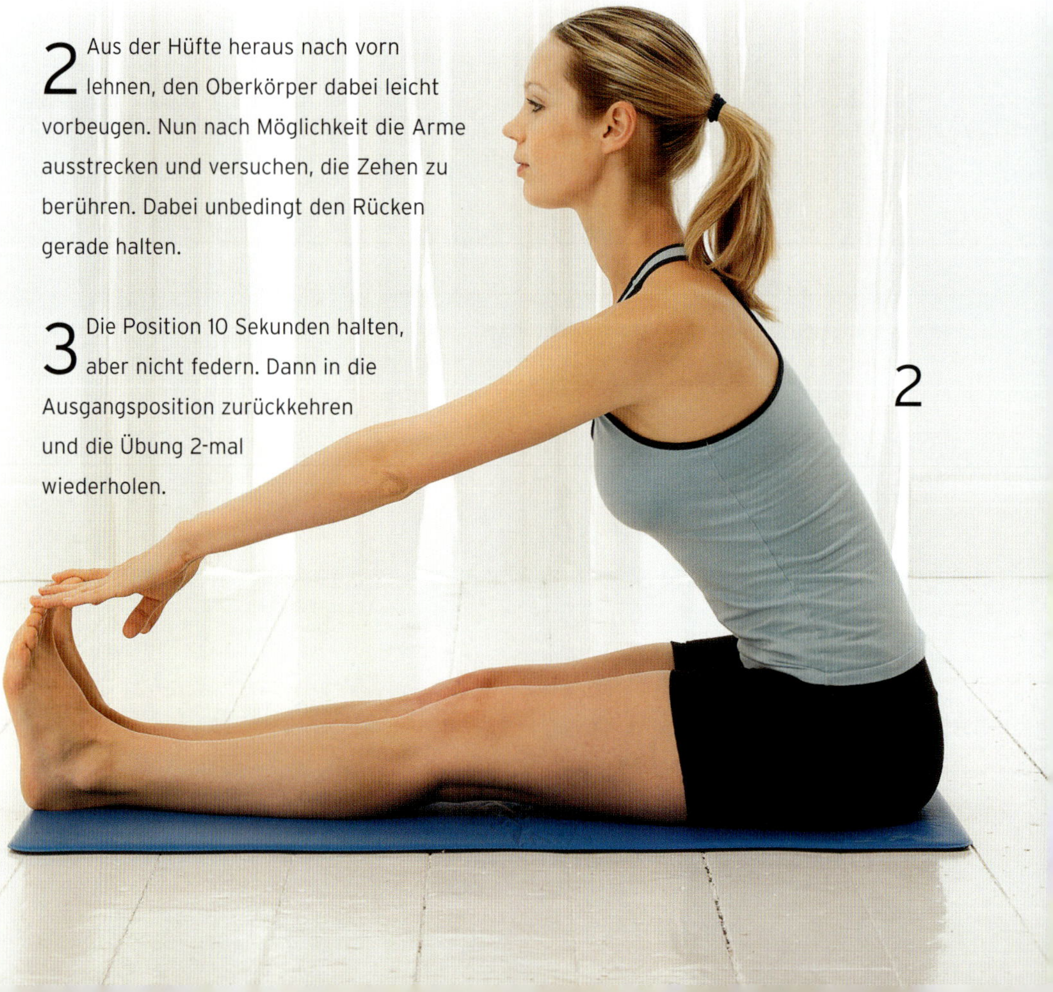

Innere Oberschenkeldehnung

Diese Übung konzentriert sich auf die Muskulatur an den Innenseiten der Oberschenkel, die so genannte Adduktorengruppe des Beins. Ein Adduktor (Beuger, lat. *adducere* = hinführen, hinziehen) ist ein Muskel, der ein Körperglied heranzieht. Bei dieser Übung können Sie beide Beine gleichzeitig dehnen. Zudem eignet sie sich hervorragend für eine kurze Meditation.

1 Auf den Boden setzen, die Knie anwinkeln, die Fußsohlen aneinander legen. Die Füße mit den Händen zusammenhalten.

2 Den Rücken gerade halten und die Bauchmuskeln anspannen, indem der Nabel leicht nach innen in Richtung Wirbelsäule gezogen wird.

3 Die Knie mithilfe der inneren Oberschenkelmuskeln zu Boden drücken. Dabei nicht mit den Knien federn.

4 Die Knie so tief herabdrücken wie möglich. Die Dehnung 10 Sekunden halten, dann langsam entspannen. Anschließend die Übung 2-mal wiederholen.

HINWEIS

Während der Übung Rücken nicht rund machen. Es wäre damit zwar einfacher, den Boden zu erreichen, doch die Dehnung wäre weniger effektiv.

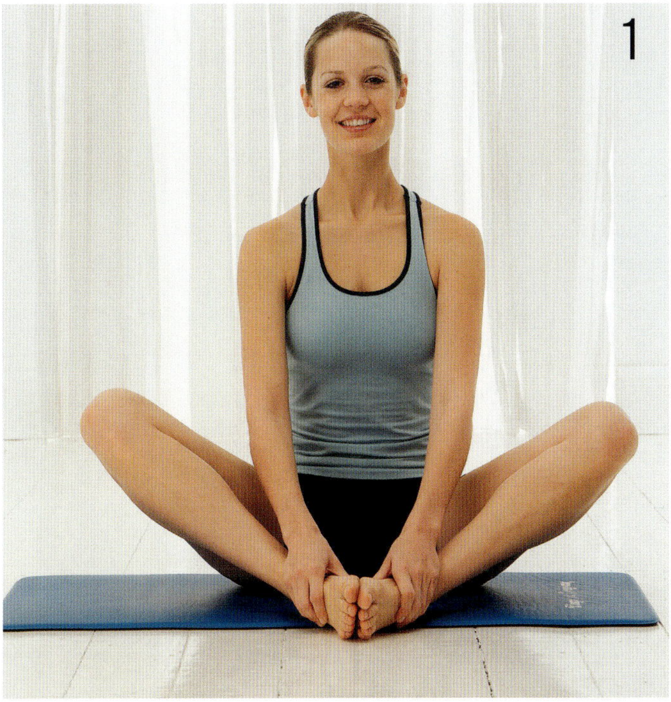

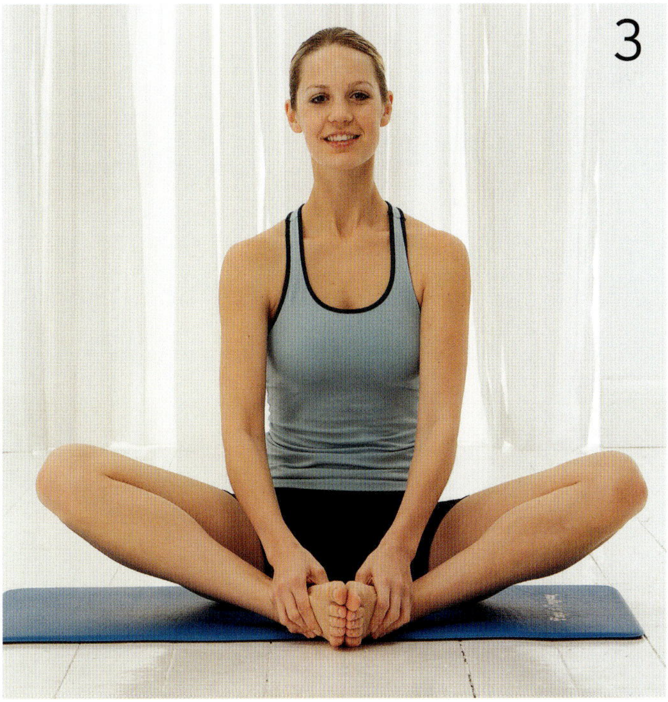

OBERSCHENKEL

Dehnung des Hüftstreckers

Diese Übung dehnt nicht nur den Hüftstrecker im vorderen Beckenbereich (*Musculus iliopsoas*), sondern auch die Muskeln an der Vorderseite der Oberschenkel. Die Bewegung ist zwar nur minimal, aber sehr effektiv. Auf diese Weise lassen sich unter anderem Verspannungen lösen, die sich durch sitzende Tätigkeiten in den Muskeln aufgebaut haben.

1 Aufrecht hinstellen. Die Füße stehen hüftbreit auseinander, die Hände ruhen auf den Hüften.

2 Das rechte Bein etwa 30 cm gerade nach hinten ausstrecken und beide Füße flach auf den Boden stellen.

3 Die Knie beugen und den Oberkörper dabei leicht nach unten senken.

4 Die rechte Ferse anheben, das Becken nach vorn kippen, um die Hüften anzuheben. Die Dehnung sollte nun in den Hüften und an der Vorderseite des rechten Oberschenkels spürbar sein.

5 Die Dehnung 7 Sekunden halten, dann langsam entspannen und erneut 7 Sekunden dehnen. Anschließend die Übung mit dem linken Bein wiederholen.

HINWEIS

Stellen Sie sich an eine Wand oder neben einen Stuhl, falls Sie eine Stütze benötigen.

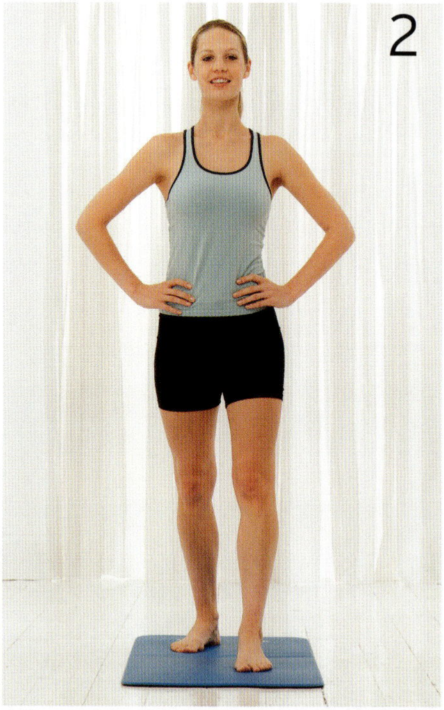

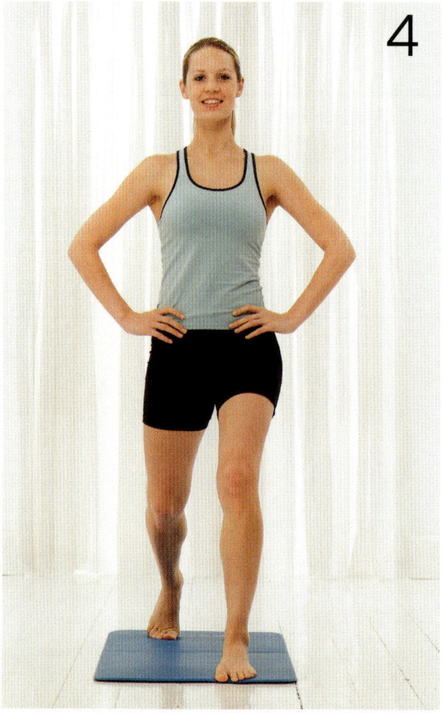

HINWEIS

Halten Sie die Knie während dieser Übung immer eng beieinander, sonst wird der Quadrizeps nicht effektiv gedehnt.

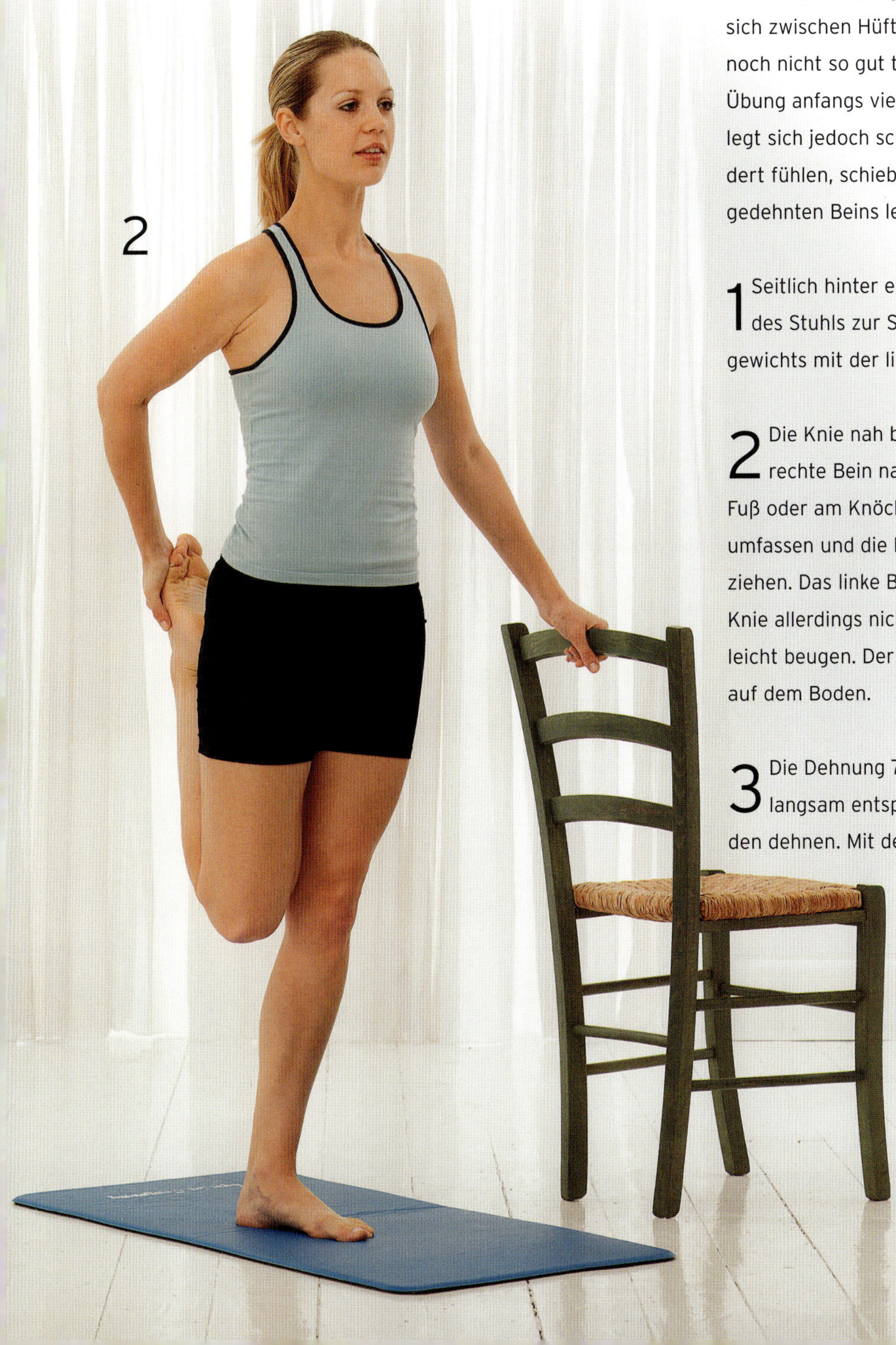

2

Quadrizeps-Dehnung

Diese Übung trainiert den Quadrizeps vorn an den Oberschenkeln. Der auch vierköpfiger Schenkelstrecker genannte Muskel befindet sich zwischen Hüfte bzw. Gesäß und Knie. Wer noch nicht so gut trainiert ist, wird diese Übung anfangs vielleicht schwer finden. Das legt sich jedoch schnell. Falls Sie sich unterfordert fühlen, schieben Sie einfach die Hüfte des gedehnten Beins leicht nach vorn.

1 Seitlich hinter einen Stuhl stellen. Die Lehne des Stuhls zur Stabilisierung des Gleichgewichts mit der linken Hand umfassen.

2 Die Knie nah beieinander halten, das rechte Bein nach hinten anwinkeln, am Fuß oder am Knöchel mit der rechten Hand umfassen und die Ferse in Richtung Gesäß ziehen. Das linke Bein dabei gerade halten, das Knie allerdings nicht durchdrücken, sondern leicht beugen. Der linke Fuß steht dabei flach auf dem Boden.

3 Die Dehnung 7 Sekunden halten, dann langsam entspannen, und erneut 7 Sekunden dehnen. Mit dem linken Bein wiederholen.

Hüftbeugen

Diese Übung dehnt die Sehnen und Muskeln auf der Rückseite der Beine sowie die unteren Oberschenkelmuskeln und die Waden. Anfänger sollten die Beine zunächst recht weit grätschen. Wer etwas trainierter ist, kann sie enger zusammenstellen.

1 Aufrecht hinstellen. Die Füße stehen hüftbreit auseinander, die Arme hängen seitlich locker neben dem Körper.

2 Den Oberkörper langsam so weit wie möglich hinunterbeugen. Wer kann, berührt mit den Händen den Boden.

3 Die Dehnung 10 Sekunden halten, dann in die Ausgangsposition zurückkehren. Die Übung 2-mal wiederholen. Nicht federn.

HINWEIS

Halten Sie Kopf und Nacken entspannt. Lassen Sie sich keinesfalls dazu verleiten, nach vorne zu schauen – dies kann zu Nackenverspannungen führen.

2

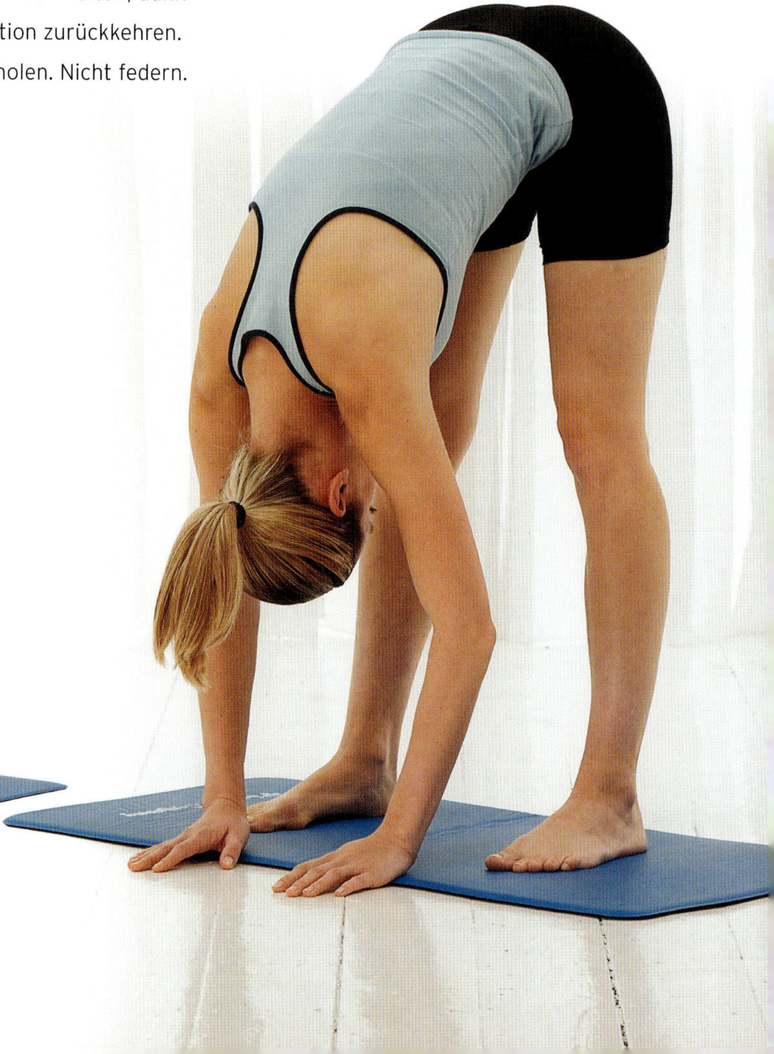

1

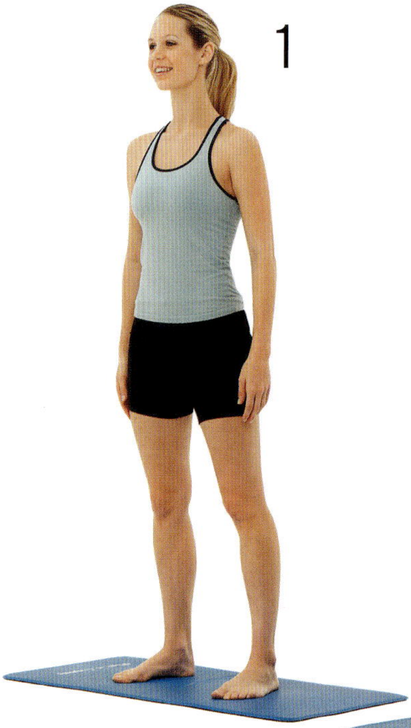

Weiter Ausfallschritt

Wenn Sie einen sehr weiten Ausfallschritt machen, wird der Quadrizeps im ausgestreckten Bein gedehnt. Da dieser Ausfallschritt auch in Yoga-Übungen vorkommt, wirkt er – wenn Sie währenddessen tief ein- und ausatmen – zudem sehr entspannend.

1 Aufrecht hinstellen. Die Füße stehen etwa 15 cm weit auseinander, die Hände ruhen auf den Hüften.

2 Mit dem rechten Bein einen weiten Schritt nach vorn machen. Das Knie sollte einen rechten Winkel zum Oberschenkel bilden und gerade über dem Knöchel stehen, keinesfalls sollte es über die Zehen hinausragen. Der rechte Fuß steht flach auf dem Boden.

3 Den Oberkörper nach vorn beugen. Die Hände zu beiden Seiten des vorderen Fußes flach auf den Boden legen. Das linke Bein so weit nach hinten ausstrecken, dass der Fußballen noch den Boden berührt.

4 Die Übung 2-mal wiederholen und die Dehnung jeweils 7 Sekunden halten. Dann in die Ausgangsposition zurückkehren und die Übung mit dem linken Bein wiederholen.

HINWEIS

Das gestreckte Bein immer gerade halten, die Knie dürfen den Boden nicht berühren. So erzielen Sie einen optimalen Übungeffekt.

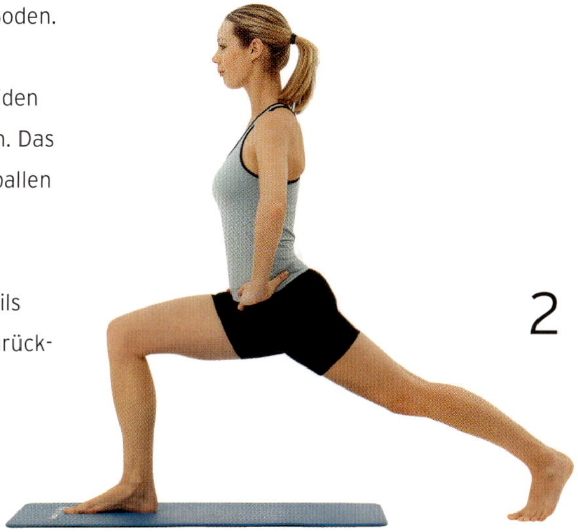

2

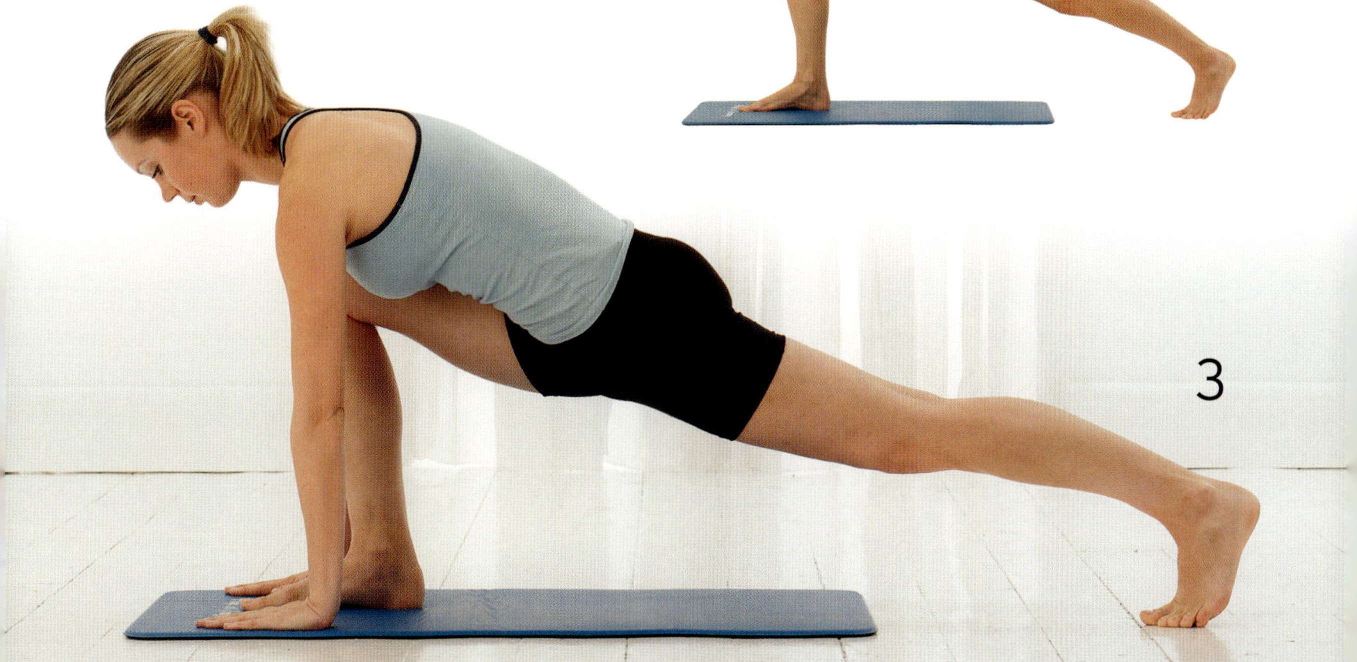

3

GESÄSS

Piriformis-Dehnung

Der Piriformis-Muskel, der birnenförmige, innere Hüftmuskel, verläuft von der Innenseite des Beckens zu dessen Außenseite und zum Oberschenkel. Diese Übung ist ideal, um nach der Nachtruhe wieder auf Touren zu kommen.

1 Auf den Rücken legen und die Knie anwinkeln. Die Füße stehen flach auf dem Boden, die Arme liegen seitlich neben dem Körper, die Handflächen zeigen zu Boden.

2 Das rechte Bein anheben und den Fuß auf den linken Oberschenkel legen, sodass das rechte Knie nach rechts zeigt.

3 Den linken Oberschenkel mit beiden Händen umfassen und langsam in Richtung Brust ziehen. Dabei wird eine Dehnung an der Außenseite des rechten Beins spürbar.

4 Die Übung 2-mal mit dem rechten Bein wiederholen und die Dehnung jeweils 7 Sekunden halten. Anschließend die Übung mit dem linken Bein durchführen.

HINWEIS

Es ist wichtig, während der Übung ganz entspannt zu sein, um die Hüfte nicht zu verdrehen und die Schultern nicht zu verspannen.

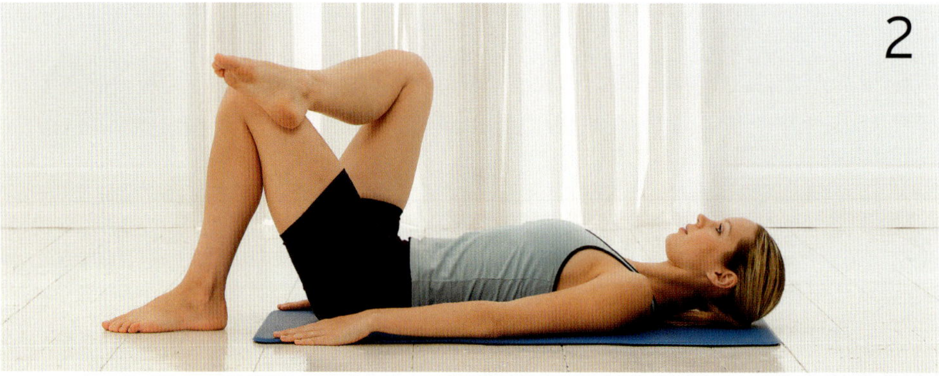

2

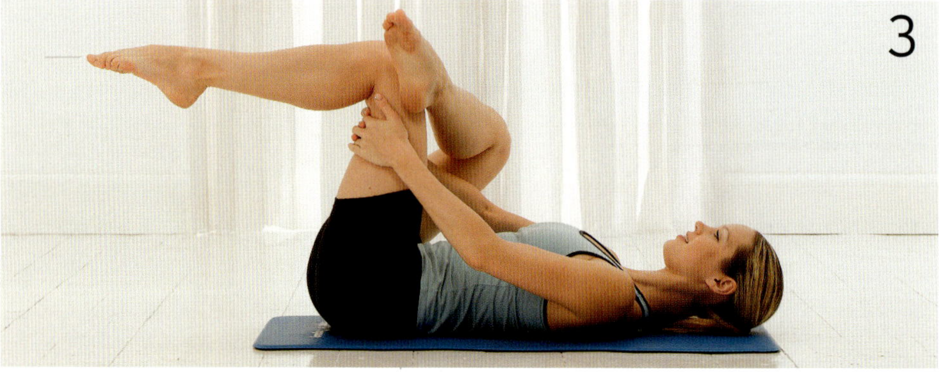

3

Gesäßmuskeldehnung sitzend

Hier dehnen Sie die Gesäßmuskeln, während Sie auf ihnen sitzen! Es ist recht schwer, die Übung perfekt auszuführen, aber die tiefe, intensive Dehnung, die sie herbeiführt, ist äußerst effektiv.

1 Auf den Boden setzen und den Rücken gerade halten.

2 Das rechte Bein und den rechten Fuß gerade nach vorn ausstrecken.

3 Das linke Knie anwinkeln und zum Körper hinziehen, sodass der linke Fuß flach auf dem Boden steht.

4 Nun das linke Bein über das rechte kreuzen. Den linken Fuß auf Höhe des rechten Knies abstellen.

5 Das linke Knie mit der rechten Hand in Richtung Oberkörper ziehen.

6 Das Knie zur rechten Schulter ziehen, bis die Dehnung spürbar wird. Der Oberkörper wird dabei aus der Hüfte heraus nach links gedreht.

7 Die Übung 2-mal wiederholen, dabei die Dehnung jeweils 7 Sekunden halten. Dann das Bein wechseln.

HINWEIS

Um sich optimal zu dehnen, dürfen Sie sich nicht zurücklehnen. Ein gerader Rücken sieht nicht nur besser aus, er steigert auch den Übungseffekt.

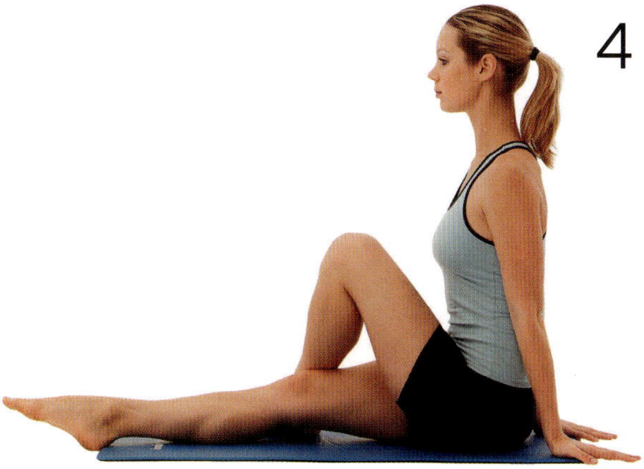

4

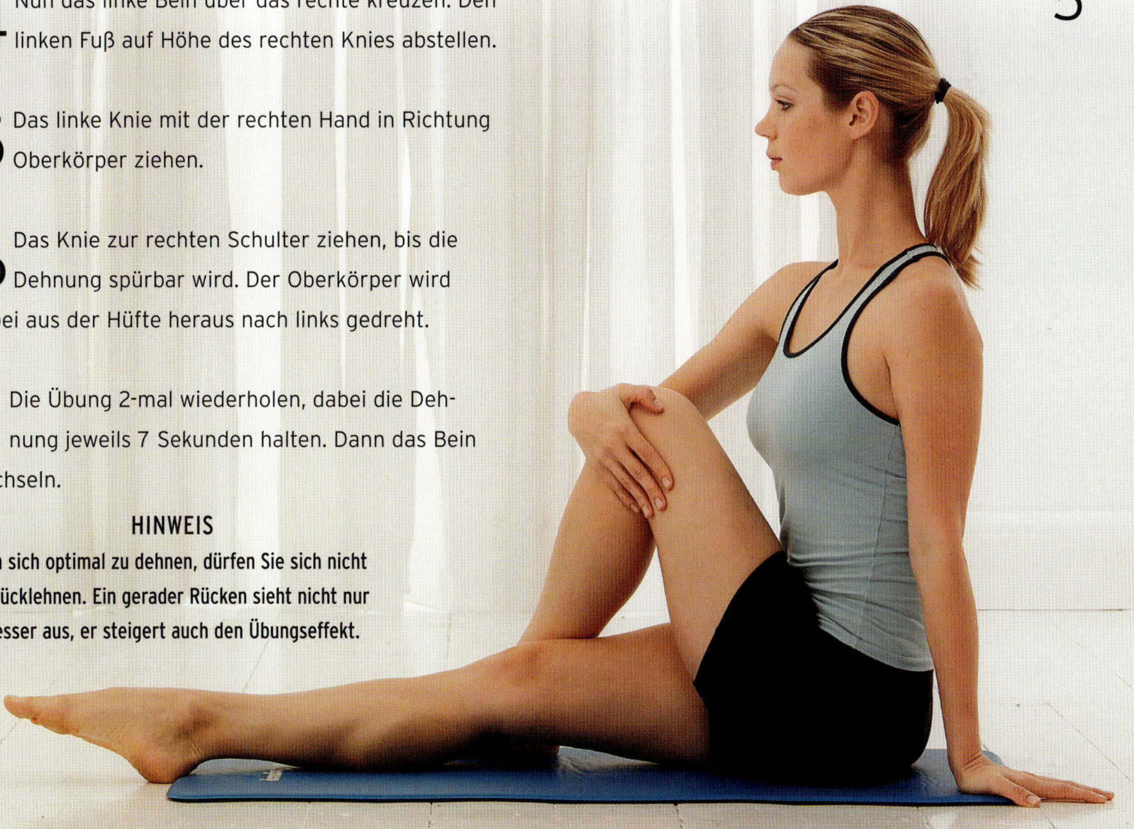

5

Storchenbeuge

Hier werden dieselben Muskeln gedehnt wie bei der *Gesäßmuskeldehnung sitzend* (s. S. 47), zusätzlich verbessert die Übung Ihren Gleichgewichtssinn. Je geschmeidiger Ihre Waden werden, desto einfacher wird die Dehnung, denn dann können Sie den Körper tiefer absenken, ohne den Fuß vom Boden abzuheben.

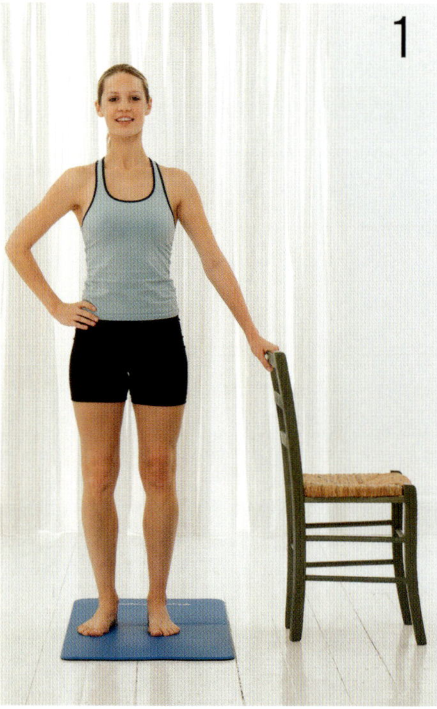

1

1 Seitlich hinter einen Stuhl stellen. Die Füße stehen hüftbreit auseinander, die Knie sind leicht gebeugt. Die Stuhllehne zur Stabilisierung des Gleichgewichts mit der linken Hand umfassen.

2 Das rechte Bein beugen, dann den rechten Fuß über das linke Knie legen.

3 Das linke Knie langsam beugen und den Oberkörper absenken. Den linken Fuß dabei immer flach am Boden halten.

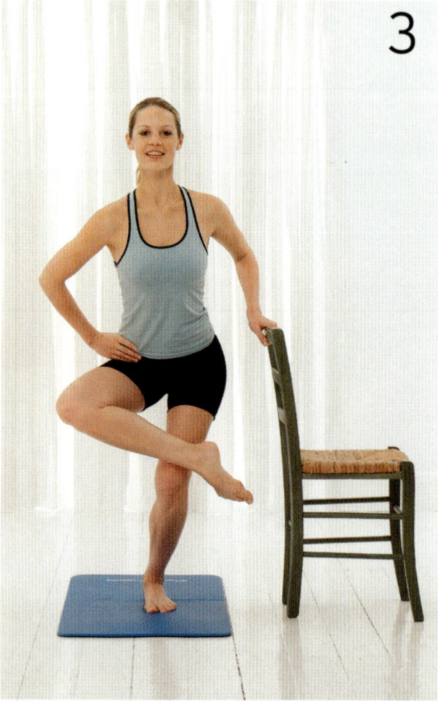

3

4 Beim Absenken sollte das linke Knie den rechten Fuß langsam anheben, woraufhin eine Dehnung in der rechten Hüfte, im Gesäß und im oberen Oberschenkel spürbar wird.

5 Den Oberkörper so weit wie möglich absenken und die Dehnung 7 Sekunden halten. Die Übung 2-mal pro Bein ausführen.

HINWEIS

Den Rücken bei dieser Übung immer gerade halten, um Rückenprobleme zu vermeiden.

Hinterer Oberschenkelstrech

Diese bewährte Übung dehnt die Muskeln an der Hinterseite der Oberschenkel und am Gesäß. Blicken Sie während der Übung auf die Zehen des angewinkelten Beins. Das wird Sie motivieren, die Dehnung so weit auszuführen, wie Sie können.

1 Einen großen Schritt weit vom Stuhl entfernt hinstellen. Die Füßte stehen hüftbreit auseinander.

2 Das rechte Bein anheben und den Fuß fest auf die Sitzfläche des Stuhls stellen. Die Hände auf die Hüften legen.

3 Aus der Hüfte heraus nach vorn beugen und mit beiden Händen die Zehen des rechten Fußes umfassen. Die Dehnung wird nun in der rechten Gesäßhälfte und im rechten Oberschenkel spürbar.

4 Die Übung 2-mal mit jedem Bein durchführen. Dabei die Dehnung jeweils 7 Sekunden halten, ohne zu federn.

HINWEIS

Achten Sie darauf, dass der Stuhl richtig positioniert ist – der Fuß sollte nicht auf der Kante stehen.

3

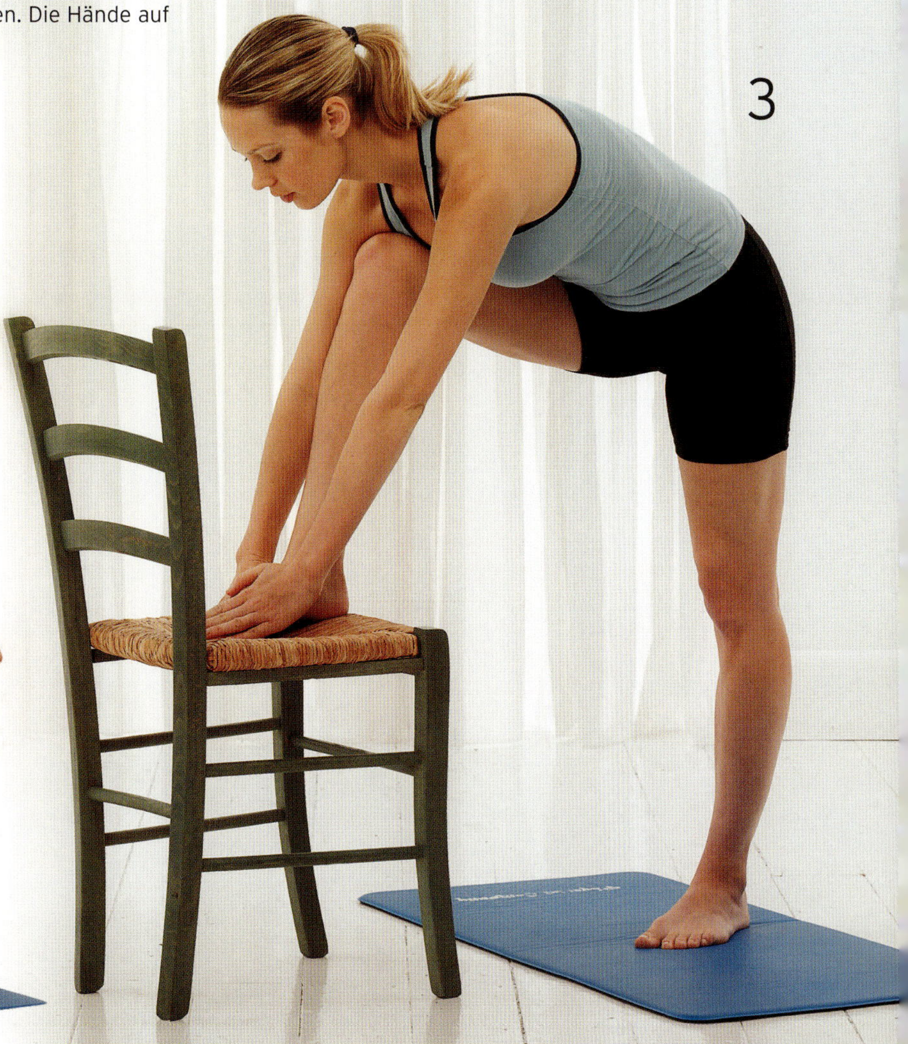

2

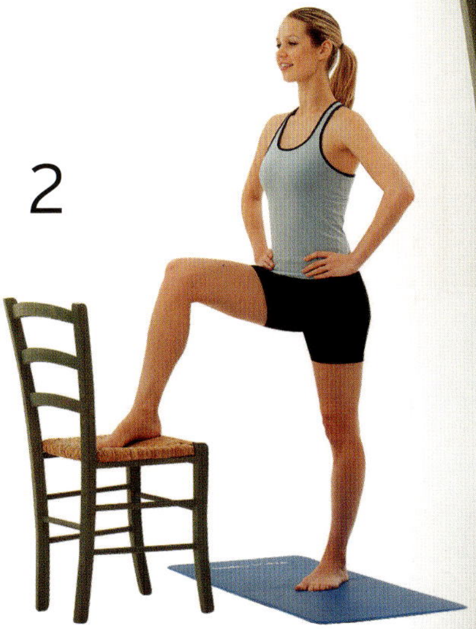

Wadendehnung

Waden von Menschen, die viel laufen oder walken, fühlen sich oft fest und verspannt an. Um diese Verhärtung zu lösen, ist die folgende Übung sehr gut geeignet.

1 In den Vierfüßlerstand gehen. Knie und Hüften sowie Hände und Schultern bilden eine gerade Linie. Die Füße berühren nur mit den Zehenspitzen den Boden.

2 Die Knie mithilfe der Kraft aus Händen und Armen vom Boden abdrücken, die Beine strecken und das Gesäß nach oben drücken. Ellbogen und Knie dabei nicht durchdrücken.

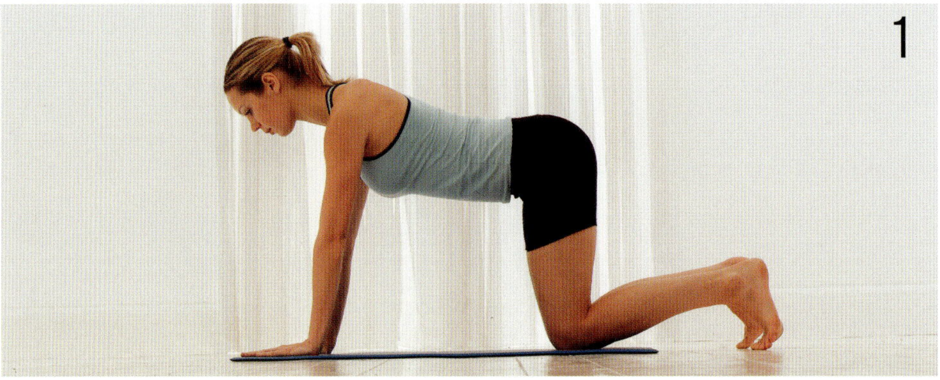

3 Die Fersen langsam zum Boden senken und die Dehung 10 Sekunden halten. Dann in die Ausgangsposition zurückkehren. Die Übung auf jedem Bein 3-mal durchführen.

HINWEIS

Anfangs kann es recht schwierig sein, die Dehnung ganze 10 Sekunden zu halten. Versuchen Sie es einfach immer wieder, irgendwann schaffen Sie es.

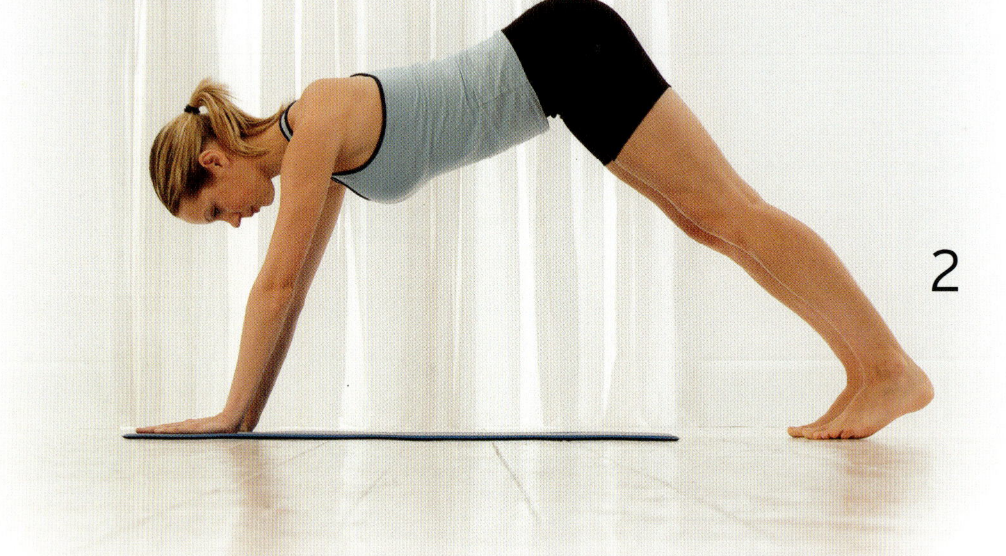

Wadendehnung vor der Wand

Oft sieht man, dass Läufer diese Übung vor einem wichtigen Rennen ausführen – das liegt daran, dass der Wadenmuskel auf diese Weise kontrolliert gedehnt wird. Für einen optimalen Trainingseffekt sollten Sie sich mit Ihrem ganzen Gewicht gegen die Wand lehnen.

1 Eine Armlänge von einer Wand entfernt aufrecht hinstellen. Die Füße stehen schulterbreit auseinander.

2 Mit dem rechten Bein einen Schritt nach vorn machen und das Knie leicht anwinkeln.

3 Die Hände auf Schulterhöhe flach gegen die Wand lehnen.

4 Mit dem linken Bein einen Schritt nach hinten machen. Das Bein gestreckt halten und die Ferse fest zu Boden drücken. Die Dehnung wird nun in der linken Wade spürbar werden. Die Hüfte unterdessen parallel zur Wand halten und das hintere Bein mit der Wirbelsäule in einer geraden Linie ausrichten.

5 Die Übung auf jedem Bein 2-mal durchführen. Die Dehnung dabei jeweils 7 Sekunden halten.

HINWEIS

Um die Dehnung zu intensivieren, das gestreckte Bein einfach etwas weiter nach hinten stellen.

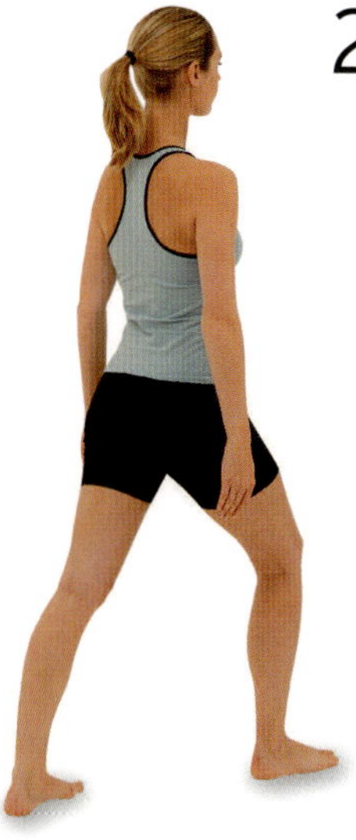

2

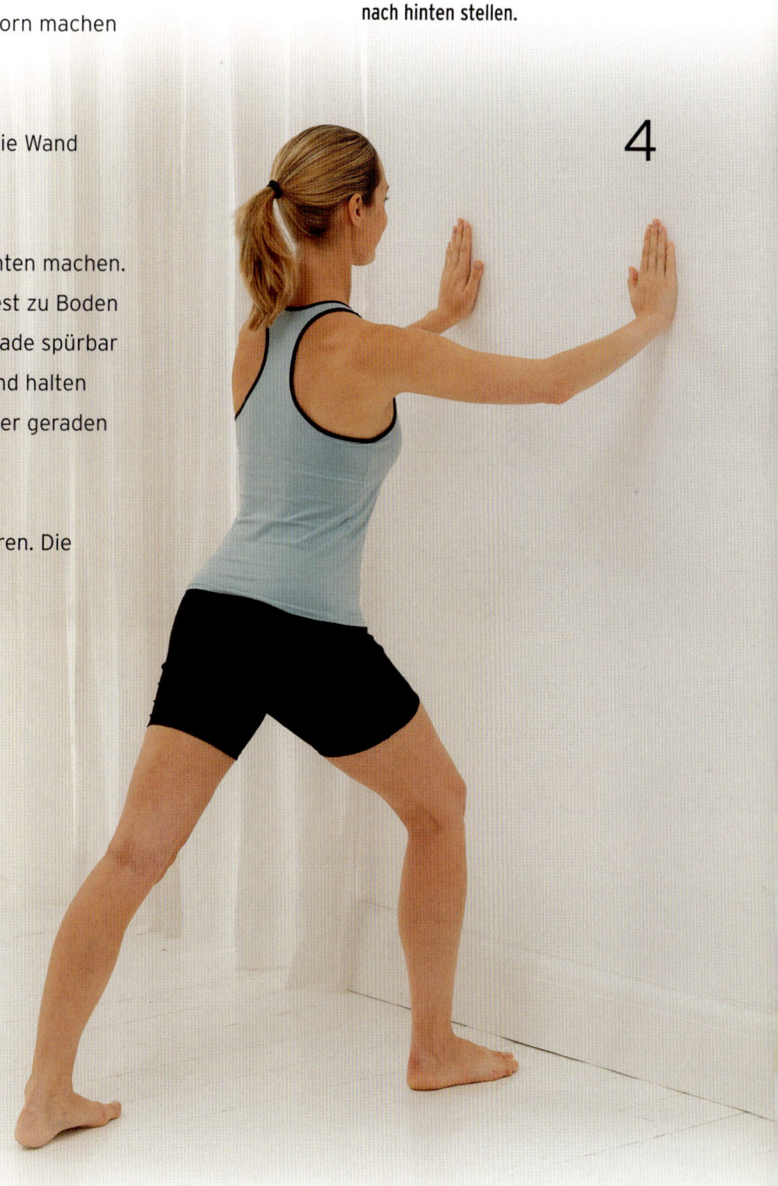

4

WADEN & KNÖCHEL

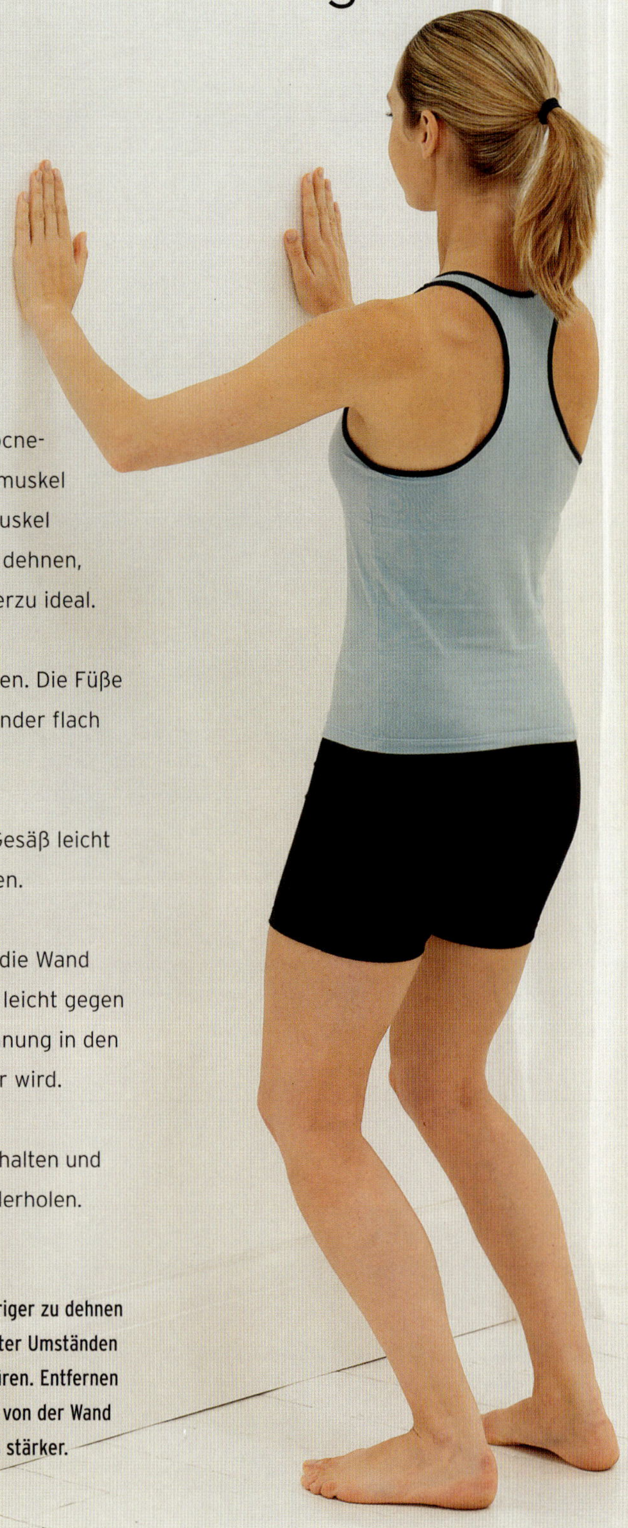

3

Soleus-Dehnung

Der Schollenmuskel (Musculus soleus) arbeitet eng mit dem Wadenmuskel (Musculus gastrocnemius) zusammen. Der Schollenmuskel wird größtenteils vom Wadenmuskel bedeckt. Er ist recht schwer zu dehnen, doch die folgende Übung ist hierzu ideal.

1 Aufrecht vor eine Wand stellen. Die Füße stehen schulterbreit auseinander flach auf dem Boden.

2 Die Knie beugen und das Gesäß leicht in Richtung Boden absenken.

3 Die Handflächen flach auf die Wand legen und den Oberkörper leicht gegen die Wand drücken, bis eine Dehnung in den unteren Wadenmuskeln spürbar wird.

4 Die Dehnung 10 Sekunden halten und die Übung noch 2-mal wiederholen.

HINWEIS

Der Schollenmuskel ist etwas schwieriger zu dehnen als der Wadenmuskel. Sie werden unter Umständen Probleme haben, die Dehnung zu spüren. Entfernen Sie sich in diesem Fall etwas weiter von der Wand und beugen Sie die Knie etwas stärker.

Knöchel- und Wadendehnung

Diese leichte Übung erinnert Sie vielleicht an Ihren Tanzunterricht als Kind. Führen Sie sie möglichst wie unten beschrieben aus und halten Sie die Dehnung nicht einfach nur eine vorher festgelegte Zeit lang. Strengen Sie sich wirklich an, die Füße abwechselnd zu strecken und anzuziehen – je weiter Sie kommen, desto effektiver wird die Dehnung.

1 Auf den Boden setzen und beide Beine gerade nach vorn ausstrecken.

2 Den Rücken aufrecht halten und die Hände neben dem Gesäß flach auf den Boden legen.

3 Die Füße zunächst so weit wie möglich zum Körper hinziehen, dann so weit wie möglich nach vorne ausstrecken.

4 Diese Bewegung langsam wiederholen, bis 30 Sekunden verstrichen sind.

HINWEIS

Bewegen Sie die Füße bei dieser Übung nicht zu schnell. Sie sollten die Dehnung wirklich spüren und nicht einfach nur so viele Wiederholungen wie möglich machen.

3

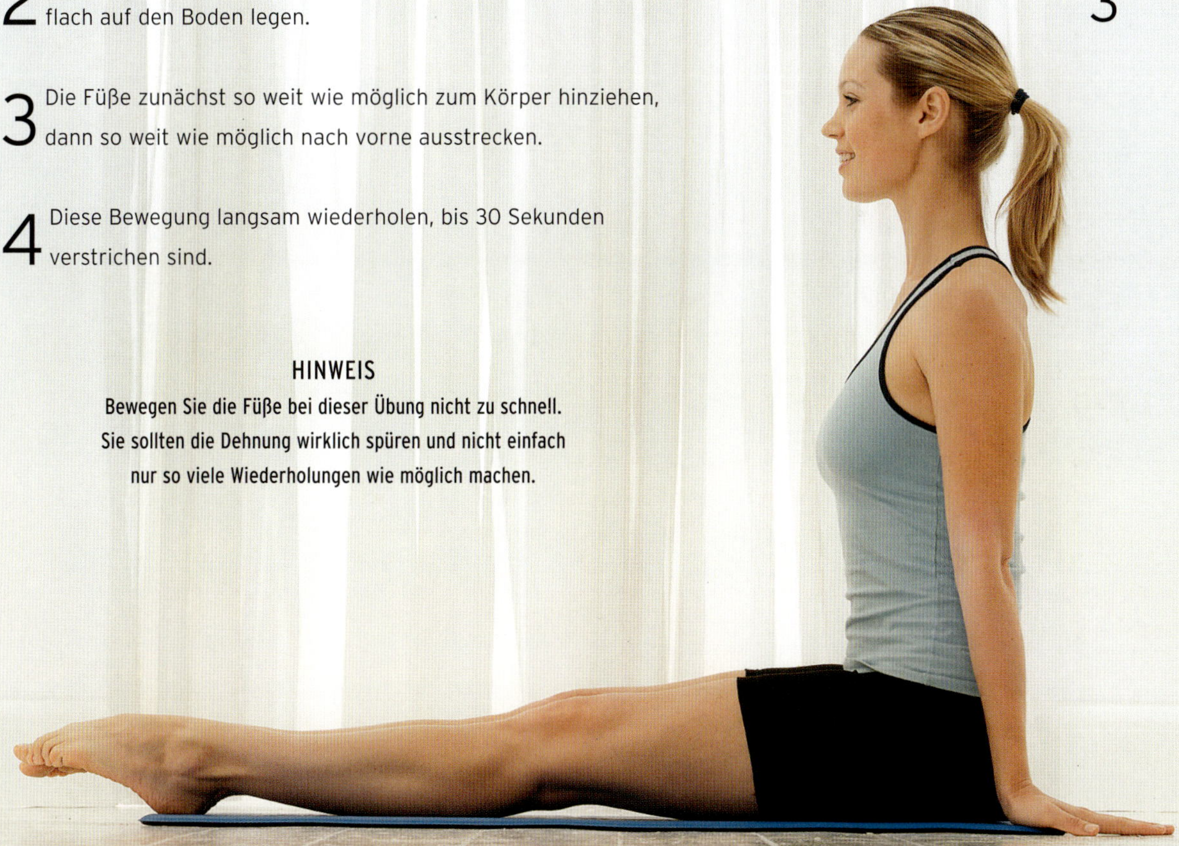

BAUCH & TAILLE

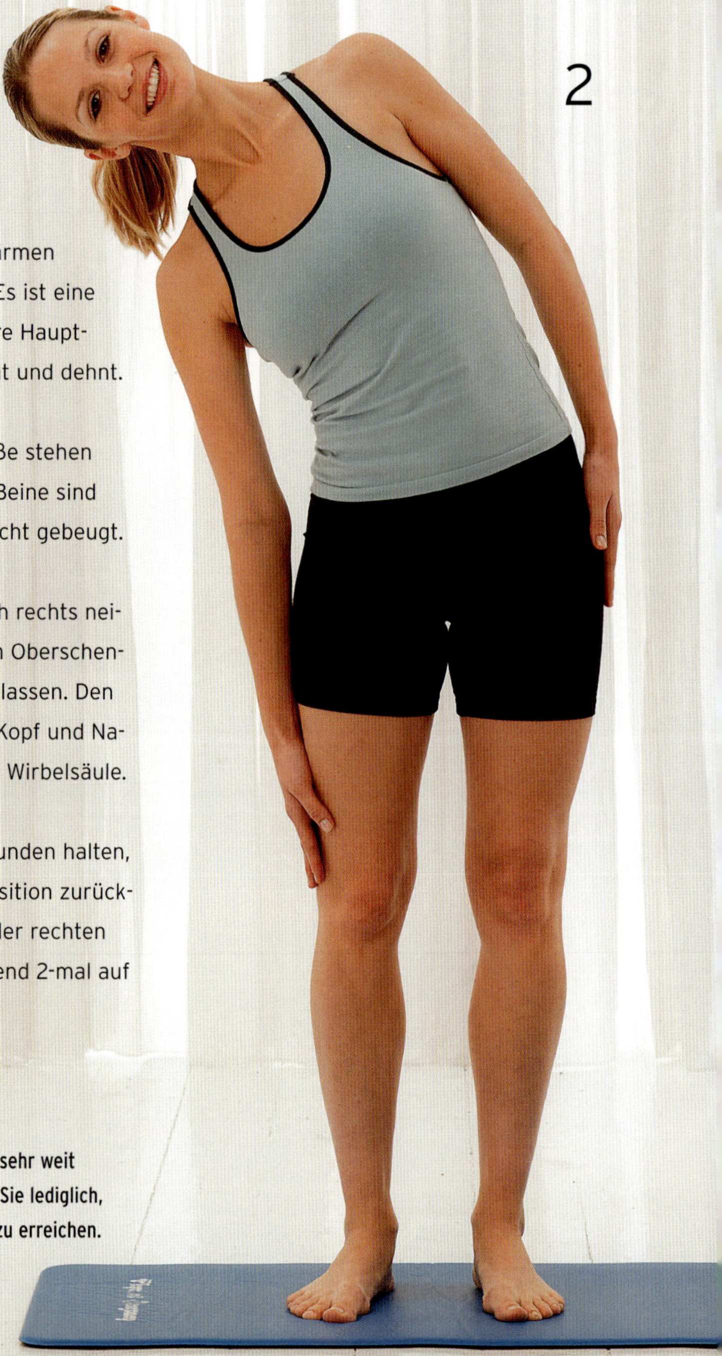

2

Kleine Seitwärtsbeuge

Diese Übung ist für ein Aufwärmen von Bauch und Hüften ideal. Es ist eine sehr sanfte Bewegung, die Ihre Hauptmuskeln gleichzeitig aufwärmt und dehnt.

1 Aufrecht hinstellen, die Füße stehen hüftbreit auseinander, die Beine sind gestreckt, die Knie bleiben leicht gebeugt.

2 Nun den Oberkörper nach rechts neigen, den rechten Arm am Oberschenkel und am Knie hinabgleiten lassen. Den Rücken dabei gerade halten, Kopf und Nacken bilden eine Linie mit der Wirbelsäule.

3 Die Neigeposition 10 Sekunden halten, dann in die Ausgangssposition zurückkehren. Die Übung 1-mal auf der rechten Seite wiederholen. Anschließend 2-mal auf der linken Seite durchführen.

HINWEIS

Es ist nicht notwendig, sich sehr weit zur Seite zu neigen. Versuchen Sie lediglich, das Knie seitlich mit der Hand zu erreichen.

Große Seitwärtsbeuge

Diese Übung dehnt die seitlich an der Taille liegenden schrägen Bauchmuskeln. Mit ihr trainieren Sie Ihre „Rettungsringe" an der Taille und fühlen sich zudem danach frisch für den Tag.

1 Aufrecht hinstellen. Die Füße stehen hüftbreit auseinander, die Arme hängen locker an den Seiten herab, die Knie sind leicht gebeugt. Den Rücken aufrecht halten, sodass Kopf und Nacken eine gerade Linie mit der Wirbelsäule bilden.

2 Den linken Arm nach oben ausstrecken und aus der Hüfte heraus nach rechts beugen, sodass die rechte Hand seitlich am rechten Bein herabgleitet. Der linke Arm sollte bis über den Kopf hinaus gestreckt werden. Die Dehnung wird in der linken Seite der Taille spürbar werden.

3 Die Dehung 7 Sekunden halten, dann in die Ausgangsposition zurückkehren und die Übung 1-mal wiederholen. Anschließend die Seite wechseln.

HINWEIS

Beugen Sie sich bei dieser Übung nicht zu weit zur Seite. Halten Sie inne, sobald Sie die Dehnung spüren.

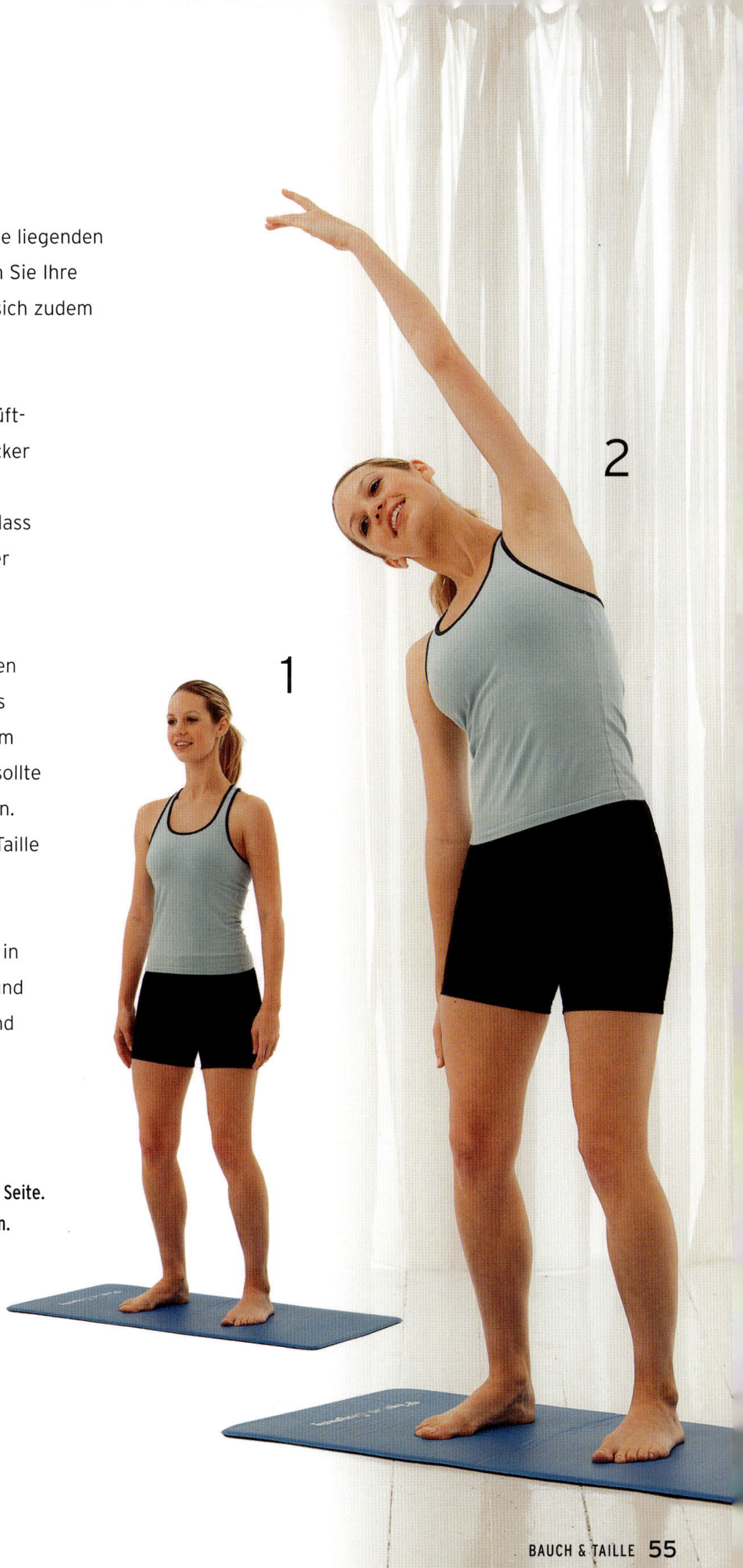

Twist

Auch mit dieser Übung dehnen Sie die schrägen Bauchmuskeln. Die Bewegung fördert die Bildung von langen, straffen Muskeln, die wiederum zu einer schmaleren Taille führen. Die Dehnung ist nur sehr leicht zu spüren, machen Sie also nicht den Fehler und drehen Sie sich zu weit, um die Dehnung intensiver zu machen.

1 Aufrecht hinstellen. Die Füße stehen hüftbreit auseinander flach auf dem Boden, die Zehen zeigen nach vorn.

2 Beide Arme in Schulterhöhe seitlich ausstrecken.

3 Mit gestreckten Armen aus der Hüfte heraus sanft nach links drehen. Hüften und Becken sind dabei nach vorn gerichtet.

4 Diese Position 7 Sekunden halten, bis Sie die Dehnung in der Taille spüren. Anschließend langsam in die Ausgangsposition zurückkehren und die Übung zur gleichen Seite hin wiederholen. Dann die Übung 2-mal zur anderen Seite hin ausführen.

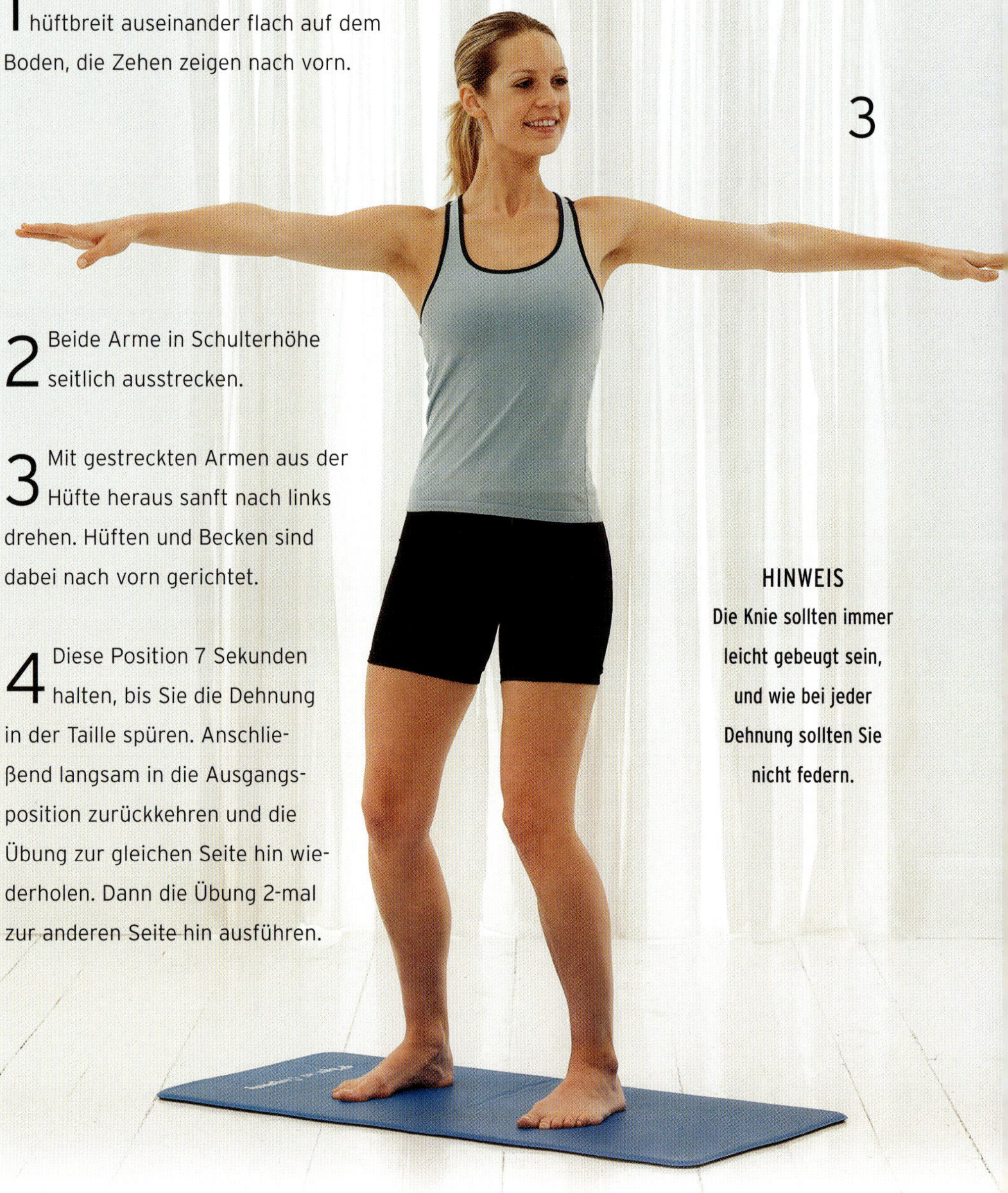

3

HINWEIS

Die Knie sollten immer leicht gebeugt sein, und wie bei jeder Dehnung sollten Sie nicht federn.

Ganzkörperdehnung

Für diese Übung brauchen Sie viel Platz auf dem Boden, damit Sie sich vollständig ausstrecken können, ohne anzustoßen. Gedehnt werden damit vor allem die Bauchmuskeln.

1 Auf den Rücken legen und die Beine gerade nach vorne ausstrecken.

2 Die Arme so weit wie möglich nach oben über den Kopf strecken.

3 Beim Ausstrecken darauf achten, dass der Lendenwirbelbereich stets auf dem Boden bleibt. Zur Stabilisierung der Rückenmuskulatur die Bauchmuskeln leicht in Richtung Wirbelsäule ziehen.

4 Zehen und Fingerspitzen so weit wie möglich ausstrecken. Die Dehnung in den Bauchmuskeln sollte jetzt deutlich spürbar sein.

5 Die Dehnung 10 Sekunden halten, dann kurz entspannen. Die Übung noch 2-mal wiederholen und zwischen jeder Wiederholung eine kurze Pause einlegen.

HINWEIS

Mit dieser Übung dehnen Sie den gesamten Körper. Daher eignet sie sich gut als Einstieg oder zum Ausklang einer Übungseinheit.

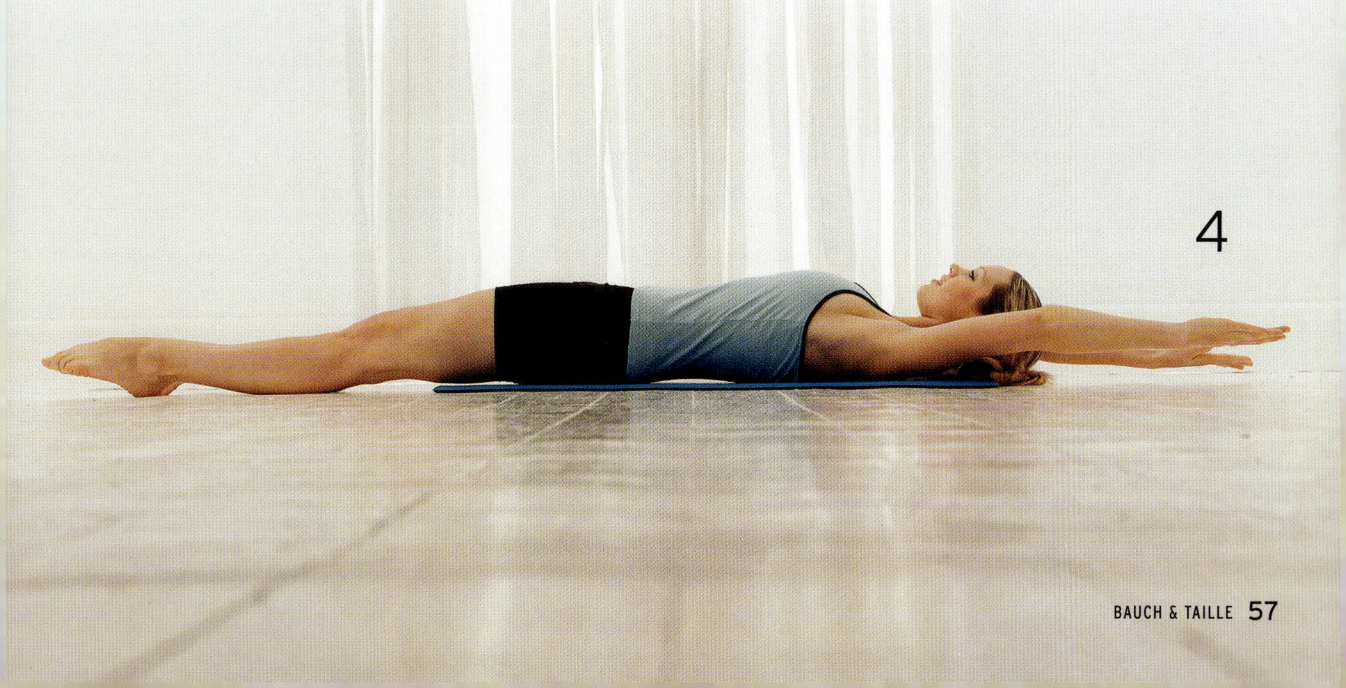

4

Seitenstretch

Diese Übung ist optimal zur Dehnung der Taillenmuskeln. Anfangs werden Sie mit den Händen vielleicht nicht ganz die Knie erreichen. Doch das macht nichts – drehen Sie Ihren Oberkörper dann nur so weit, wie es Ihnen angenehm erscheint.

1 In den Vierfüßlerstand gehen. Knie und Hüften sowie Hände und Schultern bilden eine gerade Linie.

2 Nun mit den Händen langsam nach rechts „wandern", den Oberkörper dabei aus der Hüfte heraus in dieselbe Richtung beugen, bis Sie bei den Knien angekommen sind. Dabei wird eine Dehnung in der linken Seite spürbar werden. Diese Dehnung 10 Sekunden halten, dann in die Ausgangsposition zurückwandern.

3 Den beschriebenen Bewegungsablauf auf der linken Seite wiederholen.

1

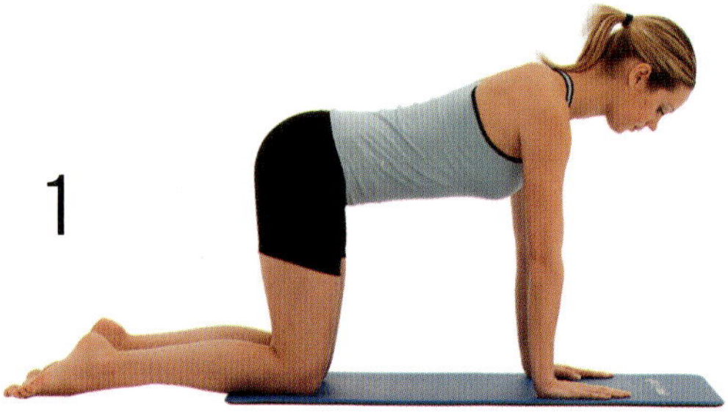

2

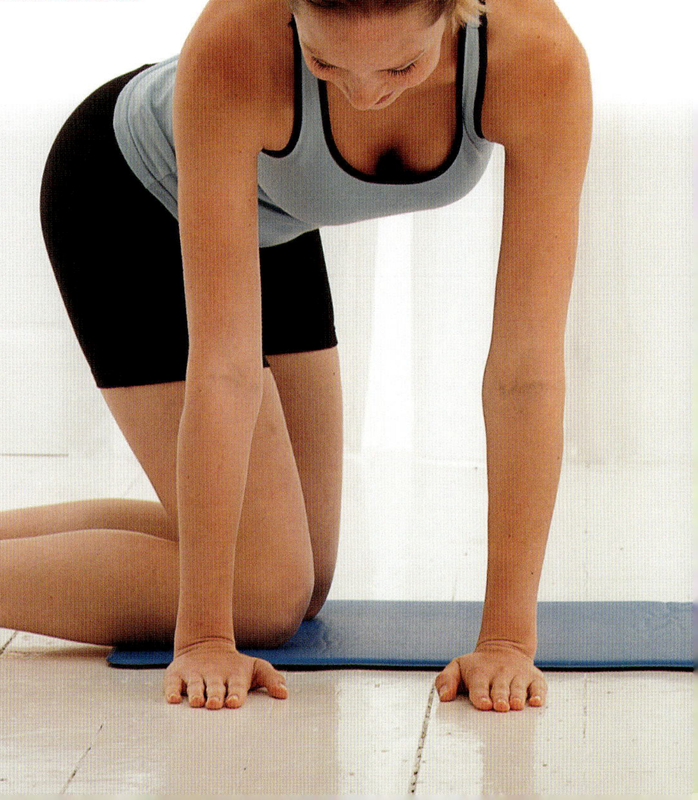

HINWEIS

Spannen Sie die Bauchmuskeln während der Übung an – so machen Sie keinen runden Rücken.

Hüftkreisen

Beim Kreisen der Hüften werden Sie die Dehnung quer über dem Bauch spüren. Auf diese Weise werden die Hüften zudem gelockert – dies verhilft zu einem guten Start in den Tag.

1 Aufrecht hinstellen. Die Füße stehen etwas mehr als hüftbreit auseinander, die Hände ruhen auf den Hüften.

2 Nun die Hüften langsam im Uhrzeigersinn kreisen lassen. Die Bewegung sehr kontrolliert ausführen, die Füße stehen dabei immer fest auf dem Boden. Den Rücken gerade halten und nicht das Gesäß nach hinten ausstrecken.

3 Die Hüften insgesamt 15 Sekunden kreisen lassen. Anschließend die Übung wiederholen. Diesmal die Hüften entgegen dem Uhrzeigersinn kreisen lassen.

HINWEIS

Kreisen Sie nur aus der Hüfte heraus, um den Rücken nicht zu belasten oder gar Schmerzen auszulösen. Üben Sie die Bewegung erst einmal, bevor Sie die Übung ausführen. Sie werden schnell selbst spüren, wann Sie sich richtig bewegen und wann nicht.

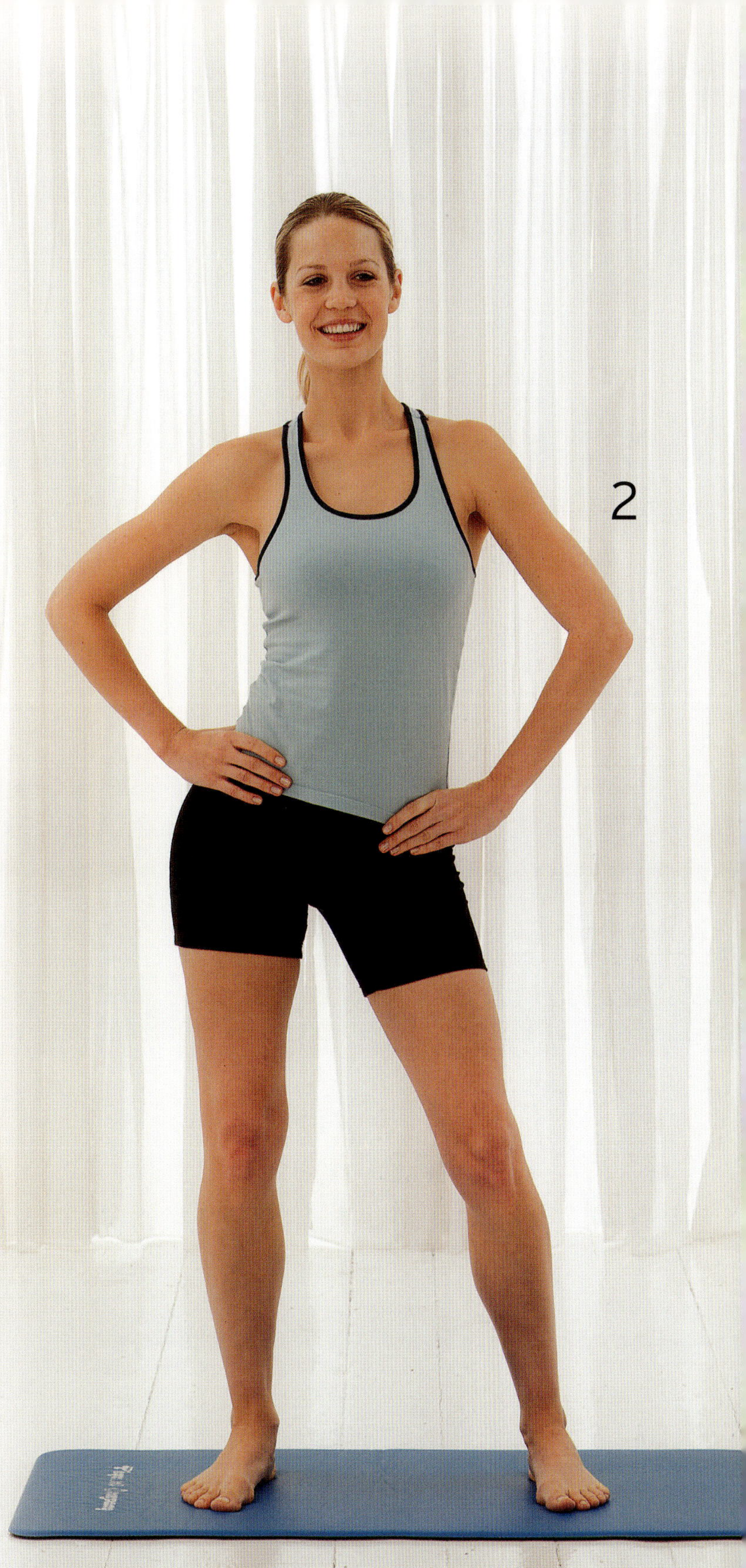

Einfache Brustdehnung

Diese Übung dehnt die Brustmuskeln, insbesondere die pektoralen Muskeln, die direkt unterhalb der Brust liegen. Zudem trainiert sie den Obergrätenmuskel (*Musculus supraspinatus*), der nahezu horizontal oberhalb der Schulterblätter verläuft.

1 Aufrecht hinstellen oder auf einen Stuhl setzen; im Stehen die Füße hüftbreit nebeneinander stellen. Bei beiden Varianten darauf achten, den Rücken aufrecht sowie Kopf und Nacken in einer geraden Linie mit der Wirbelsäule zu halten.

2 Die Arme in Schulterhöhe nach vorne ausstrecken. Dann die Ellbogen anwinkeln und die Hände vor der Brust locker zu Fäusten ballen.

3 Nun die Ellbogen langsam nach hinten strecken, sodass die Schulterblätter zusammengeführt werden. Die Brust wölbt sich dabei automatisch leicht nach vorne.

4 Die Dehnung 10 Sekunden halten, dann kurz entspannen. Anschließend die Übung 3-mal wiederholen.

HINWEIS

Diese Übung ermüdet die Muskeln überraschend schnell. Aber wenn Sie durchhalten, werden Sie hervorragende Ergebnisse erzielen.

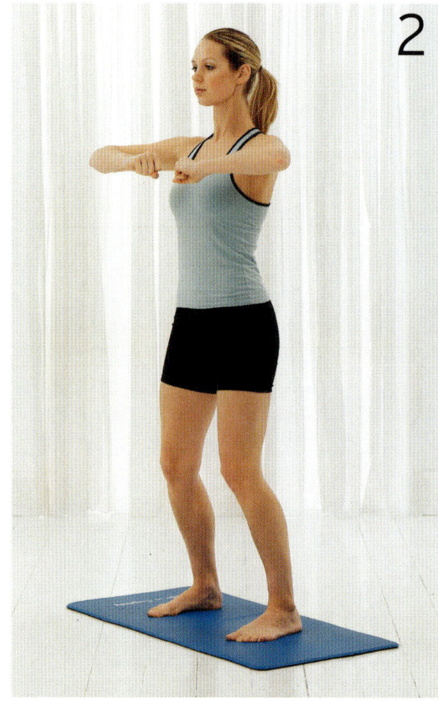

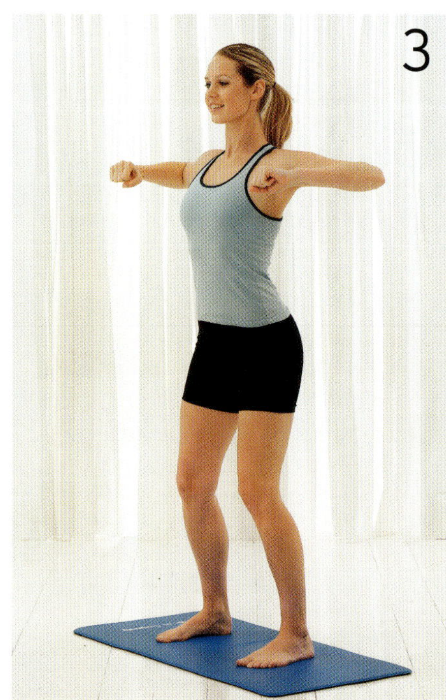

Brusthebung in Bauchlage

Diese Übung ist Teil einer Yoga-Stellung mit dem Namen Kobra. Sie eignet sich sehr gut zur Dehnung der gesamten Brustmuskulatur, einschließlich der pektoralen Muskeln.

1 Auf den Bauch legen. Die Hände ruhen seitlich neben der Brust auf dem Boden, die Handflächen zeigen nach unten.

2 Nun den Oberkörper mithilfe der Kraft aus Händen und Armen langsam anheben. Dabei allerdings nicht zu weit hochbeugen, die Brust sollte nur leicht über dem Boden schweben. Hüften und Oberschenkel bleiben während der gesamten Übung am Boden.

3 Die Position 10 Sekunden halten, dann kurz entspannen und in die Ausgangsposition zurückkehren. Anschließend die Übung 2-mal wiederholen.

HINWEIS

Manchen Menschen fällt es zunächst schwer, den Rücken zu krümmen, um den Brustkorb anzuheben. Ob es gelingt oder nicht, ist eine Frage der individuellen Beweglichkeit und der Dehnbarkeit der Muskeln. Verbannen Sie die Übung nicht gleich aus Ihrem Trainingsplan, falls Sie die Brust nur leicht anheben können. Übung macht den Meister!

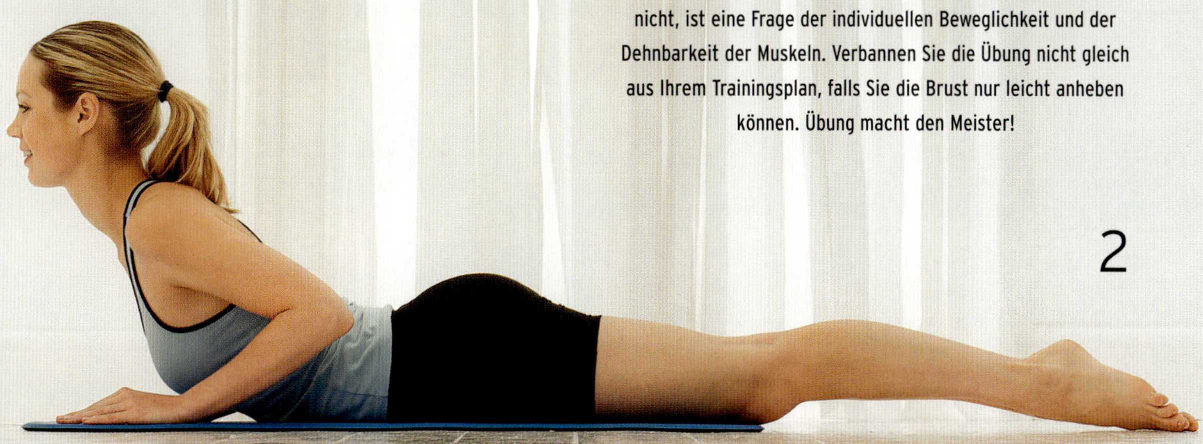

2

ARME, SCHULTERN & BRUST

Schulterdehnung

Diese einfache Dehnübung lockert die Schultermuskulatur. Sie ist besonders dann hilfreich, wenn Sie stark unter Stress stehen und lästige Verspannungen im Schulterbereich verspüren. Diesen können Sie mit der Schulterdehnung hervorragend entgegenwirken.

1 Aufrecht hinstellen oder auf einen Stuhl setzen.

2 Den rechten Arm parallel zum Boden gerade nach vorn ausstrecken.

3 Den ausgestreckten Arm mit der linken Hand zwischen Ellbogen und Schulter umfassen und sanft in Richtung Brust führen, sodass die Fingerspitzen nach links zeigen. Dabei wird eine Dehnung an der Unterseite des rechten Arms und am rechten Schulterblatt spürbar werden.

4 Die Dehung 7 Sekunden halten, dann die Übung 1-mal wiederholen. Anschließend den Arm wechseln und die Übung auf der linken Seite durchführen.

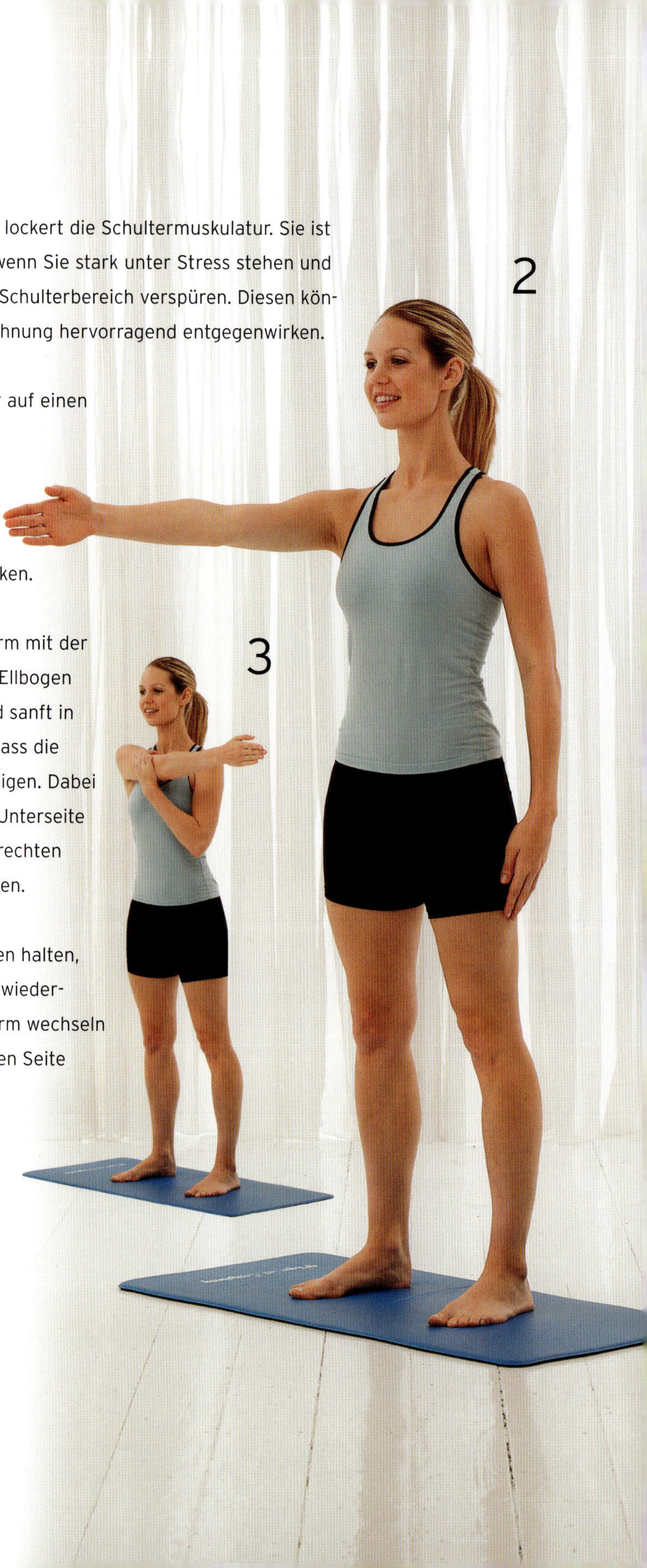

HINWEIS
Die Hüften weisen während der gesamten Übung nach vorn. Beziehen Sie sie nicht in die Drehung des Armes ein.

Pektoral-Dehnung

Die pektoralen Muskeln sind recht groß und überspannen den gesamten vorderen Brustkorb. Mit dieser Übung können Sie Verspannungen lösen, die zum Beispiel durch das Tragen schwerer Taschen verursacht werden. Außerdem fördert die Übung eine tiefe Atmung, die Sie morgens frischer und munterer werden lässt.

1 Aufrecht hinstellen. Die Füße stehen hüftbreit auseinander.

2 Die Handflächen ruhen oberhalb des Gesäßes im unteren Rückenbereich. Nun die Schulterblätter sanft zusammenziehen und die Brust herausstrecken, bis sich ein Dehnungsgefühl einstellt. Die Ellbogen dabei locker lassen.

3 Die Dehnung 10 Sekunden halten, dann kurz entspannen und die Übung 2-mal wiederholen.

HINWEIS

Achten Sie beim Zusammenführen der Schulterblätter darauf, den Rücken gerade zu halten. Die Bewegung soll nur aus den Schultern heraus ausgeführt werden.

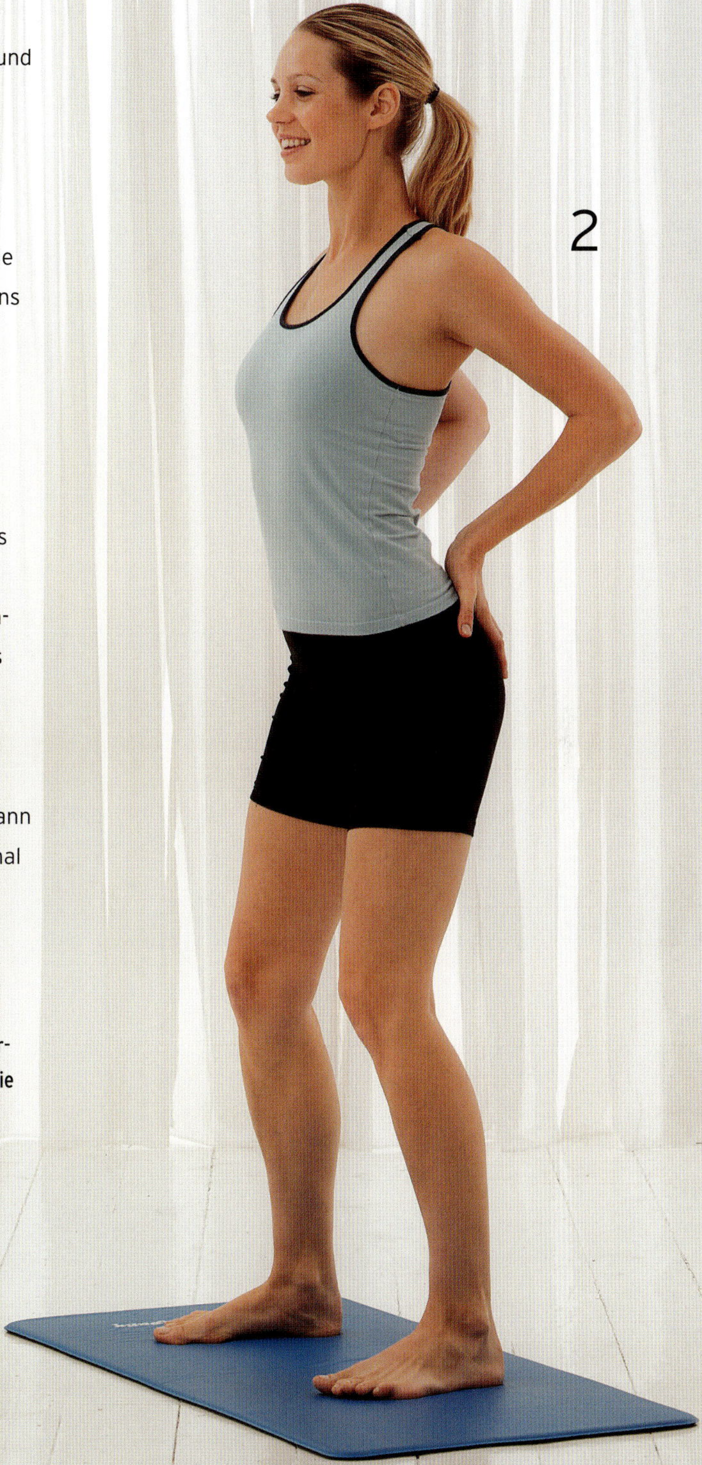

2

Oberarmdehnung

Diese Übung dehnt die Innenseiten der Oberarme. Sie werden überrascht sein, wie einfach es ist, die Dehnung auszuführen.

1 Aufrecht in einen offenen Türrahmen stellen und die Bauchmuskeln anspannen.

2 Den linken Arm etwas tiefer als Schulterhöhe (oder so hoch, wie es Ihnen angenehm erscheint) zur Seite hin ausstrecken und mit der Hand den Türrahmen umfassen. Einen großen Schritt nach vorn machen, sodass der ausgestreckte Arm nach hinten gezogen wird. Die Hüften zeigen nach vorn, Kopf, Nacken und Wirbelsäule bilden eine gerade Linie. Nun den Oberkörper nach rechts drehen, bis Sie die Dehnung im linken Arm spüren. Um die Dehnung zu intensivieren, den Oberkörper leicht nach vorn beugen.

3 Die Dehnung 7 Sekunden halten und die Übung 1-mal wiederholen. Dann umdrehen und die Übung mit dem rechten Arm ausführen.

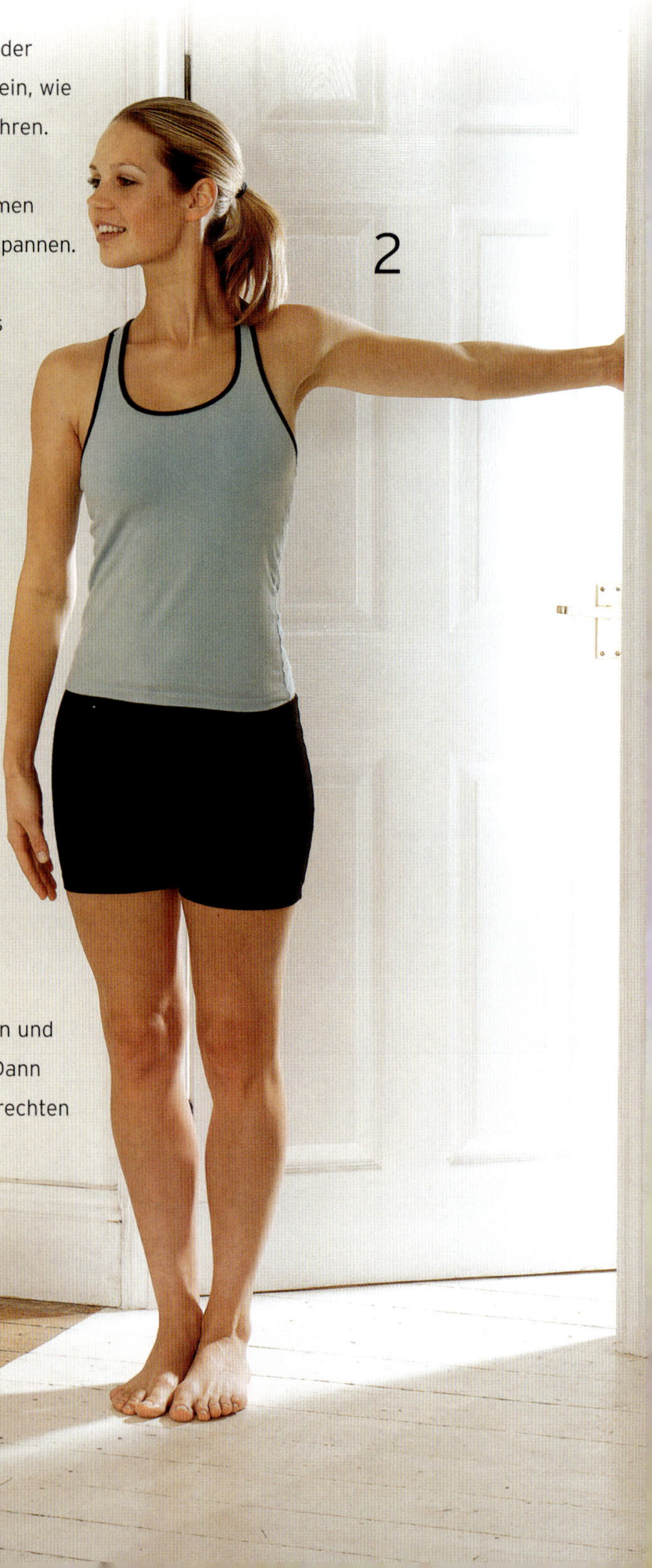

HINWEIS

Auch wenn Sie den Arm zunächst nicht ganz so hoch ansetzen können, erreichen Sie einen guten Trainingseffekt, sobald Sie eine Dehnung verspüren.

Bizeps-Dehnung

Der Bizeps befindet sich auf der Oberseite der Oberarme. Die Dehnung dieses Muskels hilft Ihnen, wohlgeformte, schlanke Arme auszubilden.

1 Aufrecht hinstellen. Die Füße stehen hüftbreit auseinander, die Bauchmuskeln sind leicht angespannt, die Arme hängen locker neben dem Oberkörper herab.

2 Den rechten Arm nach vorne ausstrecken, sodass die Handfläche zur Decke weist. Anschließend den linken Arm mit der Handfläche nach unten ausstrecken. Die beiden Hände aufeinanderlegen und sanft zusammendrücken, bis eine Dehnung im rechten Bizeps spürbar wird.

3 Die Dehnung 10 Sekunden halten. Die Übung 2-mal wiederholen, dann die Position der Arme wechseln.

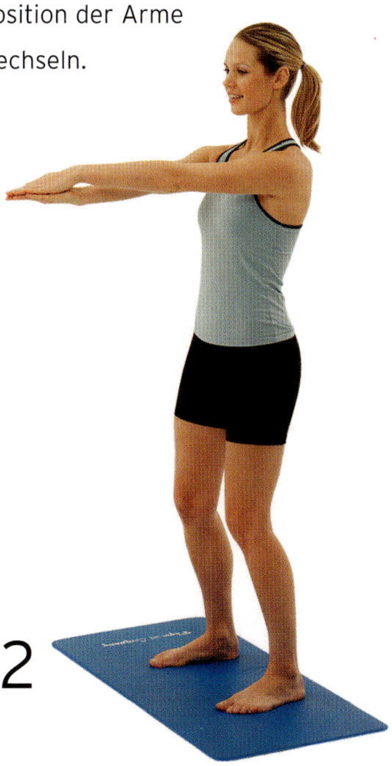

2

HINWEIS

Üben Sie beim Zusammenpressen der Hände nicht allzu viel Druck aus. Gehen Sie es langsam an, und beginnen Sie mit einem leichten Druckwiderstand, um eine sanfte Dehnung zu gewährleisten.

3

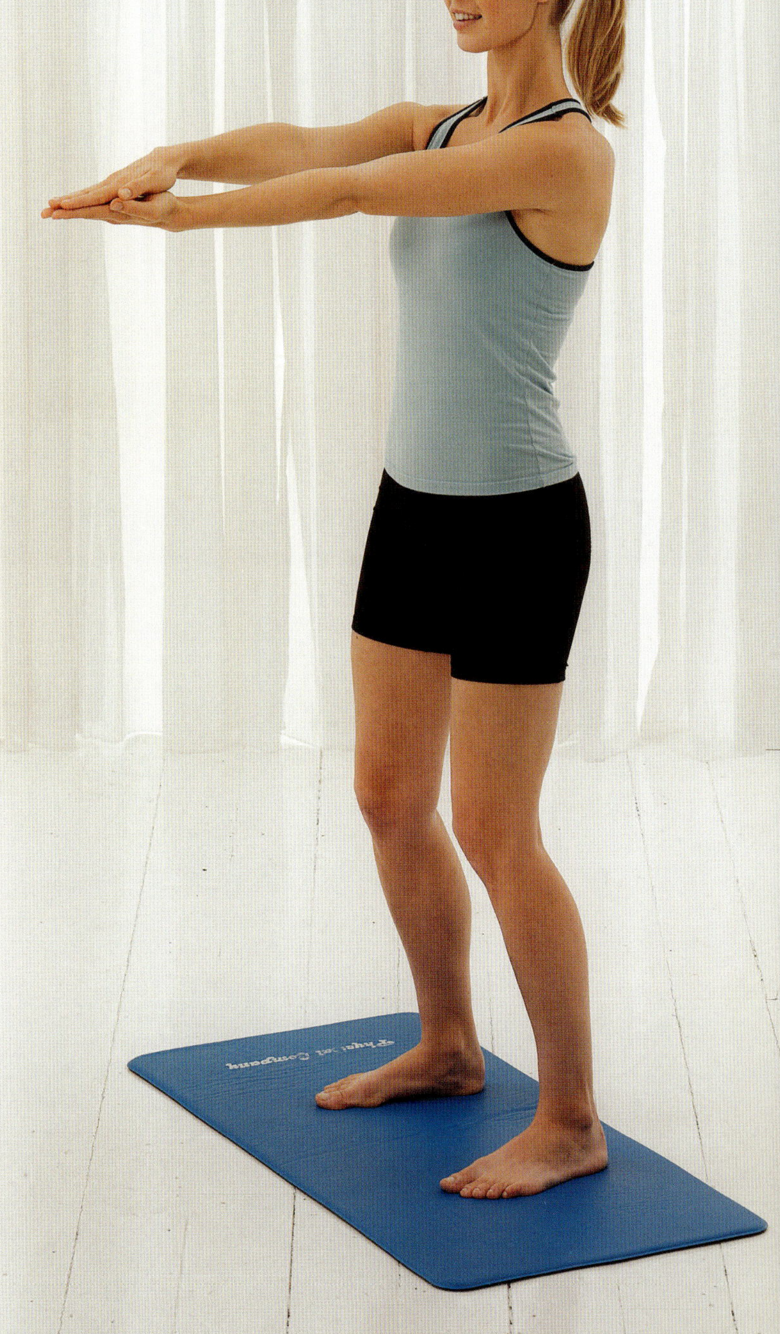

Trizeps-Dehnung

Der Tripzeps befindet sich auf der Unterseite der Oberarme. Durch die Dehnung wird er besser durchblutet und eventuell schlaffe Hautpartien werden gestärkt.

1 Aufrecht hinstellen, die Füße stehen hüftbreit auseinander.

2 Den rechten Arm nach oben ausstrecken und den Ellbogen anwinkeln, sodass die Hand in Höhe des Nackens zu liegen kommt.

3 Nun mit der linken Hand den rechten Ellbogen greifen und sanft nach links ziehen. Die rechte Hand wird dabei automatisch auf die Höhe der Schulterblätter abgesenkt, und im rechten Trizeps macht sich ein deutliches Dehnungsgefühl bemerkbar. Während der Dehnung geradeaus schauen und das Kinn oben halten, um den Nacken nicht zu belasten.

4 Die Dehnung 7 Sekunden halten, dann die Übung 1-mal wiederholen. Anschließend die Arme wechseln und die Übung mit dem linken Arm ausführen.

HINWEIS

Diese Übung verführt dazu, den Kopf nach vorn fallen zu lassen und das Kinn auf die Brust zu senken. Vermeiden Sie dies aber auf jeden Fall, da Sie ansonsten Ihren Nacken überdehnen. Halten Sie das Kinn oben, und richten Sie den Blick während der Übung nach vorn.

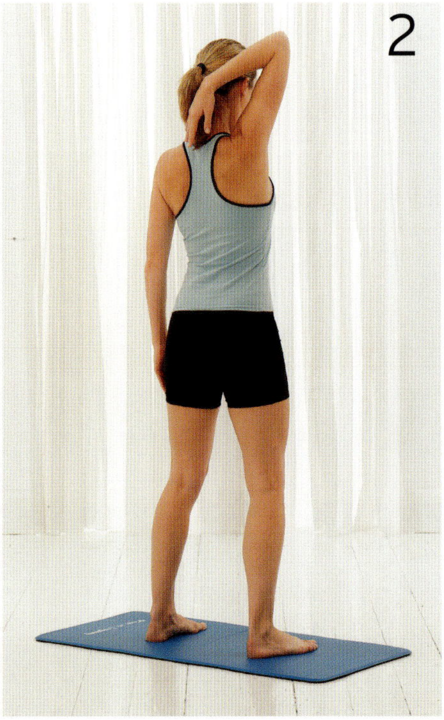

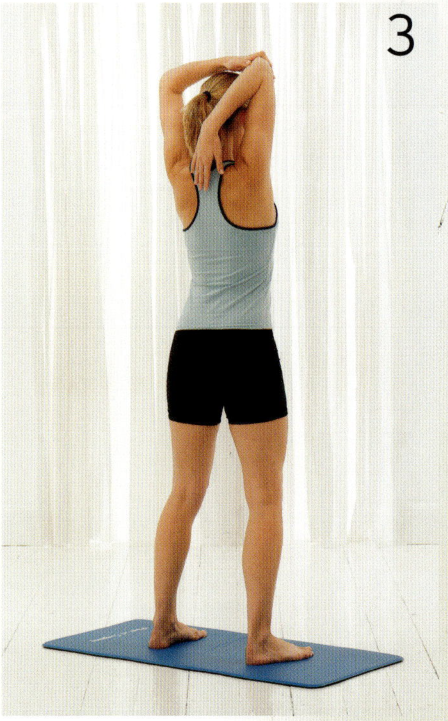

Schnecke

Diese Übung dehnt sowohl die Schulter- als auch die Rückenmuskulatur. Danach werden Sie beim Sitzen eine wohltuende Entspannung in den Muskeln verspüren.

HINWEIS

Schauen Sie bei der Übung nicht nach vorn, da Sie dabei Ihre Rückenmuskulatur überanstrengen! Am besten lassen Sie Kopf und Nacken ganz locker und blicken immer auf den Boden.

1 In den Vierfüßlerstand gehen und die Oberschenkel nach hinten absenken, bis das Gesäß auf den Fersen ruht. Kopf und Nacken locker halten und entspannt auf den Boden schauen.

2 Die Arme nach vorn ausstrecken. Die Handflächen weisen nach unten und liegen flach auf dem Boden.

3 Die Hände so weit nach vorn strecken, bis im mittleren Rückenbereich eine Dehnung spürbar wird.

4 Die Dehnung 10 Sekunden halten, dann kurz entspannen und die Übung 2-mal wiederholen.

1

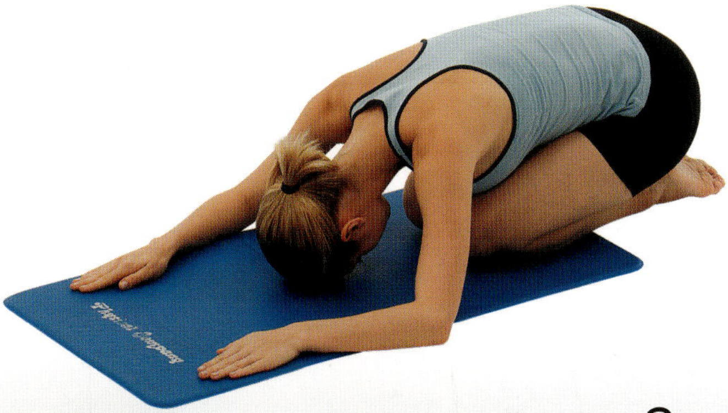

3

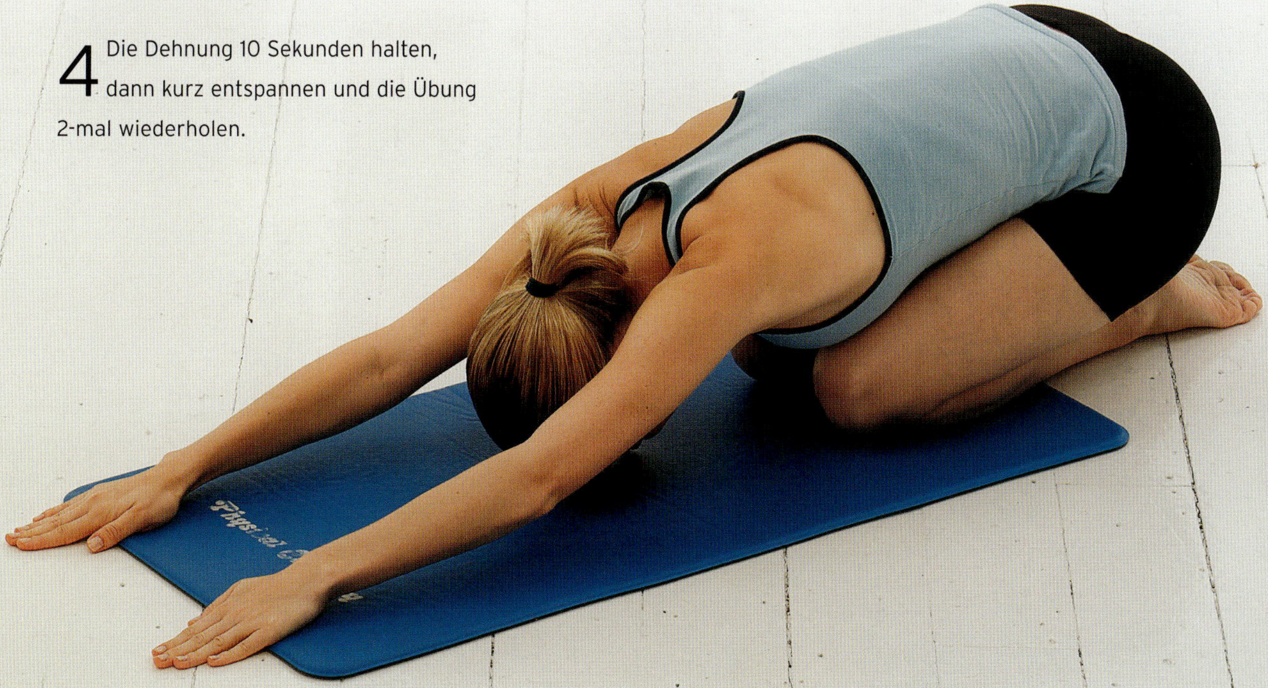

RÜCKEN & NACKEN

Dehnung des oberen Rückens

2

Das Dehnen der Rückenmuskeln hat eine therapeutische Wirkung sowohl für den Körper als auch den Geist. Stress und Anspannung manifestieren sich meist als Erstes im Rücken. Daher hilft diese Dehnung, den Tag ruhig und entspannt zu beginnen.

1 Aufrecht hinstellen. Die Füße stehen hüftbreit auseinander.

2 Die Finger so weit wie möglich ineinander verschränken und die Arme nach vorne ausstrecken. Die Innenflächen der Hände zeigen dabei nach vorn.

3 Die Schultern in ihre natürliche Ruheposition absenken, um den oberen Rückenbereich zu entspannen.

4 Die Dehnung, die nun zwischen den Schulterblättern spürbar wird, 10 Sekunden halten. Kurz entspannen, dann die Übung 2-mal wiederholen.

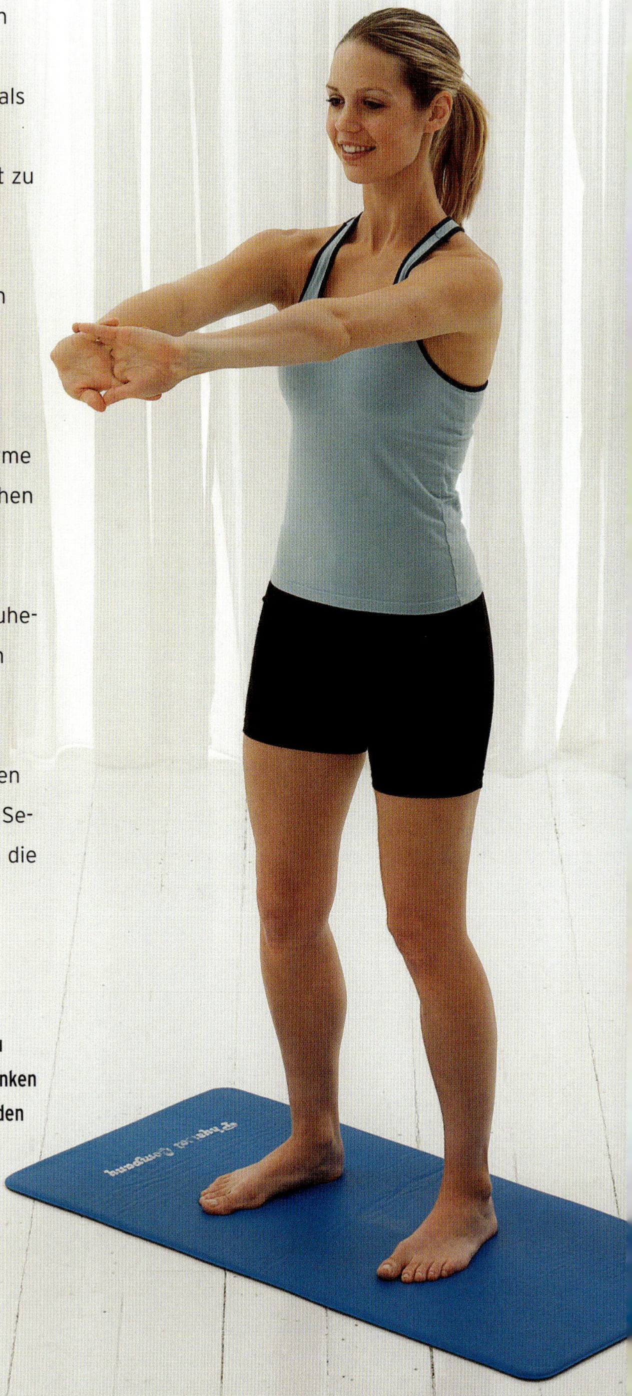

HINWEIS

Wenn Sie Probleme haben, den Rücken zu entspannen, atmen Sie einmal tief ein und senken Sie dann Ihre Schultern ab. Dies hat sofort den gewünschten Effekt.

Rückenmuskelstretch

Mit dieser Übung werden die quer über dem mittleren Rücken verlaufenden breiten Rückenmuskeln gedehnt. Wenn sie korrekt ausgeführt wird, wirkt sie sehr entspannend. Nehmen Sie sich daher etwas Zeit, die Bewegung zu üben, um sie richtig ausführen zu können.

1 Auf den Rücken legen und die Knie anwinkeln. die Füße stehen flach auf dem Boden, die Arme liegen seitlich neben dem Körper.

2 Die Füße anheben und die Knie langsam in Richtung Oberkörper führen.

3 Den Nabel sanft in Richtung Wirbelsäule ziehen, um die Bauchmuskeln anzuspannen, und das Steißbein leicht vom Boden anheben. Nun die Knie mit den Händen umfassen, um die Position zu stabilisieren. Im mittleren Rückenbereich sollte nun eine Dehnung spürbar werden.

4 Die Dehung 10 Sekunden halten, dann die Muskeln kurz entspannen und die Übung 2-mal wiederholen.

HINWEIS

Achten Sie darauf, während der Übung nicht die Luft anzuhalten. Atmen Sie langsam und tief ein und aus. So lässt sich die Dehnung nicht nur leichter ausführen, sie wird auch effektiver.

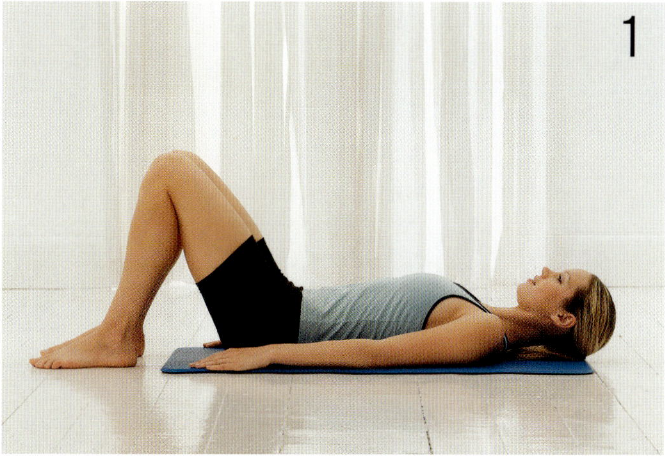

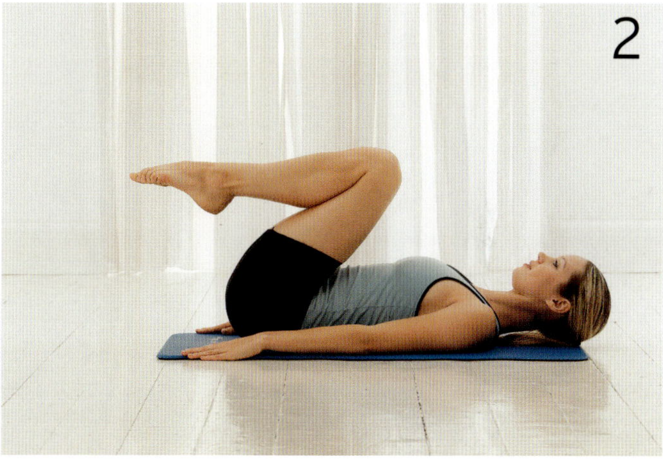

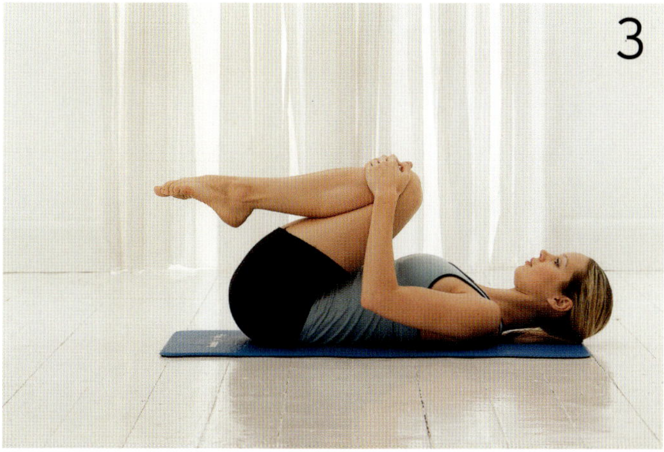

Lendendehnung

Diese Übung dehnt die Muskeln im Lendenwirbelbereich, der häufig schmerzt – besonders, wenn Sie nachts schlecht geschlafen haben. Eine morgendliche Dehnübung verringert das Risiko, sich während des Tages hier noch stärker zu verspannen.

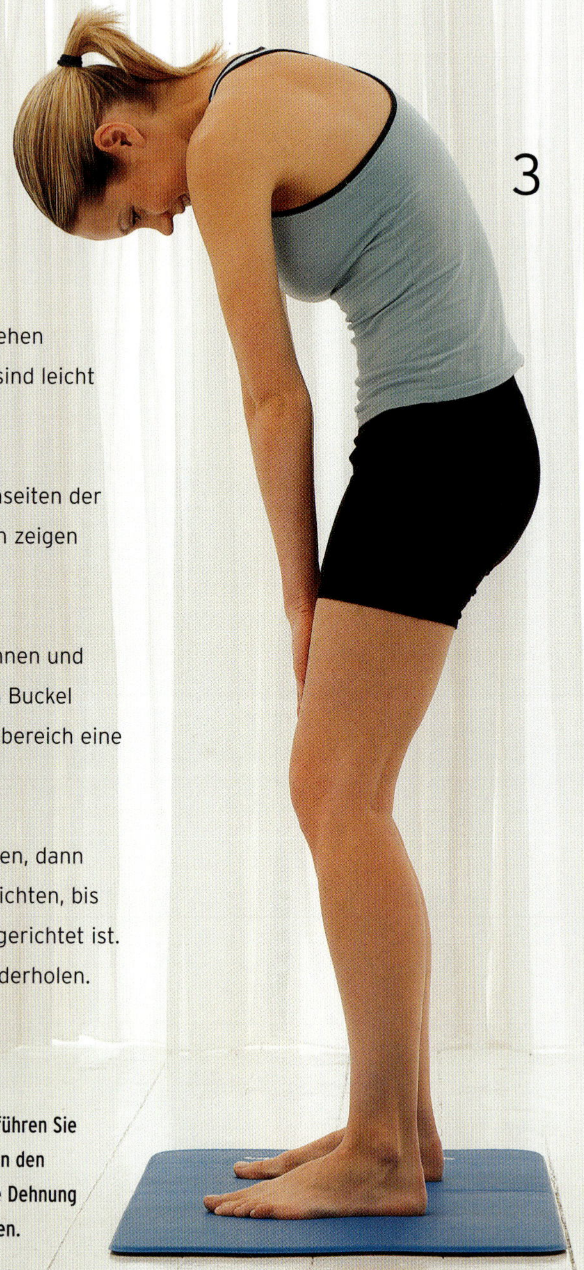

3

1 Aufrecht hinstellen. Die Füße stehen hüftbreit auseinander, die Knie sind leicht gebeugt.

2 Die Hände ruhen an den Innenseiten der Oberschenkel, die Handflächen zeigen nach außen.

3 Nun die Bauchmuskeln anspannen und den Rücken langsam zu einem Buckel formen, bis quer über dem Lendenbereich eine Dehnung spürbar wird.

4 Die Dehnung 8 Sekunden halten, dann den Oberkörper langsam aufrichten, bis die Wirbelsäule wieder gerade ausgerichtet ist. Anschließend die Übung 3-mal wiederholen.

HINWEIS

Wenn Sie keine Dehnung verspüren, führen Sie die Handflächen einfach weiter an den Oberschenkeln hinab – dies sollte die Dehnung verstärken und spürbar machen.

Taillendehnung

Auch diese Übung dehnt die Muskeln im Lendenwirbelbereich. Wenn sie sanft und langsam ausgeführt wird, kann sie sogar tief sitzende Verspannungen im unteren Rückenbereich lindern.

2

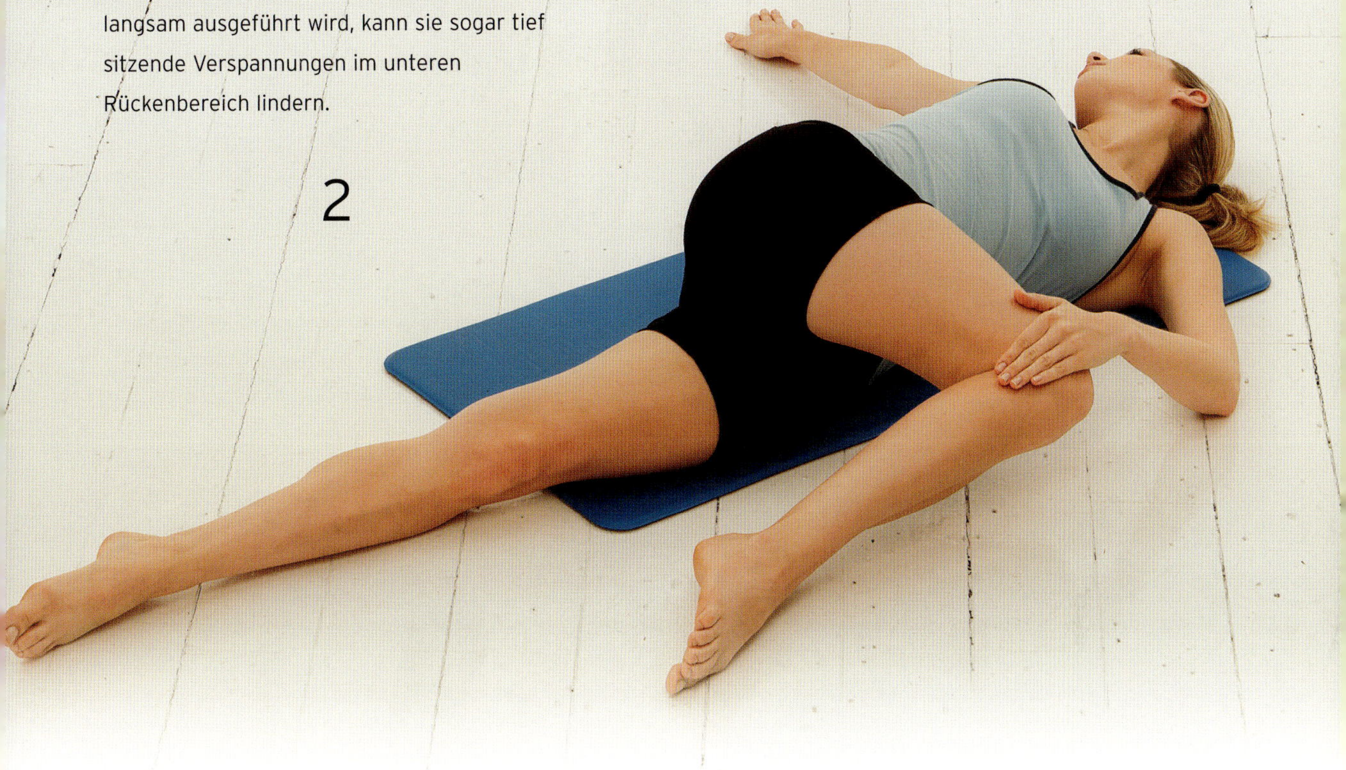

1 Auf den Rücken legen, die Beine gerade halten und den rechten Arm zur Seite hin ausstrecken.

2 Das rechte Bein anwinkeln. Das Knie mit der linken Hand umfassen, dann nach links ziehen und so weit wie möglich zum Boden führen. Den rechten Arm dabei stets gestreckt halten, um die Dehnung, die nun im Bereich der Taille und der Lende spürbar wird, zu erhöhen.

3 Die Dehnung 7 Sekunden halten, kurz entspannen und die Übung 1-mal wiederholen. Dann die Übung auf der rechten Seite ausführen.

HINWEIS

Denken Sie, wenn Sie die linke Seite dehnen, daran, die rechte Hüfte am Boden zu halten und umgekehrt. Auf diese Weise verhindern Sie, sich zu weit zu dehnen und die Lende zu sehr zu belasten.

Katzenbuckel

Bei dieser Übung führen Sie, wie der Name es bereits andeutet, einen regelrechten Katzenbuckel aus. Dabei werden in erster Linie die breiten Rückenmuskeln gedehnt.

1 In den Vierfüßlerstand gehen. Knie und Hüften sowie Hände und Schultern bilden eine gerade Linie. Der Nacken ist locker und entspannt.

2 Nun langsam einen Buckel formen, indem die Bauchmuskeln angespannt werden und die Wirbelsäule nach oben gekrümmt wird. Kopf und Nacken dabei leicht anheben.

3 Die Dehnung etwa 8 Sekunden halten, dann den Rücken wieder in die Ausgangsposition zurückführen. Kopf und Nacken dabei ebenfalls wieder lockern und entspannen.

4 Etwa 1 Sekunde pausieren, dann die Übung 3-mal wiederholen.

5 Zum Schluss das Gesäß auf die Fersen absenken und die Arme so weit wie möglich nach vorne ausstrecken.

HINWEIS

Lassen Sie den Rücken bei der Rückkehr in die Ausgangsposition nicht durchhängen, dies kann zu ernsthaften Verletzungen führen. Sie können ein Durchhängen vermeiden, wenn Sie die Übung langsam und kontrolliert ausführen.

2

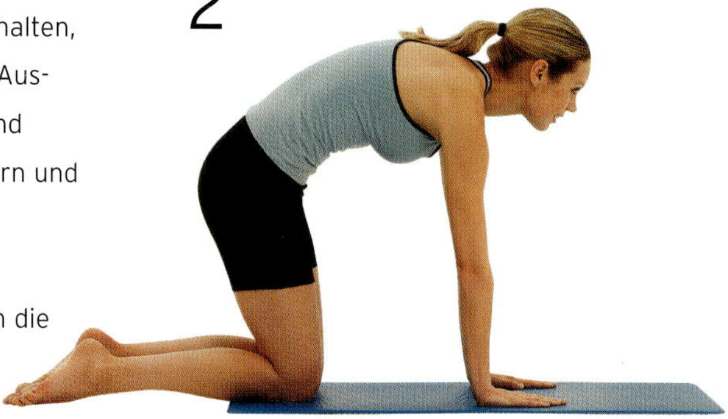

5

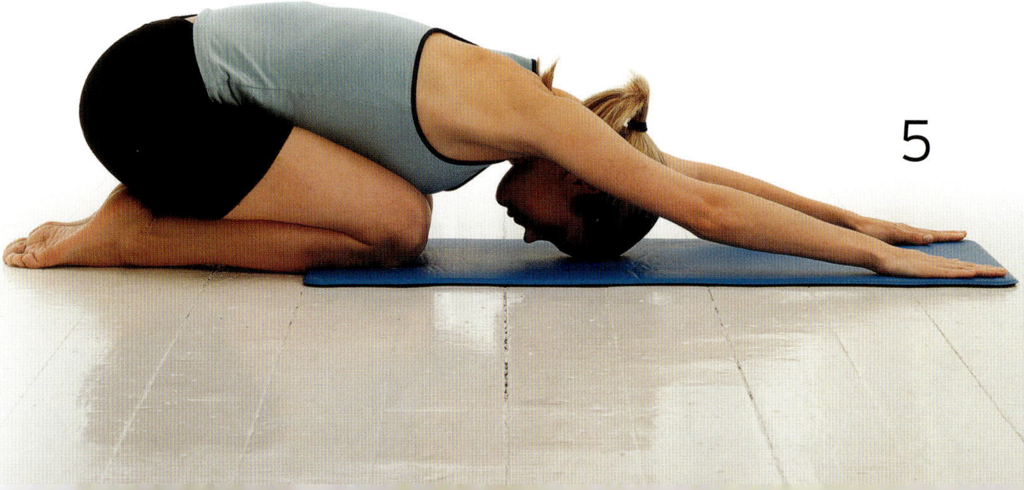

Nackendehnung

Diese Übung ist eine Alternative zur Nackenmassage. Sie lockert und wärmt die Muskeln, während sie sie angenehm dehnt.

HINWEIS

Die Hüften weisen während der Nackendehnung immer nach vorn – bis auf den Kopf steht der gesamte Körper während der Übung still!

1 Aufrecht hinstellen. Die Füße stehen hüftbreit auseinander, die Schultern hängen locker herab, der Blick ist nach vorn gerichtet.

2 Nun das Kinn langsam auf die Brust senken. Diese Position ein paar Sekunden halten und die Dehnung, die nun im Nacken spürbar wird, wirken lassen. Dann den Kopf sanft wieder anheben und in die Ausgangsposition zurückkehren.

3 Jetzt den Kopf nach rechts drehen und die entstehende Dehnung einige Sekunden halten. Anschließend den Kopf nach links wenden. Auch hier die Dehnung einige Sekunden halten, dann in die Ausgangsposition zurückkehren und den Blick geradeaus richten.

4 Die Übung in einem Zeitraum von 30 Sekunden insgesamt 3-mal durchführen.

2

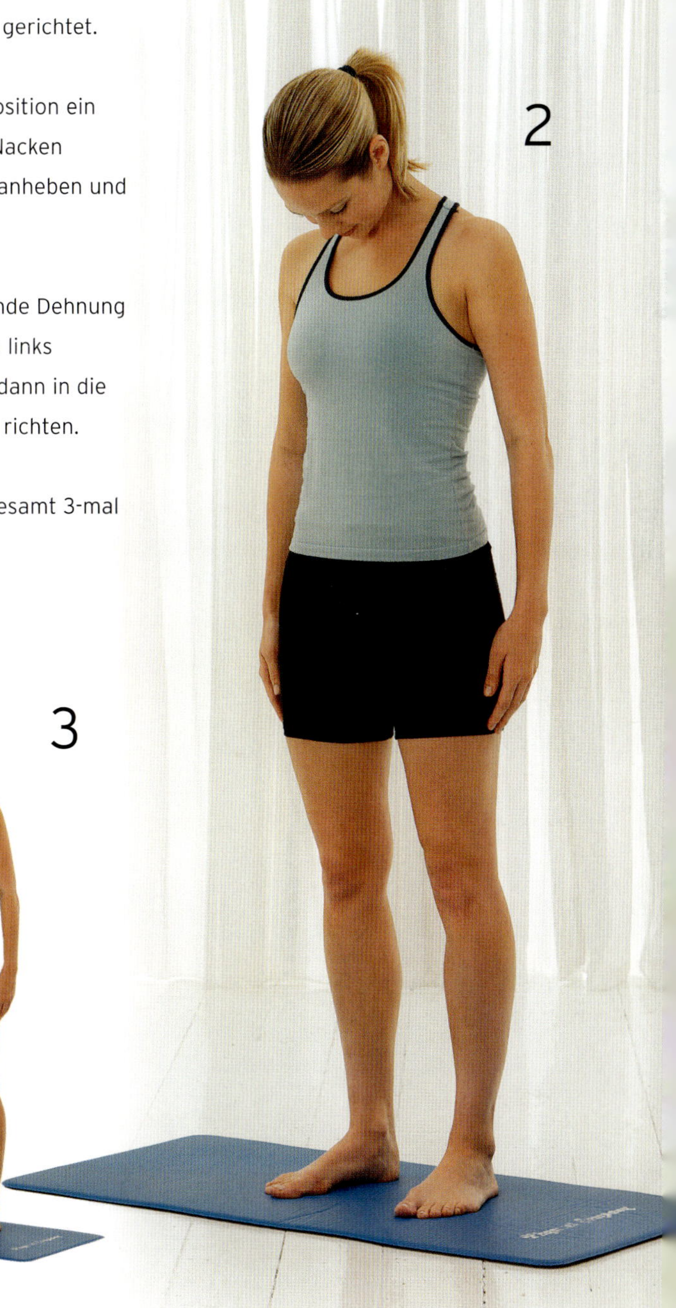

3

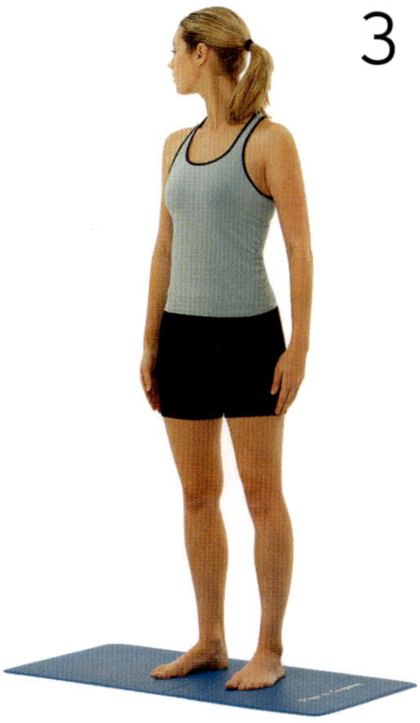

3

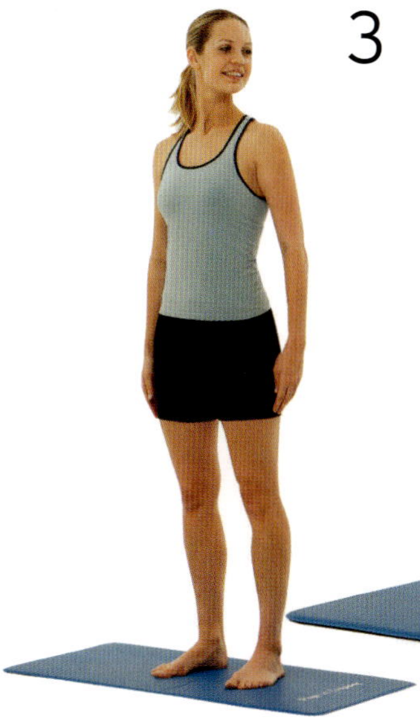

2-WOCHEN-PLAN

Dieser 2-Wochen-Plan soll Ihnen als Beispiel für den Aufbau einer Trainingseinheit dienen. Es wurde eine breite Palette unterschiedlicher Übungen ausgewählt, durch die alle Hauptmuskelgruppen gedehnt werden, um ein ganzheitliches Ergebnis zu erzielen.

Führen Sie die für jeden Tag angegebenen sechs Dehnübungen jeweils 2-mal hintereinander aus - das nimmt insgesamt 6 Minuten Zeit in Anspruch. Sie sollten sich zunächst an diesen Plan halten, um den Effekt der Übungen zu überprüfen. Sie werden schnell merken, dass Ihre Muskeln immer geschmeidiger und entspannter werden. Sobald es so weit ist, können Sie einen eigenen Traininsplan aufstellen, der auf Ihre speziellen Bedürfnisse zugeschnitten ist.

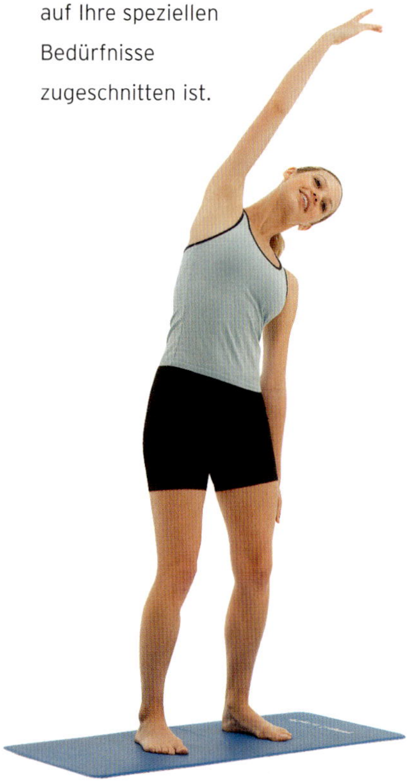

1. Tag

Hintere Oberschenkeldehnung **S. 40**
Piriformis-Dehnung **S. 46**
Wadendehnung **S. 50**
Kleine Seitwärtsbeuge **S. 54**
Einfache Brustdehnung **S. 60**
Dehnung des oberen Rückens **S. 68**

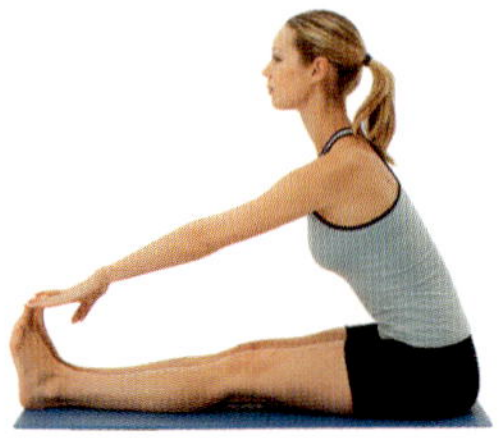

2. Tag

Innere Oberschenkeldehnung **S. 41**
Gesäßmuskeldehnung sitzend **S. 47**
Wadendehnung vor der Wand **S. 51**
Große Seitwärtsbeuge **S. 55**
Brusthebung in Bauchlage **S. 61**
Rückenmuskelstretch **S. 69**

3. Tag

Dehnung des Hüftstreckers **S. 42**
Storchenbeuge **S. 48**
Soleus-Dehnung **S. 52**
Twist **S. 56**
Schulterdehnung **S. 62**
Lendendehnung **S. 70**

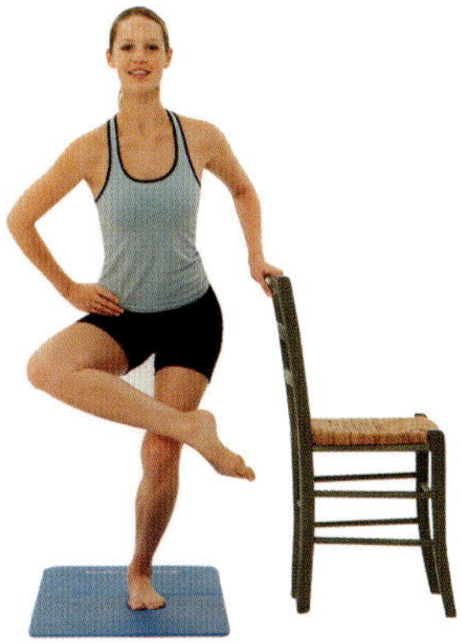

4. Tag

Quadrizeps-Dehnung **S. 43**
Hinterer Oberschenkelstretch **S. 49**
Knöchel- und Wadendehnung **S. 53**
Ganzkörperdehnung **S. 57**
Pektoral-Dehnung **S. 63**
Dehnung des oberen Rückens **S. 68**

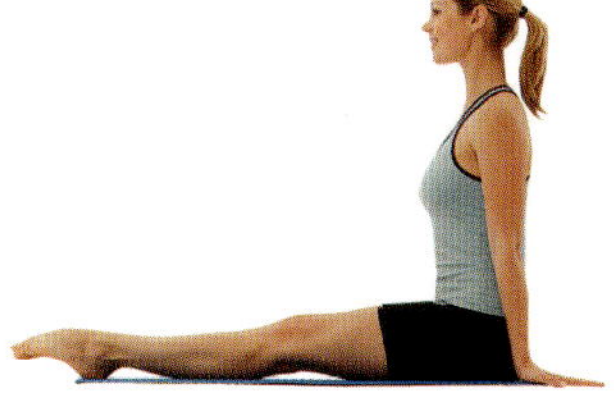

5. Tag

Hüftbeugen **S. 44**
Gesäßmuskel-Dehnung sitzend **S. 47**
Wadendehnung **S. 50**
Seitenstretch **S. 58**
Oberarmdehnung **S. 64**
Taillendehnung **S. 71**

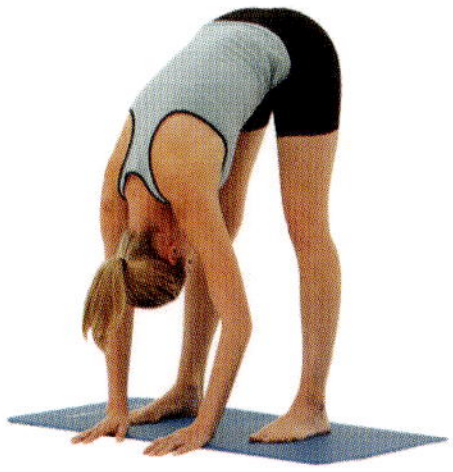

6. Tag

Weiter Ausfallschritt **S. 45**
Storchenbeuge **S. 48**
Wadendehnung vor der Wand **S. 51**
Hüftkreisen **S. 59**
Bizeps-Dehnung **S. 65**
Katzenbuckel **S. 72**

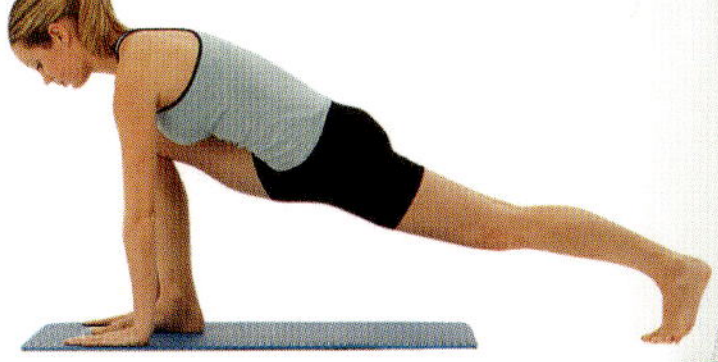

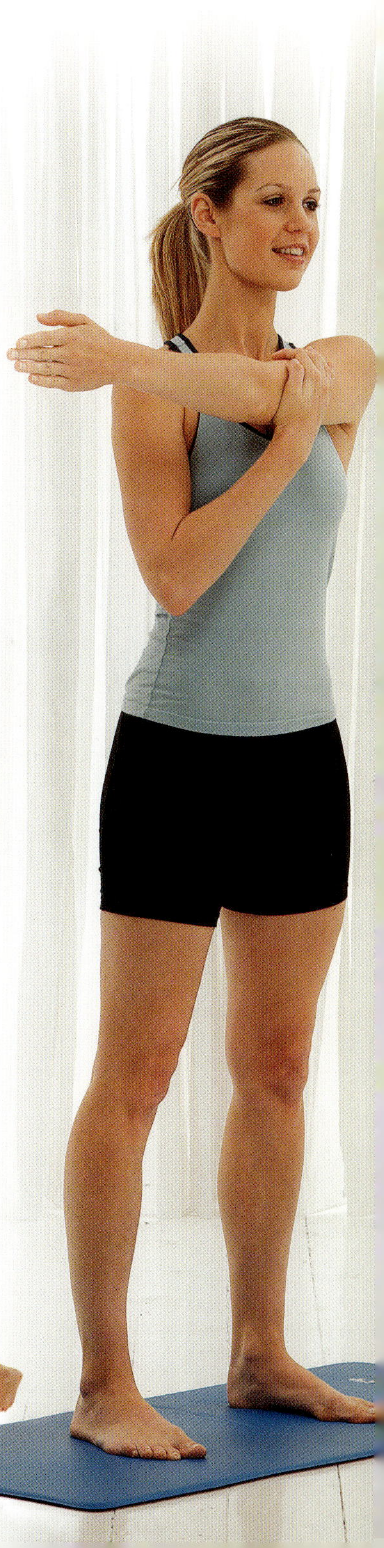

7. Tag

Hintere Oberschenkeldehnung **S. 40**
Hinterer Oberschenkelstretch **S. 49**
Soleus-Dehnung **S. 52**
Kleine Seitwärtsbeuge **S. 54**
Trizeps-Dehnung **S. 66**
Nackendehnung **S. 73**

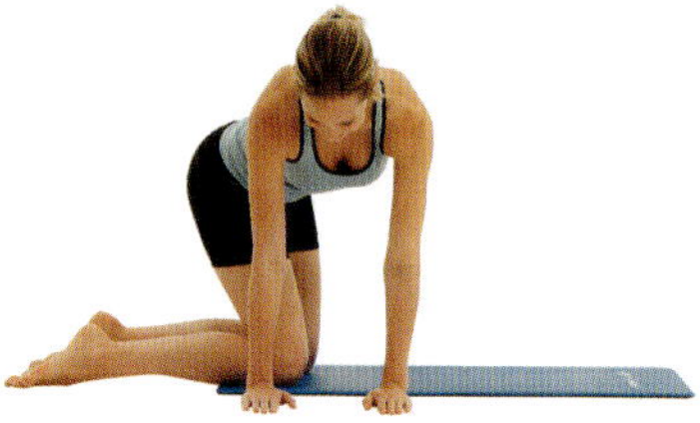

8. Tag

Innere Oberschenkeldehnung **S. 41**
Piriformis-Dehnung **S. 46**
Knöchel- und Wadendehnung **S. 53**
Große Seitwärtsbeuge **S. 55**
Einfache Brustdehnung **S. 60**
Dehnung des oberen Rückens **S. 68**

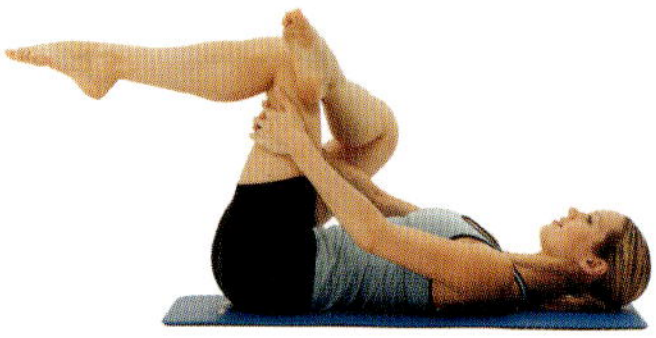

9. Tag

Dehnung des Hüftstreckers **S. 42**
Gesäßmuskeldehnung sitzend **S. 47**
Soleus-Dehnung **S. 52**
Twist **S. 56**
Schnecke **S. 67**
Rückenmuskelstretch **S. 69**

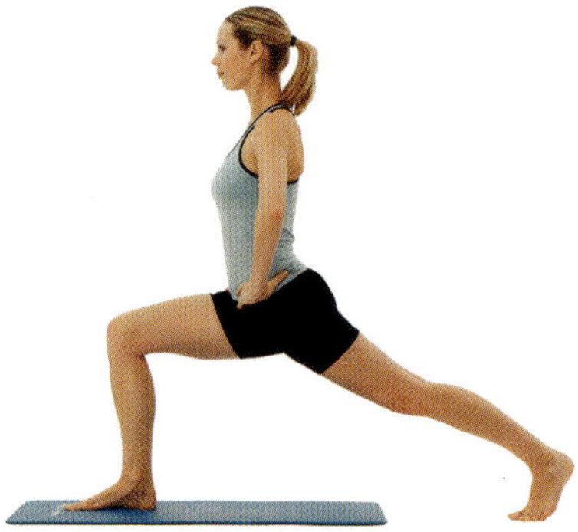

10. Tag

Quadrizeps-Dehnung **S. 43**
Storchenbeuge **S. 48**
Wadendehnung **S. 50**
Ganzkörperdehnung **S. 57**
Brusthebung in Bauchlage **S. 61**
Lendendehnung **S. 70**

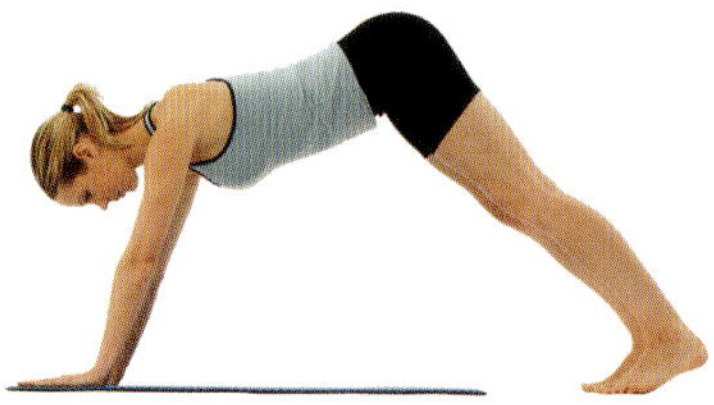

11. Tag

Hüftbeugen **S. 44**
Hinterer Oberschenkelstretch **S. 49**
Wadendehnung vor der Wand **S. 51**
Einfache Brustdehnung **S. 60**
Oberarmdehnung **S. 64**

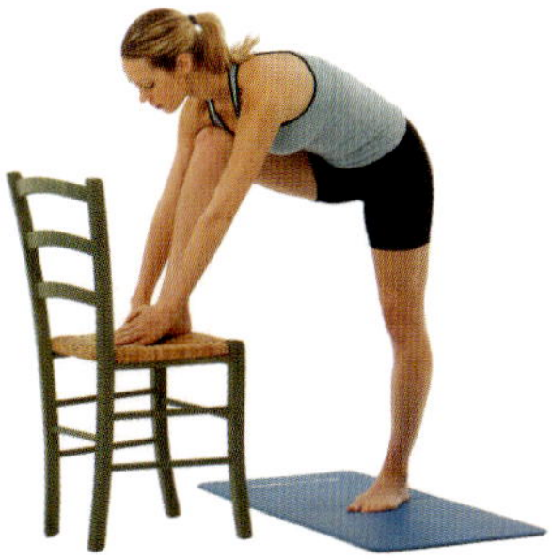

12. Tag

Weiter Ausfallschritt **S. 45**
Piriformis-Dehnung **S. 46**
Soleus-Dehnung **S. 52**
Hüftkreisen **S. 59**
Schulterdehnung **S. 62**
Taillendehnung **S. 71**

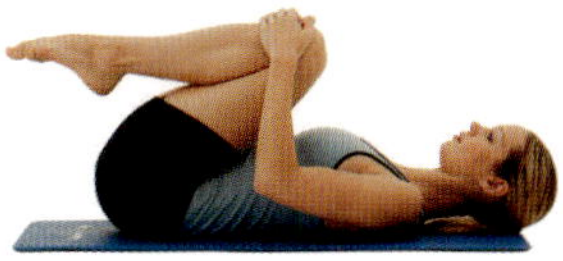

13. Tag

Innere Oberschenkeldehnung **S. 41**
Gesäßmuskeldehnung sitzend **S. 47**
Knöchel- und Wadendehnung **S. 53**
Kleine Seitwärtsbeuge **S. 54**
Oberarmdehnung **S. 64**
Katzenbuckel **S. 72**

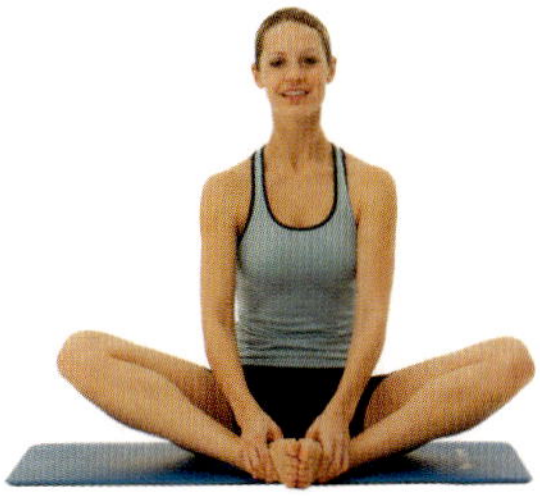

14. Tag

Quadrizeps-Dehnung **S. 43**
Storchenbeuge **S. 48**
Wadendehnung **S. 50**
Große Seitwärtsbeuge **S. 55**
Trizeps-Dehnung **S. 66**
Lendendehnung **S. 70**

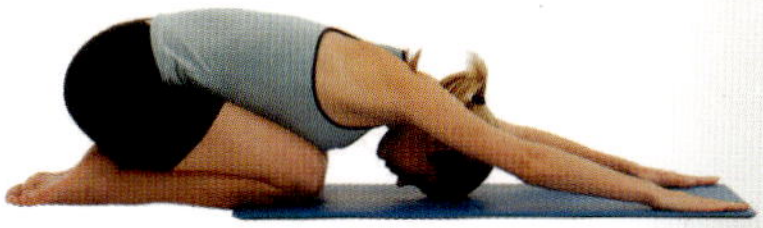

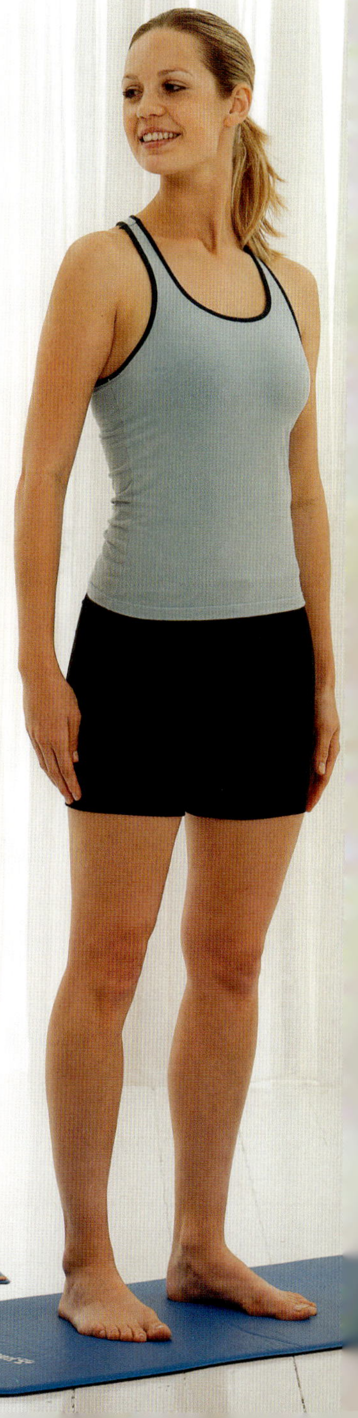

Muskeltraining

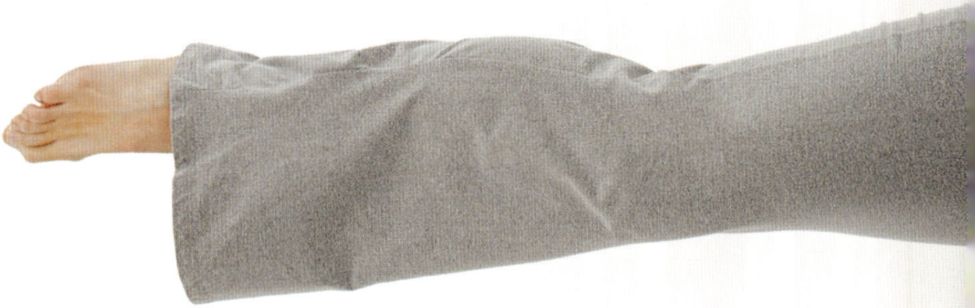

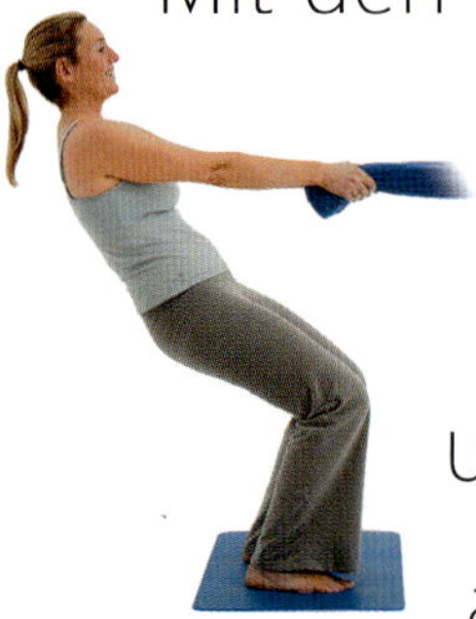

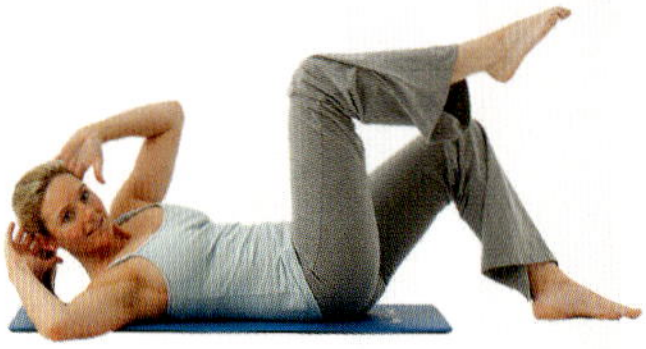

Mit den Übungen in diesem Kapitel stärken Sie Ihre gesamte Muskulatur und steigern die allgemeine Fitness. Ein gesunder, strafferer Körper macht Sie überdies sicherer und selbstbewusster.

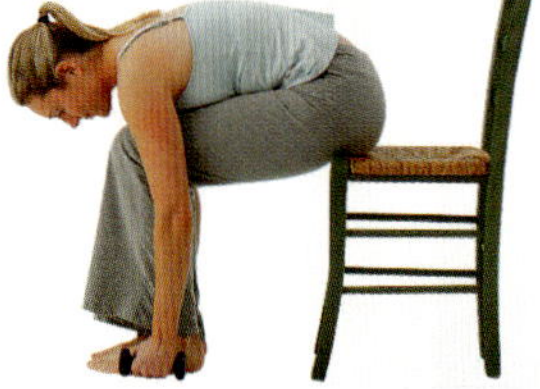

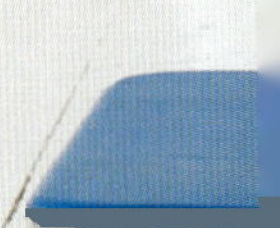

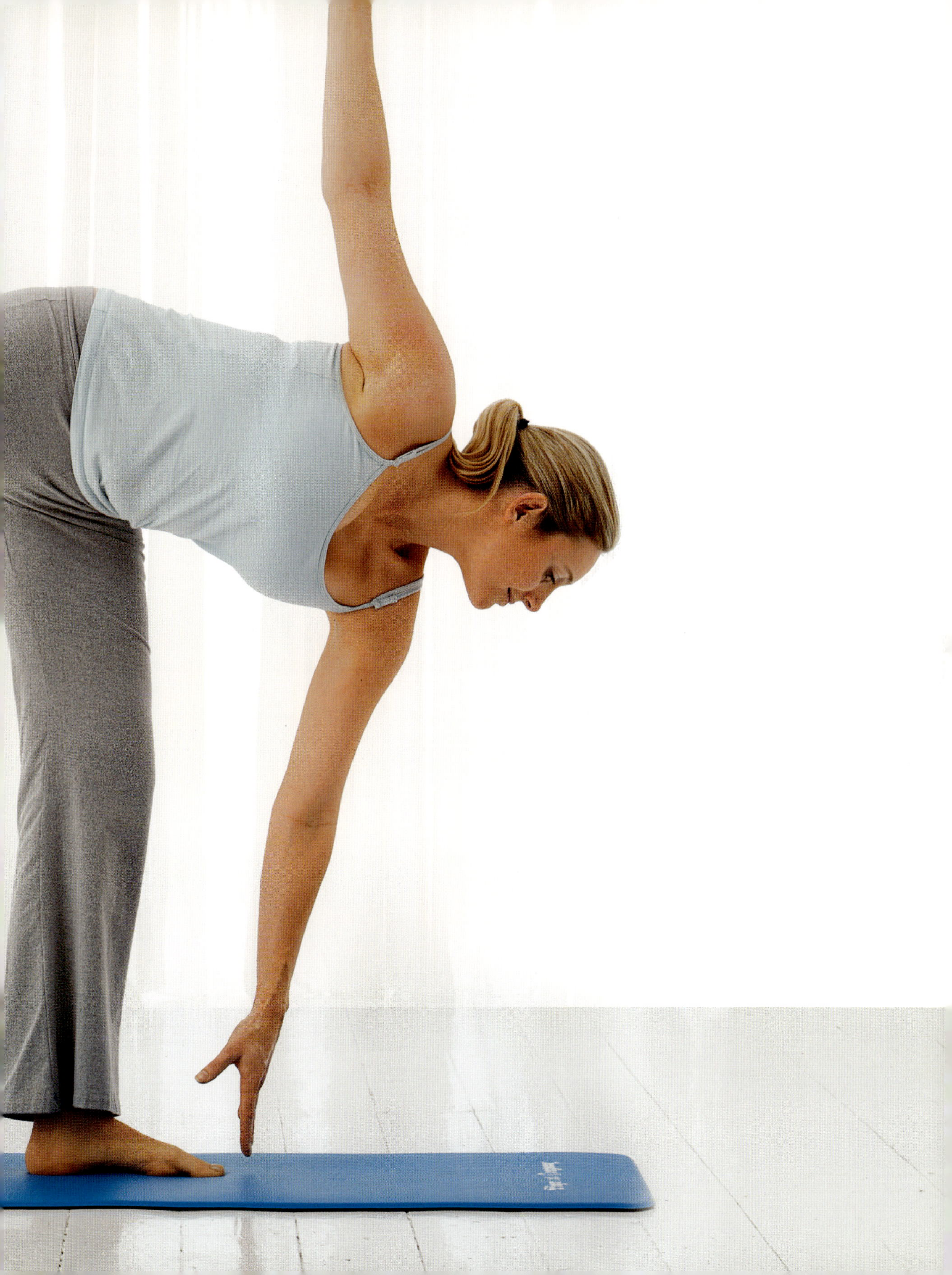

EINLEITUNG

Mit einem trainierten, straffen Körper wirken Sie kraftvoll und gesund. Die Stärkung der Muskulatur regt zudem die Verdauung an, und Sie verbrennen den Tag über mehr Kalorien. Die Übungen zur Körperstraffung sind sehr einfach auszuführen und helfen, ruhig und langsam ausgeführt, auch beim Abbau von Stress.

Das Training ist sehr ausgewogen – Beine, Gesäß, Bauch, Arme, Brust und Rücken werden gleichermaßen gestärkt. Da Körperteile wie Gesäß und Oberschenkel schwieriger zu trainieren sind, gibt es für diese „Problemzonen" im 2-Wochen-Plan eine größere Anzahl an Übungen.

Sollte Ihnen eine der Übungen schwerfallen, können Sie sie gegen eine andere ersetzen und Ihren Plan einfach abändern. Gleiches gilt, wenn Sie beispielsweise feststellen, dass Ihre Arme auf das Training viel schneller ansprechen als Ihre Beine.

So profitieren Sie

Nach 2 Wochen Training sind vermutlich bereits Pfunde gepurzelt, und Ihre Muskeln zeichnen sich deutlicher ab. Wie gut Sie auf die Übungen ansprechen, hängt von Ihrer allgemeinen Konstitution ab. Menschen mit ohnehin größerer Muskelmasse bauen auch schneller neue auf.

Falls Sie Ihren Körper für einen besonderen Anlass schnell fit machen möchten, sind die Tipps im Kasten „Schneller zu einem straffen Körper" (rechts) für Sie sicher hilfreich.

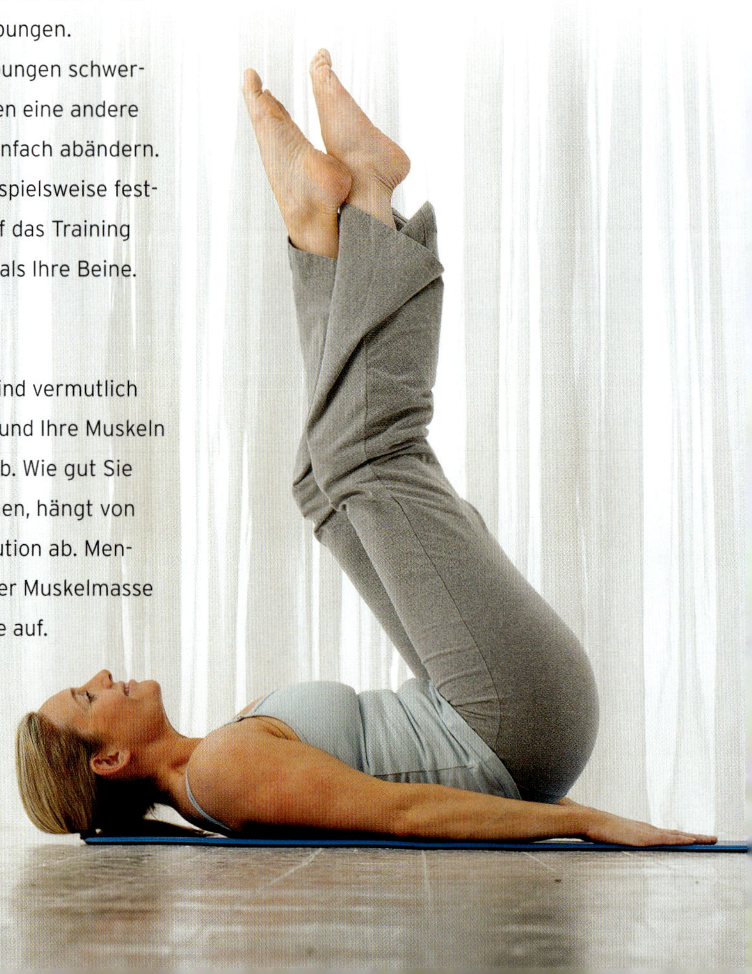

Schneller zu einem straffen Körper

Schon kleine Änderungen Ihres Lebensstils können zu schnelleren und besseren Trainingsresultaten führen. Beherzigen Sie folgende Tipps für eine gesunde Kost und ein bewussteres Leben, besprechen Sie Änderungen Ihrer Ernährung jedoch zunächst mit Ihrem Arzt.

- Essen Sie weniger gesättigte Fettsäuren und Haushaltszucker, die vor allem in Kuchen, Keksen und Süßigkeiten sowie Fertiggerichten enthalten sind. Sie treiben Ihren Blutzuckerspiegel in die Höhe und führen zu Heißhungerattacken.
- Essen Sie viele frische, nahrhafte Lebensmittel wie Gemüse, Früchte und Vollwertprodukte. Die Kombination von mageren Eiweißen (Geflügel oder Fisch) mit Gemüse oder Salat fördert den Muskelaufbau und verhilft zu einer schlanken Statur.
- Trinken Sie mindestens 1,5 Liter Wasser täglich. Es spült Giftstoffe aus dem Körper, verhindert Blähungen und unterstützt die Arbeit der Muskeln.
- Werden Sie aktiver! Gehen Sie möglichst viel zu Fuß. So werden zusätzliche Kalorien verbrannt.

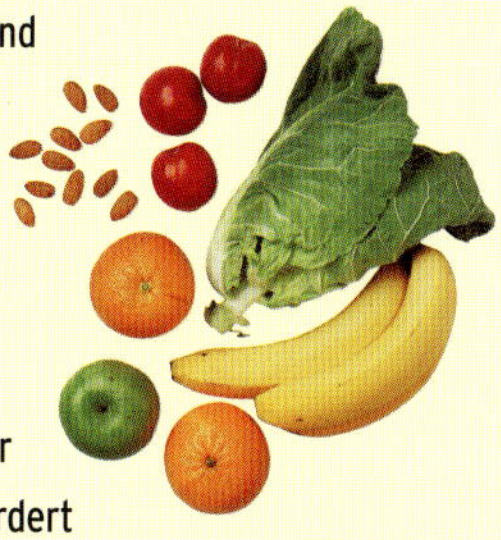

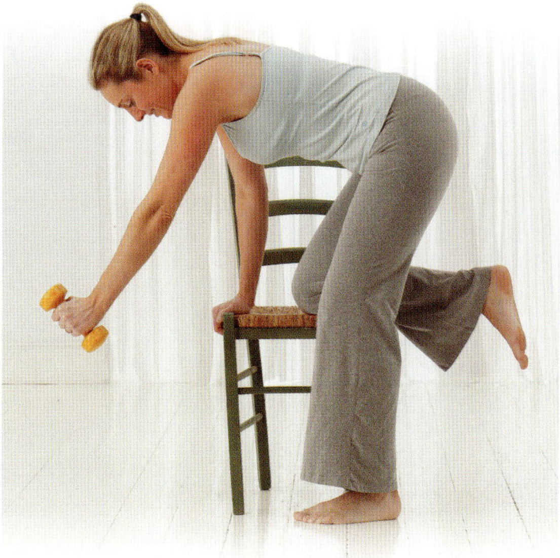

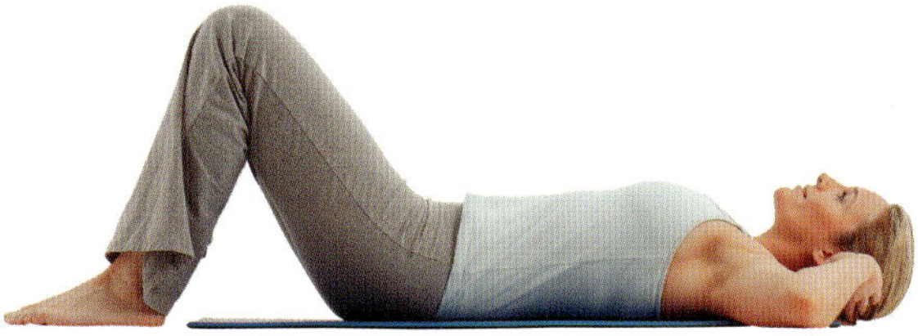

ANSPANNEN DER BAUCHMUSKELN

Das ist wichtig bei Übungen zur Stützung des Muskelzentrums in der Körpermitte. Die Bauchmuskeln spannt man an, indem man den Bauchnabel nach innen zieht. Dabei gleichmäßig weiteratmen. Nicht ins Hohlkreuz verfallen. Sie haben nun die perfekte Haltung eingenommen, um mit den Übungen zu beginnen.

Effektiver Muskelaufbau

Manche Übungen in diesem Kapitel muss man mehrfach wiederholen, bis man 30 Sekunden erreicht. Daher ist für jede Übung die passende Anzahl an Wiederholungen angegeben. Dies ist nur eine Empfehlung, gehen Sie nach Ihrem eigenen Tempo vor. Für die größtmögliche Wirkung sollten Pausen zwischen den Übungen nicht länger als 1 Minute dauern. Bleiben Sie also am Ball!

Das brauchen Sie

Für diese Übungen benötigen Sie eine rutschfeste Matte, zwei Hanteln (oder Konservendosen), einen Stuhl, Stufen (z. B. die erste Stufe einer Treppe) und ein Handtuch. Für einige Übungen müssen Sie sich an eine Wand lehnen oder am Türgriff halten. Aufwärmen und Entspannen nicht vergessen!

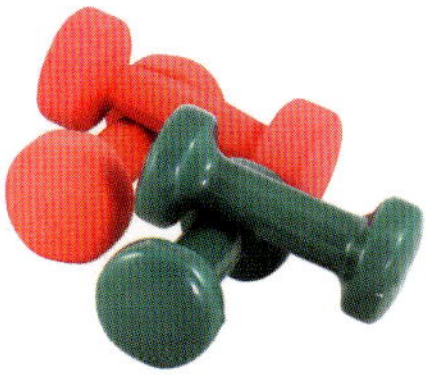

Hocke

Diese Übung ist enorm effektiv, um sowohl die Bein-, Gesäß- als auch Oberschenkelmuskulatur zu kräftigen. Zudem wird der Lendenwirbelbereich gestärkt. Die Übung ist sehr leicht zu erlernen, und Sie werden die Wirkung schnell spüren.

1 Hinstellen, die Füße hüftbreit geöffnet. Entweder die Hände an die Hüften legen oder an einer Stuhllehne abstützen, falls nötig.

2 Blick geradeaus, langsam bis 3 zählen und dabei die Knie beugen und das Gesäß nach hinten ausstrecken, bis Sie die Spannung in den hinteren Oberschenkelmuskeln und den Gesäßmuskeln spüren. Je tiefer Sie sich hinhocken, desto intensiver ist das Training. Die Füße müssen jedoch immer flach auf dem Boden stehen. Den Rücken gerade halten, die Wirbelsäule muss eine Linie mit Kopf und Nacken bilden.

3 Wieder in die Anfangsposition gehen, dabei langsam bis 3 zählen. Dann die Übung wiederholen.

Anzahl der Wiederholungen: bis 10.

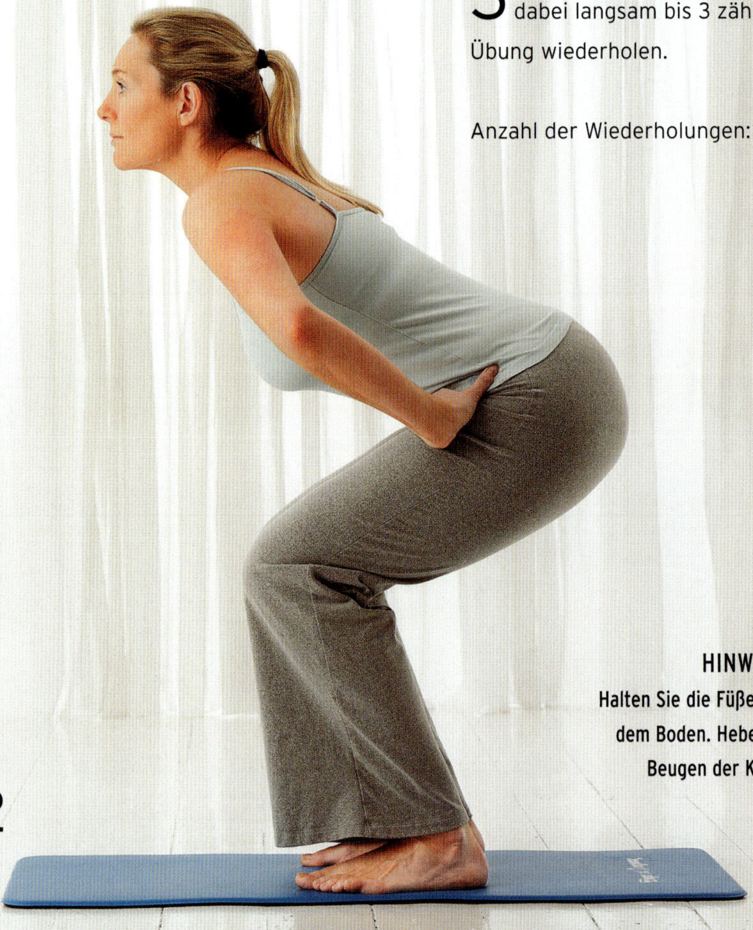

2

HINWEIS

Halten Sie die Füße immer flach auf dem Boden. Heben Sie sie beim Beugen der Knie nie an.

Hüftdrehung liegend

Diese Übung stärkt die Hüftmuskulatur und wirkt den gefürchteten „Reiterhosen" entgegen, die sich oben an den Oberschenkeln seitlich wölben. Zusätzliches Training bekommen die Gesäßmuskeln, wenn Sie sie beim Drehen der Hüfte anspannen.

1 Auf die Seite legen, das linke Knie um 45 Grad zum Körper beugen.

2 Den linken Arm anwinkeln und den Kopf auf die Hand stützen, die Stellung sollte sehr bequem und der Oberkörper leicht angehoben sein. Die rechte Hand als zusätzliche Stütze vor den Körper auf den Boden legen.

3 Die Gesäßmuskeln anspannen und das rechte Bein aus dem Hüftgelenk so hoch wie möglich zur Decke strecken. Der Fuß ist gestreckt.

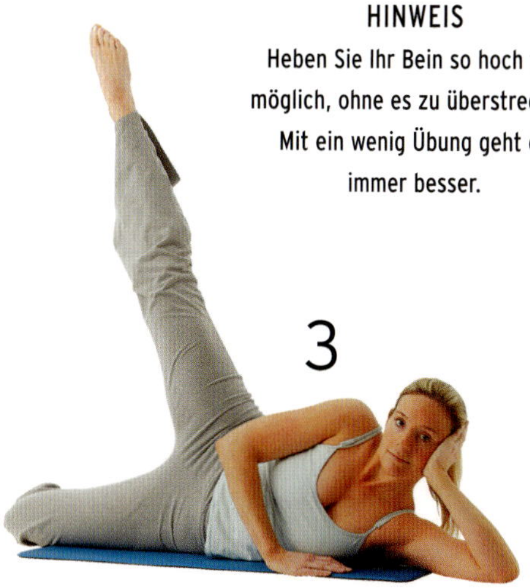

3

HINWEIS

Heben Sie Ihr Bein so hoch wie möglich, ohne es zu überstrecken. Mit ein wenig Übung geht es immer besser.

4 Das Bein langsam nach vorn bis auf den Boden absenken, es liegt im rechten Winkel zum Körper. Versuchen Sie, das Bein gestreckt zu halten, das Knie jedoch nicht ganz durchzudrücken.

5 Das rechte Bein wieder in die Anfangsposition bringen, dabei das Bein nur knapp über dem Boden halten.

Anzahl der Wiederholungen: 3 oder mehr auf der einen Seite, dann die gesamte Übung auf der anderen Seite wiederholen.

4

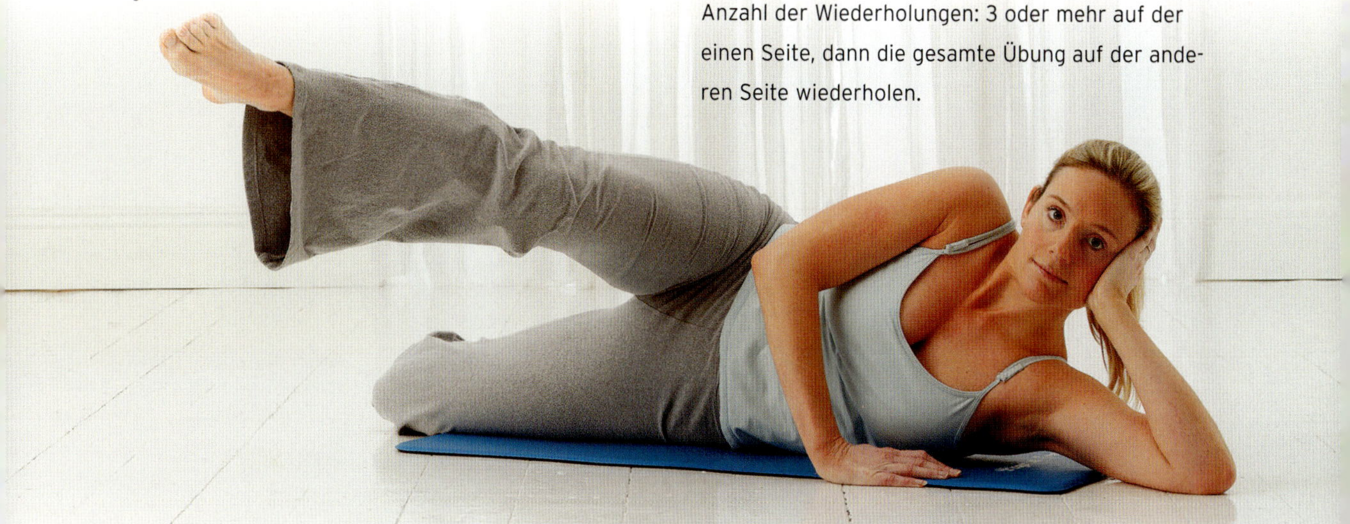

Hoch die Waden!

Es ist schwierig, die Waden wirklich angemessen zu trainieren, damit Sie wohlgeformt und gut aussehen. Die folgende Übung legen wir Ihnen dabei besonders ans Herz.

2

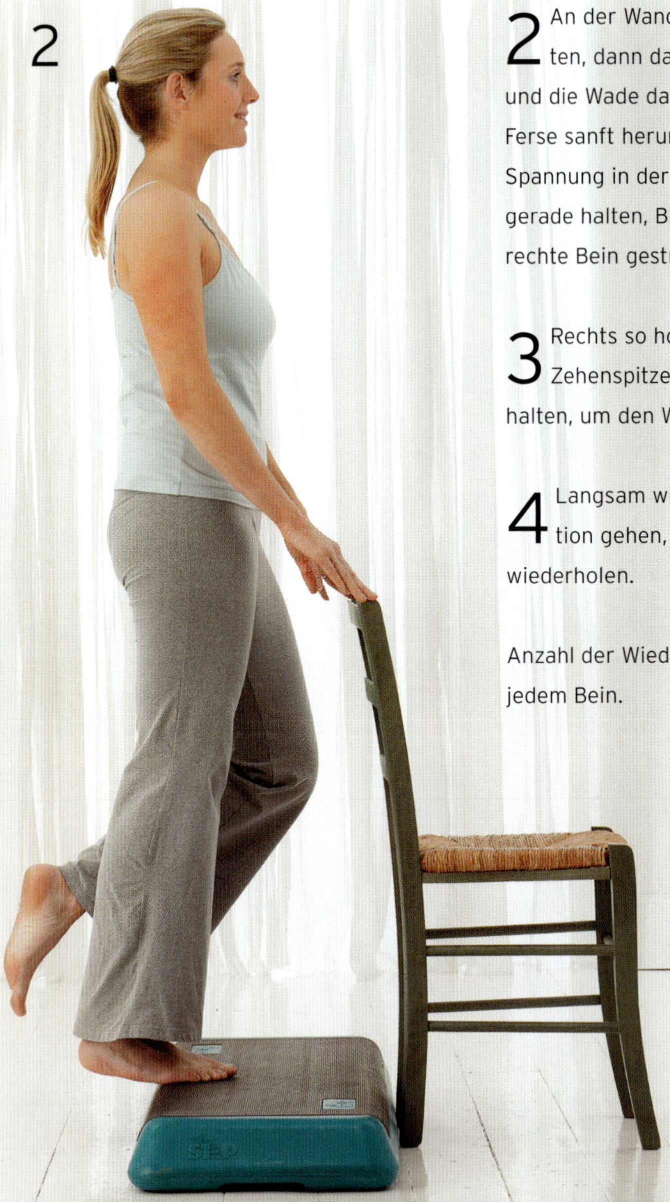

1 Mit beiden Beinen auf einen erhöhten Untergrund wie eine Stufe oder ein sehr dickes Buch stellen. Den rechten Fußballen auf die Kante des Gegenstands setzen, die Ferse hängt in der Luft.

2 An der Wand oder einem Stuhl festhalten, dann das linke Knie leicht beugen und die Wade damit anheben. Die rechte Ferse sanft herunterdrücken, bis Sie die Spannung in der Wade spüren. Den Rücken gerade halten, Blick geradeaus und das rechte Bein gestreckt.

3 Rechts so hoch wie möglich auf die Zehenspitzen stellen und eine Sekunde halten, um den Wadenmuskel zu strecken.

4 Langsam wieder in die Anfangsposition gehen, dann mit dem linken Bein wiederholen.

Anzahl der Wiederholungen: bis 10 auf jedem Bein.

HINWEIS

Führen Sie die Bewegung kontrolliert aus, damit Sie nicht von dem erhöhten Gegenstand herunterrutschen. Es macht nichts, wenn Sie weniger als 10 Wiederholungen auf jedem Fuß innerhalb von 30 Sekunden schaffen.

Supermann

Für diese Übung brauchen Sie einen guten Gleichgewichtssinn. Haben Sie also Geduld, wenn Sie es beim ersten Mal nicht schaffen. Die Übung stärkt zudem die Stabilität der Wirbelsäule und die Belastbarkeit der Gelenke sowie die Hauptmuskelgruppen in den Oberschenkeln.

1 In den Vierfüßlerstand gehen.

2 Bauchmuskeln anspannen. Den rechten Arm gerade nach vorn und das linke Bein nach hinten ausstrecken, dabei Ellbogen und Knie nicht ganz durchdrücken. Mit den Bauchmuskeln gegen ein Durchhängen des Rückens arbeiten – das beugt Verletzungen vor. Sie werden die Spannung im ausgestreckten Oberschenkel spüren. Um den Effekt zu erhöhen, strecken Sie auch den Fuß ganz aus – so werden die Muskeln stärker angespannt. Kopf und Nacken in einer Linie mit dem Rücken halten und den Kopf nicht drehen.

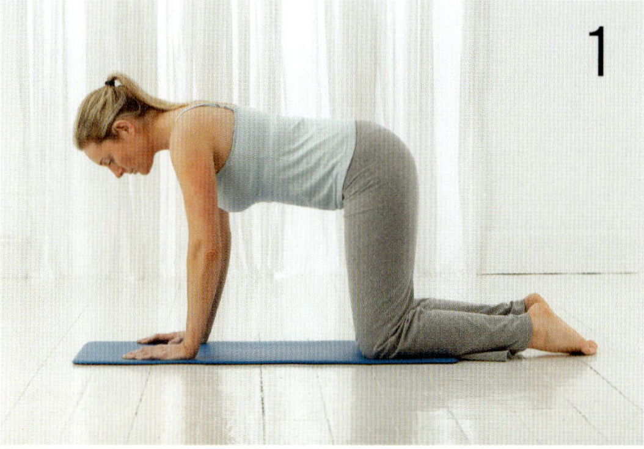

1

3 Langsam wieder in die Anfangsposition gehen und mit dem linken Arm und rechten Bein wiederholen.

Anzahl der Wiederholungen: Anfänger sollten die Position 12 Sekunden halten, dann wechseln. Wenn Ihnen dies leicht fällt, können Sie Arm und Bein vor- und zurückbewegen, um den Trainingseffekt zu steigern.

HINWEIS

Machen Sie die Übung auf einem weichen Teppich oder einer Gymnastikmatte, um die Knie zu schonen.

2

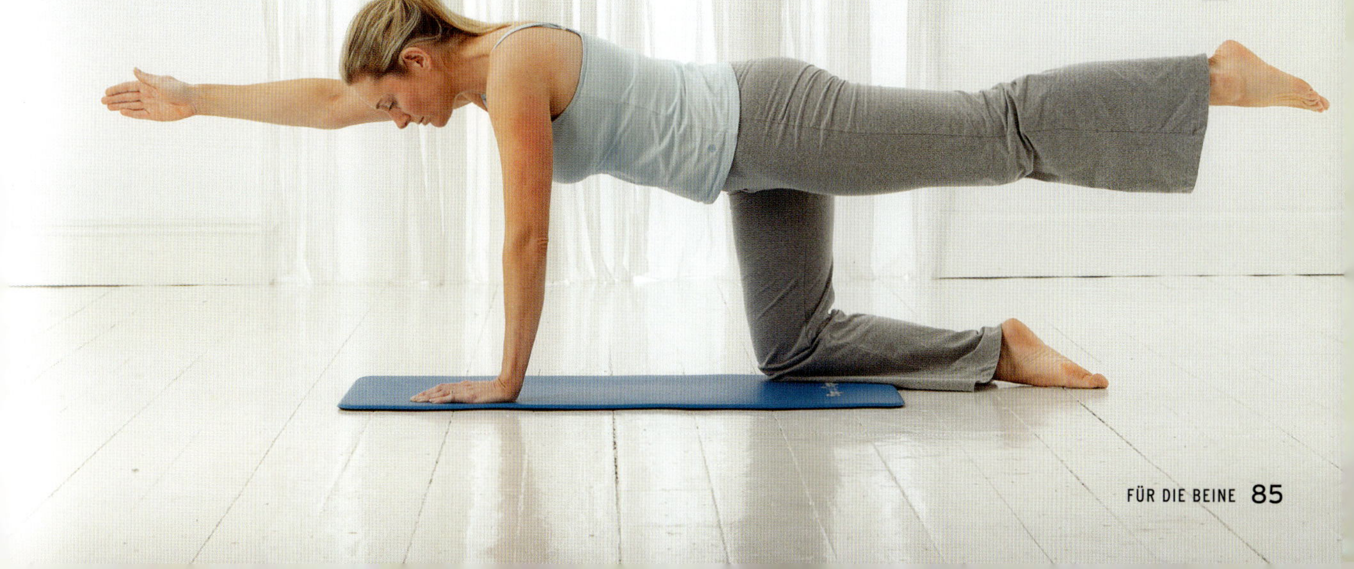

FÜR DIE BEINE

Rückwärtiger Ausfallschritt

Diese Übung trainiert den Quadrizeps vorn an den Oberschenkeln. Der auch vierköpfiger Schenkelstrecker genannte Muskel befindet sich zwischen Hüfte bzw. Gesäß und Knie.

1 Hinstellen, die Füße hüftbreit auseinander. Die Hände in die Hüften stützen.

2 Mit dem rechten Fuß fest auf dem Boden bleiben, mit dem linken Bein einen Schritt nach hinten machen. Dabei das Knie beugen, bis es etwa 15 cm über dem Boden ist. Sie sollten auf dem linken Fußballen stehen und werden die Spannung im vorderen linken Oberschenkelmuskel spüren.

3 Wieder in die Anfangsposition gehen und mit dem anderen Bein wiederholen.

Anzahl der Wiederholungen: 3 mit jedem Bein, wenn möglich auch mehr.

HINWEIS

Achten Sie darauf, dass hinter Ihnen genug Platz für den Schritt vorhanden ist. Um das Training noch anspruchsvoller zu machen, können Sie während der Übung Hanteln tragen.

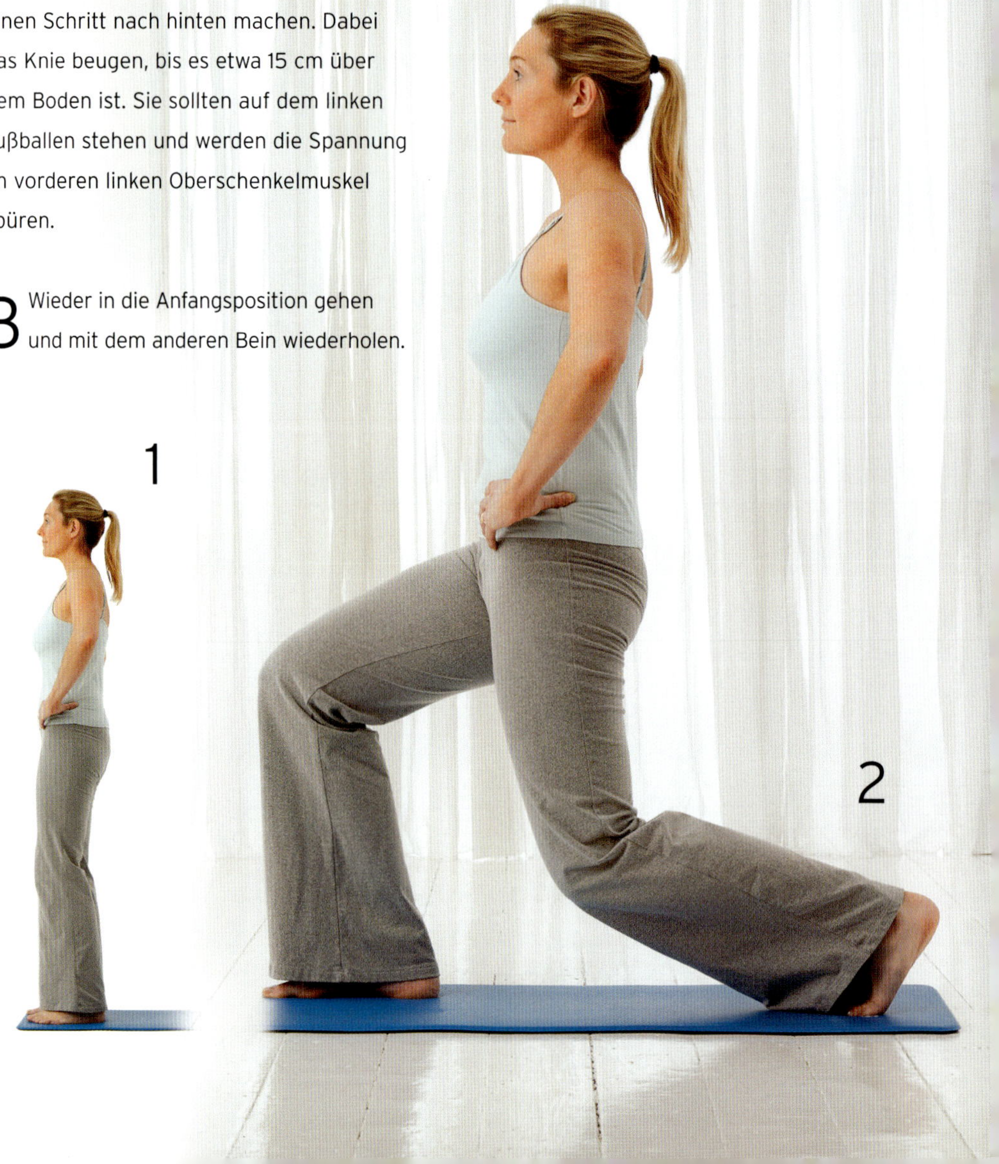

Seittritt

Der Seittritt ist eine energetische Übung, die den Herzschlag erhöht und Kalorien verbrennt. Oberschenkelmuskulatur und Quadrizeps werden gestärkt und auch die Taille wird trainiert.

1 Hinstellen, die Füße hüftbreit auseinander. Die Hände in Brusthöhe halten und die Fäuste leicht ballen. Dabei die Ellbogen gebeugt und eng am Körper halten, um das Gleichgewicht nicht zu verlieren.

2 Das rechte Bein anheben und mit einer schnellen, kontrollierten Bewegung zur Seite austreten. Das Bein nicht sprungfederartig bewegen, da Knie oder Hüfte gestaucht werden können.

3 Langsam wieder in die Anfangsposition gehen und die Übung wiederholen, bis 30 Sekunden verstrichen sind. Dann das Bein wechseln.

Anzahl der Wiederholungen: 10 mit jedem Bein.

1

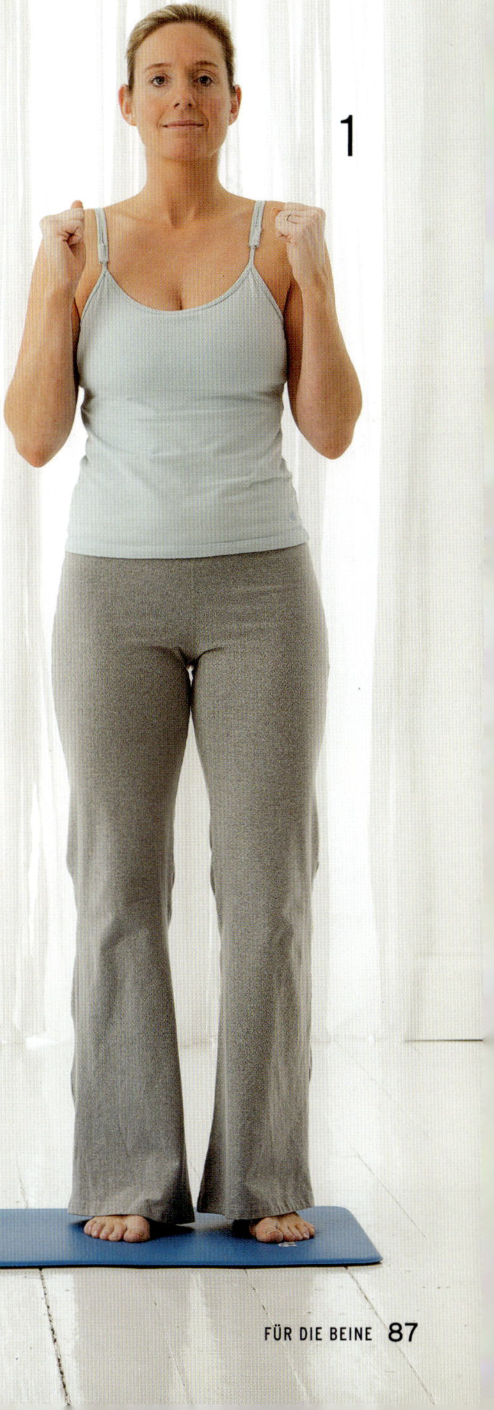

2

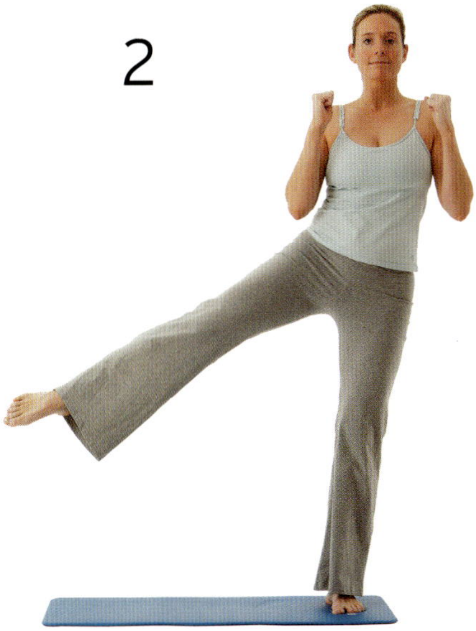

HINWEIS

Wenden Sie beim Seittritt nicht zu viel Kraft auf, da Sie eine Muskelzerrung oder ein verstauchtes Knie davontragen könnten.

FÜR DAS GESÄSS

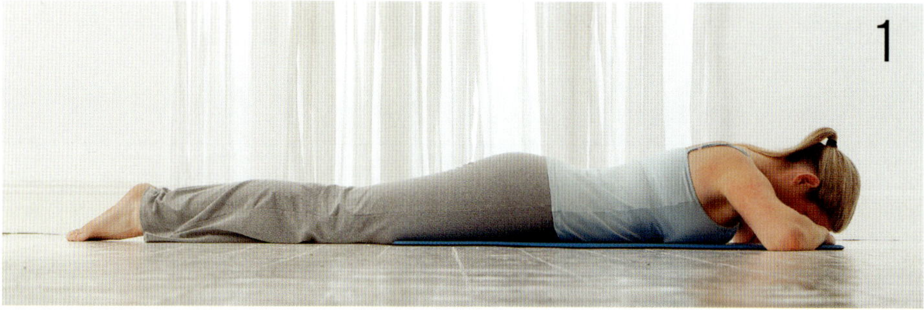

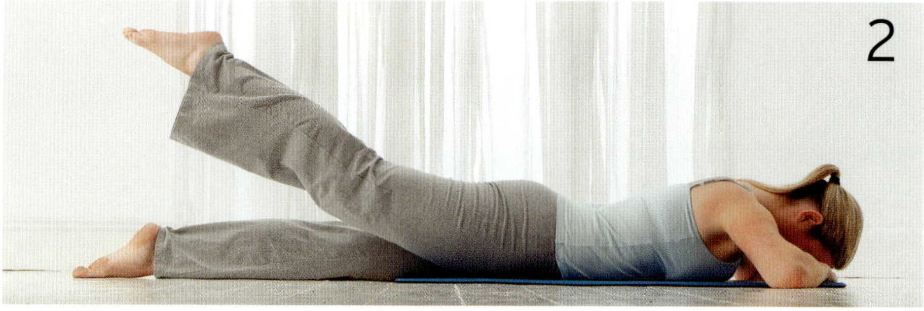

Bein nach hinten in Bauchlage

Diese Übung stärkt sowohl den größten Gesäßmuskel (M. glutaeus maximus) als auch den Lendenbereich.

1 Auf den Bauch legen, die Stirn ruht auf den Handrücken. Nacken und Wirbelsäule müssen in einer Linie sein.

2 Das Gesäß zusammenkneifen – so wird die Übung noch effektiver. Die Bauchmuskeln anspannen und das rechte Bein langsam anheben, bis Sie die Spannung im Gesäß spüren. Das Bein gestreckt und das Knie leicht gebeugt halten. Sie sollten keinen Schmerz in der Lende spüren.

3 Das rechte Bein wieder in die Anfangsposition absenken und abwechselnd mit dem linken und rechten Bein wiederholen, bis 30 Sekunden verstrichen sind.

Anzahl der Wiederholungen: bis 3 Einheiten mit je 10 Wiederholungen. Auch möglich: 5 Einheiten mit je 6 Wiederholungen und einer kleinen Pause dazwischen.

HINWEIS
Das Bein nicht zu hoch halten, da der Rücken sonst gekrümmt wird und die Muskeln überdehnt werden.

Ausfallschritt

Anders als beim rückwärtigen Ausfallschritt, der die Beinmuskeln fordert, trainiert diese Übung die Gesäßmuskeln, da das Hauptgewicht des Körpers nach vorn verlagert wird und das Gesäß hier die Hauptarbeit leisten muss. Ausfallschritte eignen sich sehr gut zur Muskelstärkung.

1 Hinstellen, die Füße hüftbreit auseinander. Die Hände an die Hüften oder an die Seiten legen.

2 Mit dem rechten Bein einen Schritt nach vorn machen, das Knie so weit beugen, dass es fast im rechten Winkel zum Boden steht. Den rechten Fuß flach am Boden halten. Das linke Knie sollte leicht gebeugt sein, der linke Fußballen steht hinten Ihnen auf dem Boden, die Ferse ist leicht angehoben.

3 1 Sekunde halten, dann das rechte Bein über den Boden wieder in die Anfangsposition ziehen.

4 Mit dem anderen Bein wiederholen, bis 30 Sekunden verstrichen sind.

Anzahl der Wiederholungen: in der vorgegebenen Zeit bis 10 Ausfallschritte (5 auf jeder Seite).

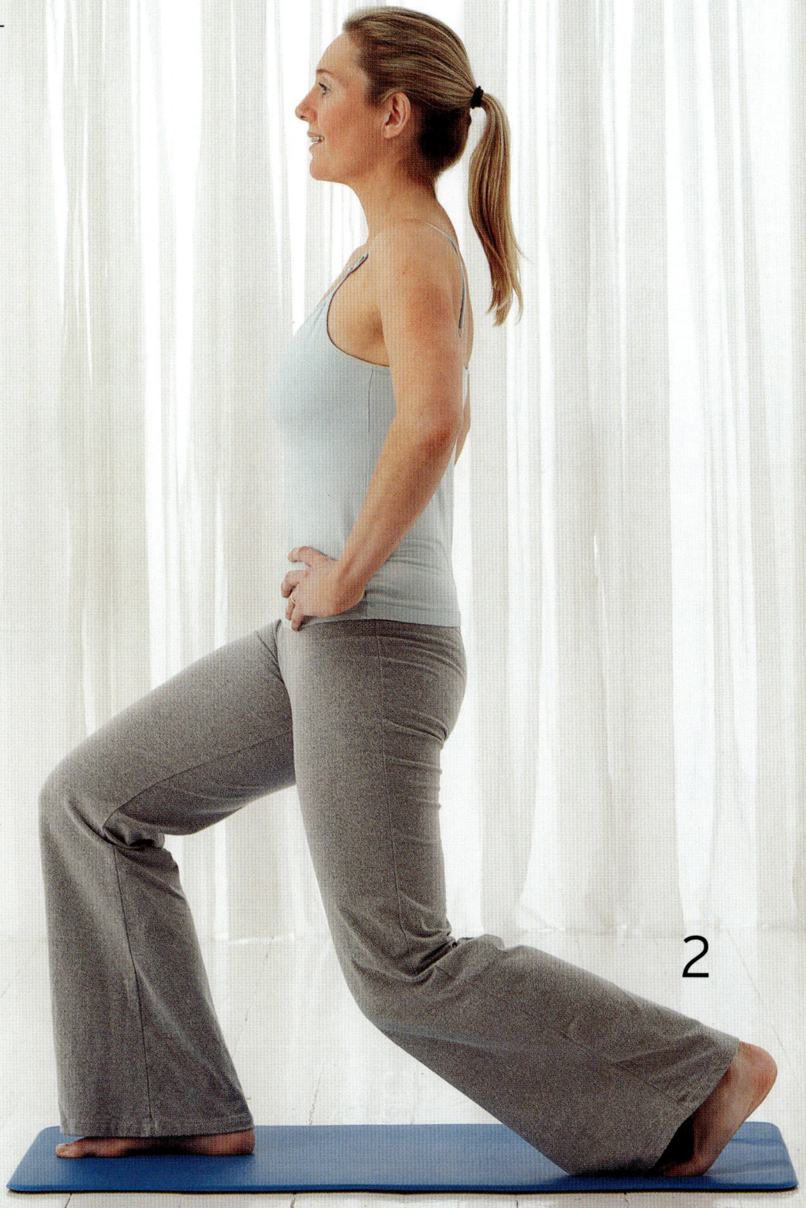

2

HINWEIS

Machen Sie den Ausfallschritt nicht zu schnell und gehen Sie nicht so tief hinunter, dass das Knie den Boden berührt. Nehmen Sie sich die Zeit, die Sie brauchen.

Kran

Diese Übung ähnelt dem Supermann, wird jedoch im Stehen ausgeführt. Sie trainiert die Gesäß- und Oberschenkelmuskulatur sowie die Muskeln im Lendenbereich. Für diese Übung brauchen Sie einen guten Gleichgewichtssinn, am besten gelingt sie mit langsamen Bewegungen.

1 Auf das linke Bein stellen und ein paar Sekunden lang ausbalancieren.

2 Den linken Arm gerade nach vorn und das rechte Bein nach hinten strecken. Das rechte Bein so weit wie möglich strecken, ohne die Knie durchzudrücken.

3 Den Arm so weit wie möglich ausstrecken und den Oberkörper aus der Hüfte neigen, sodass der linke Arm gen Boden fällt.

4 Langsam aus der Hüfte wieder aufrichten, bis Sie wieder in der Anfangsposition stehen. Auf der anderen Seite wiederholen.

2

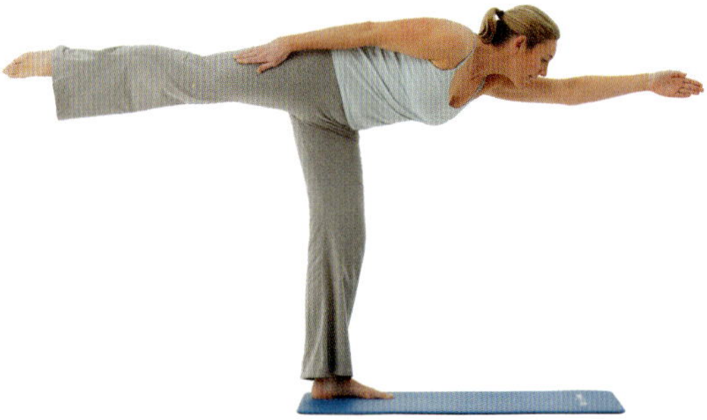

3

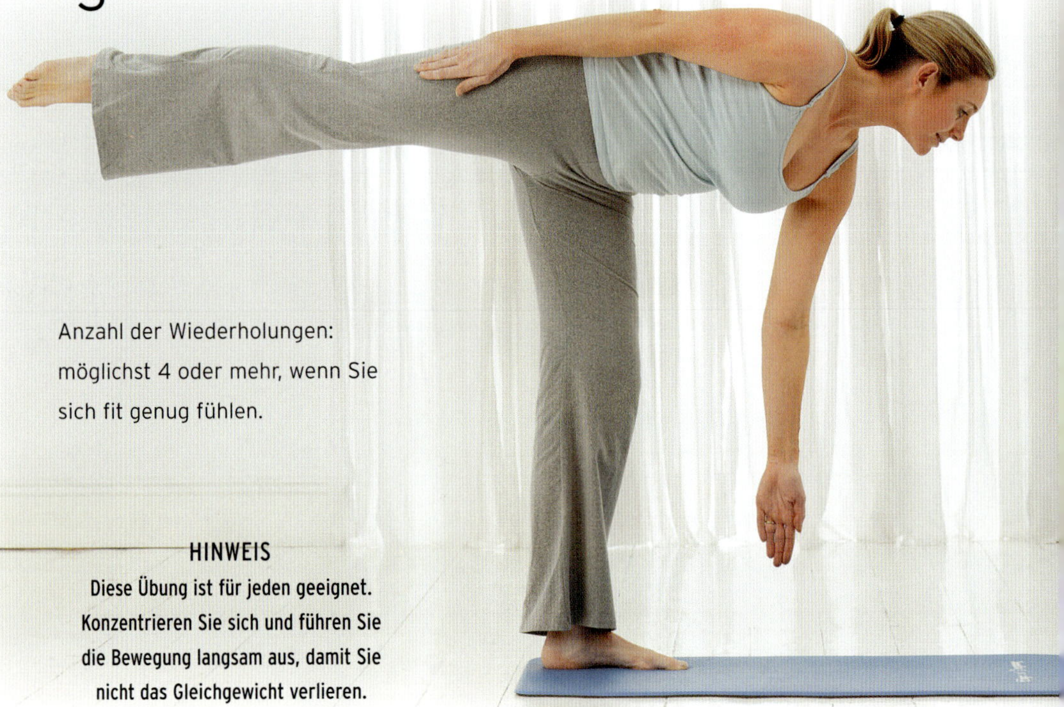

Anzahl der Wiederholungen: möglichst 4 oder mehr, wenn Sie sich fit genug fühlen.

HINWEIS

Diese Übung ist für jeden geeignet. Konzentrieren Sie sich und führen Sie die Bewegung langsam aus, damit Sie nicht das Gleichgewicht verlieren.

Den Boden berühren

Diese Übung erfordert etwas Geschick und ein guten Gleichgewichtssinn, ist allerdings höchst effektiv. Beim Strecken der Hand aus dem Stand bis zum Boden werden wichtige Muskelgruppen am Gesäß und an den Oberschenkeln aktiviert. Dies stärkt die Stabilität der Wirbelsäule. Die Bewegungen sind ähnlich wie beim Kran, doch man beugt sich aus der Hüfte hinunter.

1 Hinstellen, die Füße hüftbreit auseinander. Die Hände an die Hüften oder die Seiten legen. Das rechte Bein vom Boden anheben und ein paar Sekunden ausbalancieren. Sie können kurz mit Ihren Zehenspitzen Halt am Boden suchen, wenn Sie umzukippen drohen.

2 Versuchen Sie, mit dem linken Arm die Zehenspitzen Ihres linken Fußes zu erreichen. Wenn Sie das nicht schaffen, strecken Sie den Arm einfach so weit hinunter wie möglich. Das rechte Bein dabei gerade halten und die Knie leicht gebeugt.

3 Gleichzeitig das rechte Bein nach hinten strecken (das Knie bleibt locker) und den rechten Arm hochstrecken.

4 Langsam in die Anfangsposition gehen und mit dem anderen Bein wiederholen.

Anzahl der Wiederholungen: Die Position etwa 10 Sekunden halten, dann mit dem anderen Bein wiederholen.

1

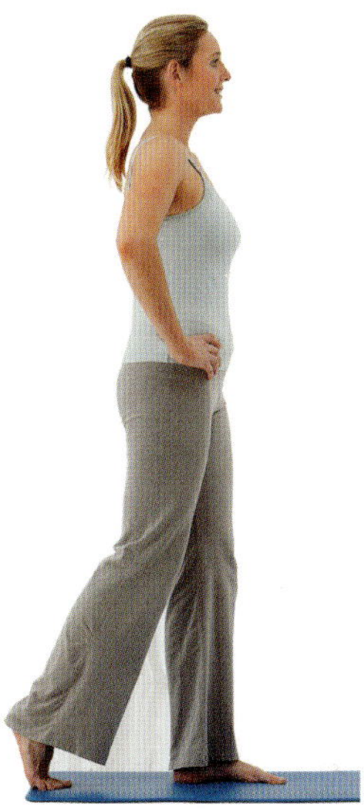

2

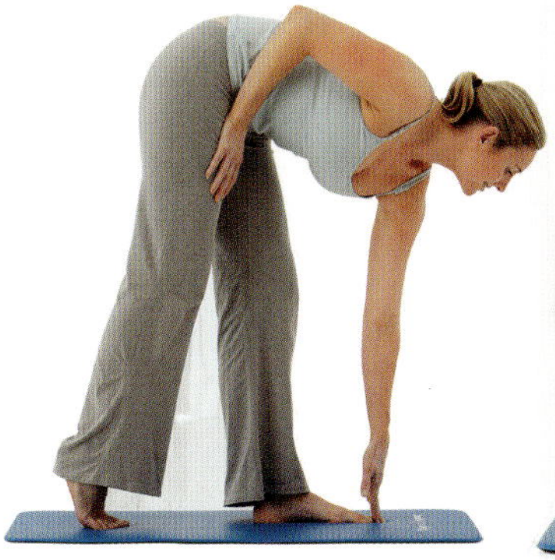

3

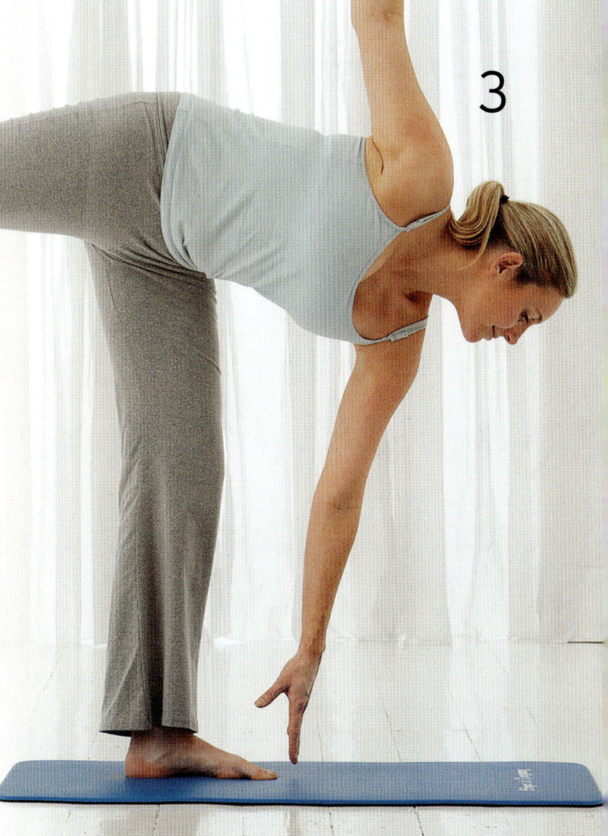

Seitlicher Ausfallschritt

Diese klassische 80er-Jahre-Aerobic-Übung ist so effektiv, dass sie auch heute noch oft genutzt wird. Durch den Schritt zur Seite werden alle Muskeln am Gesäß und der Oberschenkelinnenseite trainiert.

1 Hinstellen, die Füße leicht nach außen gestellt und flach auf dem Boden. Die Hände an die Hüften oder an die Seiten legen.

2 Mit dem rechten Bein einen Schritt zur Seite machen. Das rechte Knie beugen und so ein paar Zentimeter in die Hocke gehen. Das gesamte Körpergewicht auf das rechte Bein verlagern. Beide Füße sind dabei immer fest am Boden.

3 Mit dem rechten Fuß vom Boden abstoßen und wieder in die Anfangsposition gehen.

4 Die Bewegung mit dem linken Bein wiederholen. Dann abwechselnd links und rechts wiederholen, bis 30 Sekunden verstrichen sind.

Anzahl der Wiederholungen: bis 10 seitliche Ausfallschritte mit jedem Bein.

1

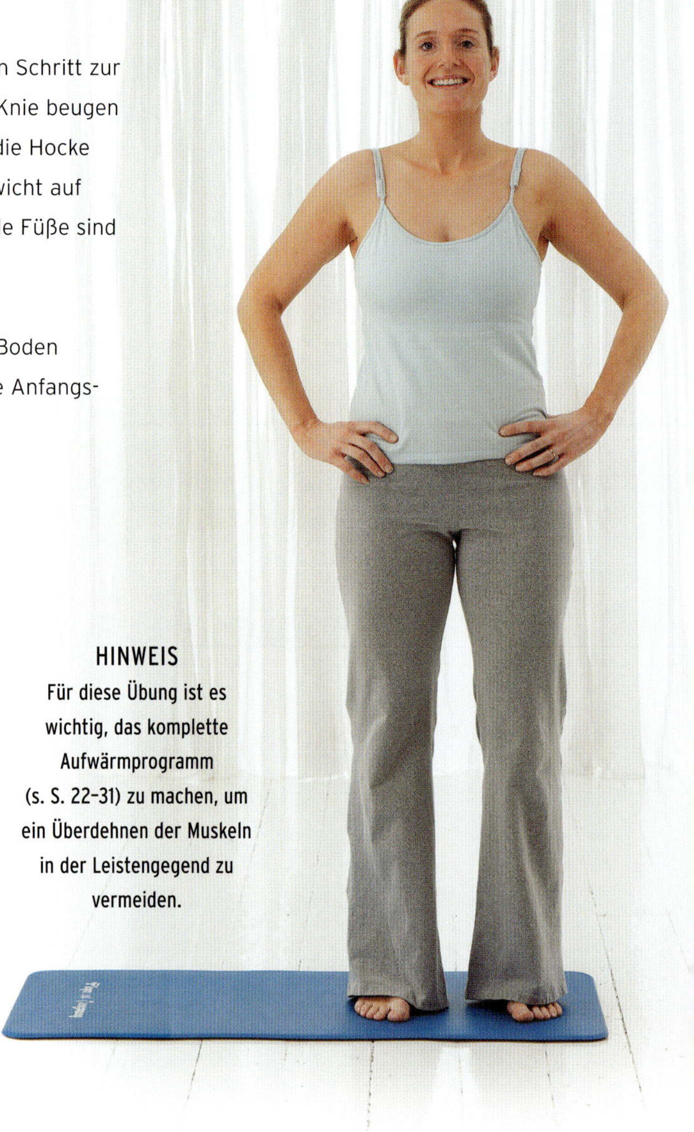

2

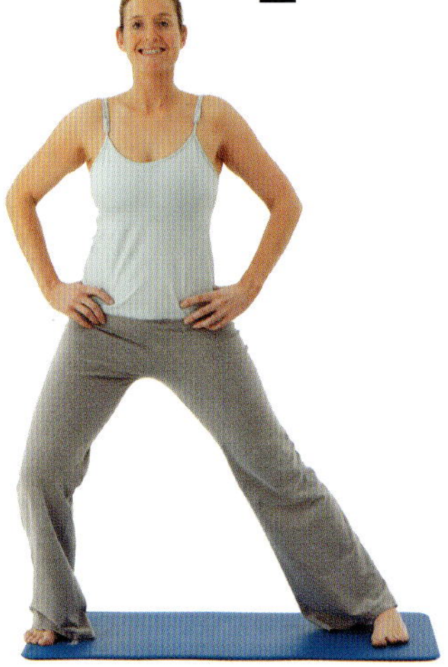

HINWEIS

Für diese Übung ist es wichtig, das komplette Aufwärmprogramm (s. S. 22–31) zu machen, um ein Überdehnen der Muskeln in der Leistengegend zu vermeiden.

Stepping

Diese Übung wird Sie richtig ins Schwitzen bringen! Beim Stufensteigen wird der größte Gesäßmuskel (*M. glutaeus maximus*) gezwungen, sich zusammenzuziehen, was zu einem wohlgeformten Gesäß verhilft.

1 Vor eine Treppe oder ein sehr dickes Buch stellen. Die Hände an die Hüften oder an die Seiten legen.

2 Mit dem linken Fuß auf die Treppe steigen, dann das rechte Bein folgen lassen.

3 Zunächst mit dem linken und danach mit dem rechten Bein wieder heruntergehen.

4 Wiederholen, diesmal zuerst mit dem rechten Bein.

Anzahl der Wiederholungen: innerhalb von 30 Sekunden mindestens 15 oder mehr.

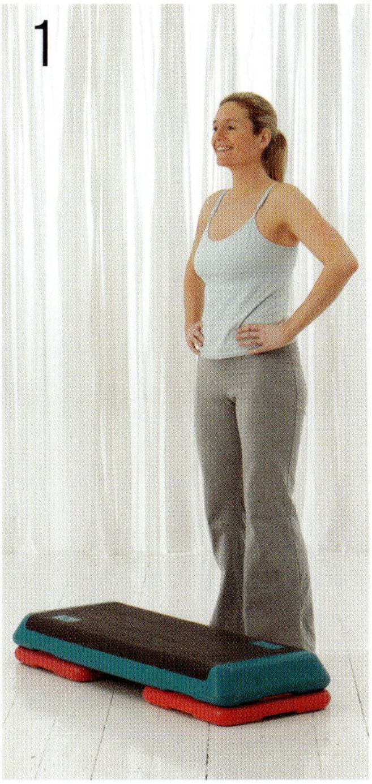

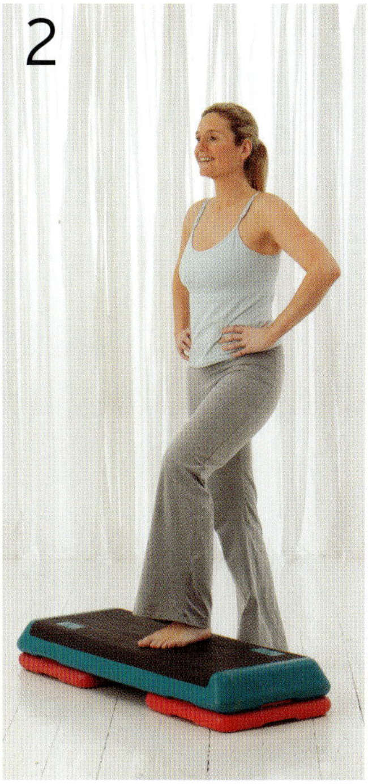

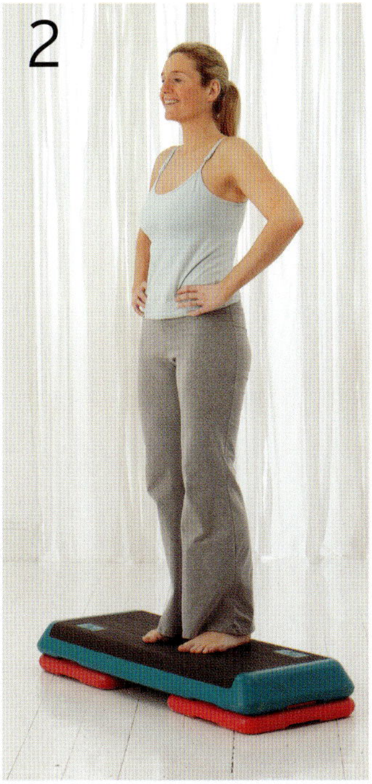

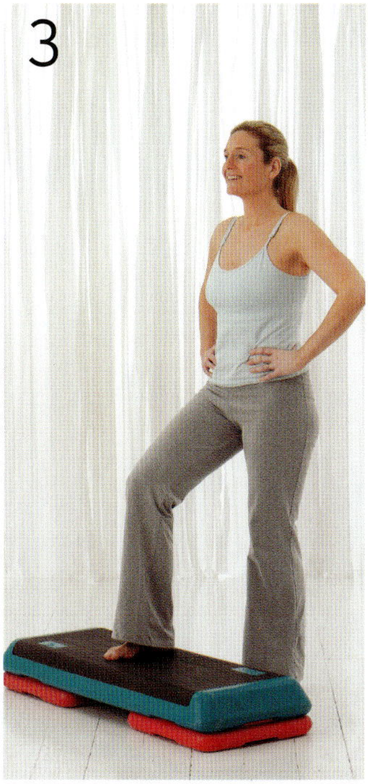

HINWEIS

Wenn Sie dabei Schuhe tragen wollen, wählen Sie feste Sportschuhe und keine Hausschuhe oder ähnliches, da sie damit von der Stufe rutschen könnten. Führen Sie die Übung langsam aus.

FÜR DEN BAUCH

Umkehr-Curl

Bei dieser sehr intensiven Übung können Sie spüren, wie alle Bauchmuskeln beansprucht werden. Je stärker Sie sich konzentrieren, desto größer ist die Wirkung.

1 Auf den Rücken legen, die Lende liegt am Boden an. Dies erreichen Sie, wenn Sie die Bauchmuskeln anspannen, indem Sie den Nabel in Richtung Rückgrat ziehen.

2 Die Knie im rechten Winkel beugen, die Unterschenkel kreuzen. Die Hände liegen seitlich am Boden als Stütze.

3 Heben Sie Gesäß und Lende mithilfe der Bauchmuskeln in einer langsamen, kontrollierten Bewegung an. Versuchen Sie, Knie und Füße zur Decke zu strecken. Strecken Sie nur bis zu dem Punkt, an dem Sie die Spannung in den Muskeln spüren.

4 Beim Strecken langsam bis 2 zählen, beim Absenken dasselbe.

5 Die Streckungen und Absenkungen 30 Sekunden lang wiederholen. Dann die Füße auf den Boden setzen und wieder in die Anfangsposition gehen.

Anzahl der Wiederholungen: bis zu 7-mal innerhalb der 30 Sekunden.

HINWEIS

Legen Sie sich auf eine Gymnastikmatte oder einen weichen Teppich, um eine Prellung der Wirbelsäule zu vermeiden. Als Anfänger ist es oft einfacher, die Knie mithilfe der Bauchmuskeln in Richtung Brust zu beugen und nicht zur Decke zu strecken.

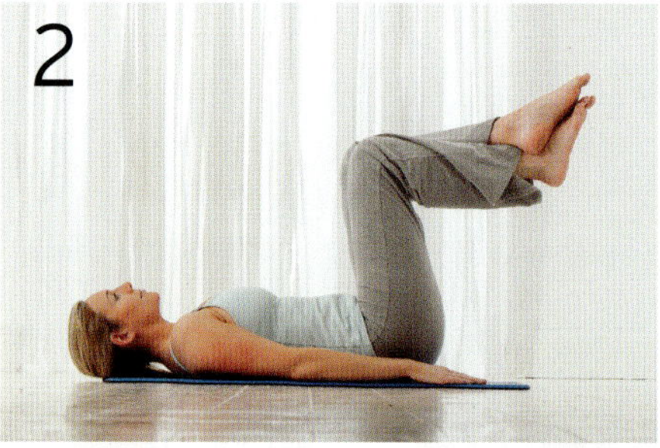

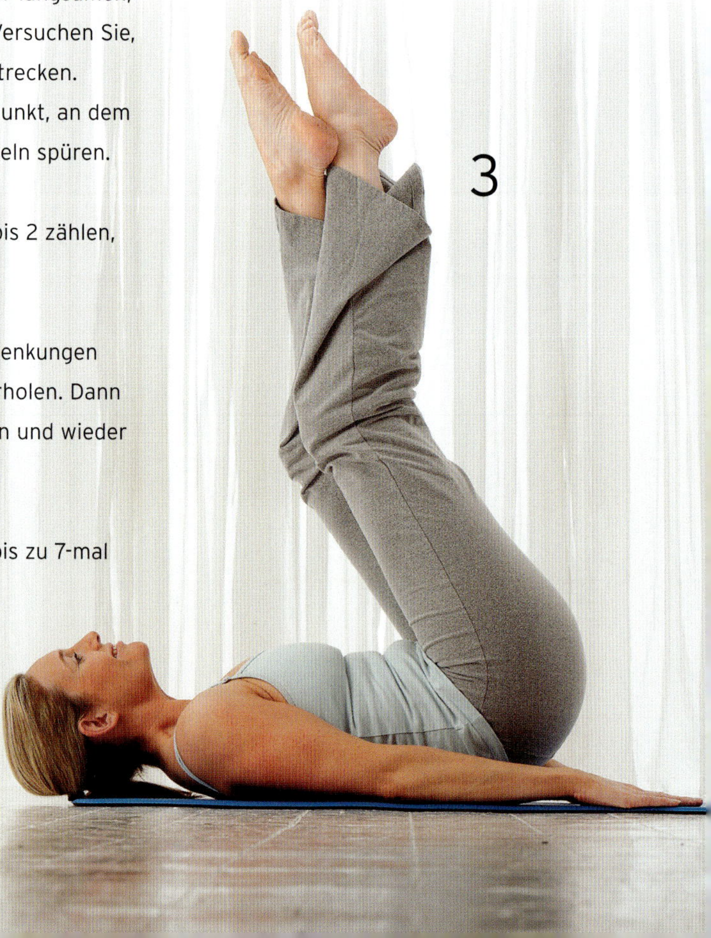

Liegestütz

Auf den ersten Blick mag er vielleicht einfach erscheinen, doch richtig ausgeführt ist der Liegestütz eine der anstrengendsten Übungen in diesem Buch und trainiert die Bauchmuskeln sehr effektiv. Anfänger finden es oft schwierig, die Übung 30 Sekunden lang durchzuhalten. Versuchen Sie allerdings, am Ende der zwei Wochen die 30 Sekunden komplett zu machen.

1 Auf den Bauch legen, die Stirn ruht auf den Handrücken.

2 Die Hände mit gebeugten Ellbogen über den Boden ziehen, dabei aus den Schultern heraus drehen, bis Sie die perfekte Liegestützposition etwa auf Brusthöhe gefunden haben.

3 Auf die Zehen stellen und mit den Armen vom Boden abdrücken. Die Ellbogen dabei nicht durchdrücken, Kopf und Schultern entspannt und in einer Linie mit der Wirbelsäule halten.

4 10 Sekunden halten, dann langsam wieder auf den Boden senken. Während der Übung gleichmäßig atmen.

Anzahl der Wiederholungen: mit 3 Einheiten je 10 Sekunden starten, dann am Ende der 2 Wochen den Liegestütz die kompletten 30 Sekunden halten.

HINWEIS

Diese Übung ist recht anspruchsvoll, also überstrecken Sie sich nicht. Anfangs können Sie vielleicht nur 5 Sekunden halten, aber Übung macht den Meister.

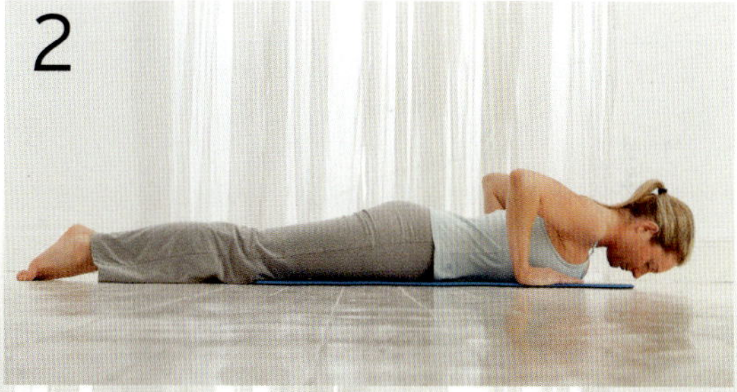
2

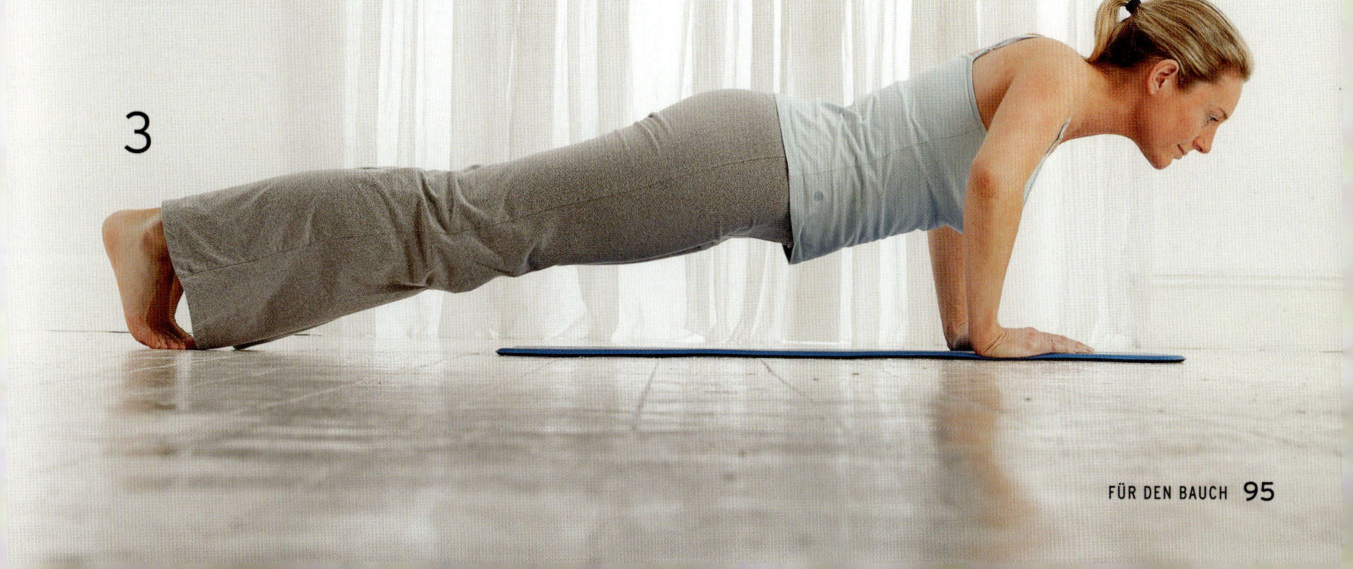
3

FÜR DEN BAUCH

2

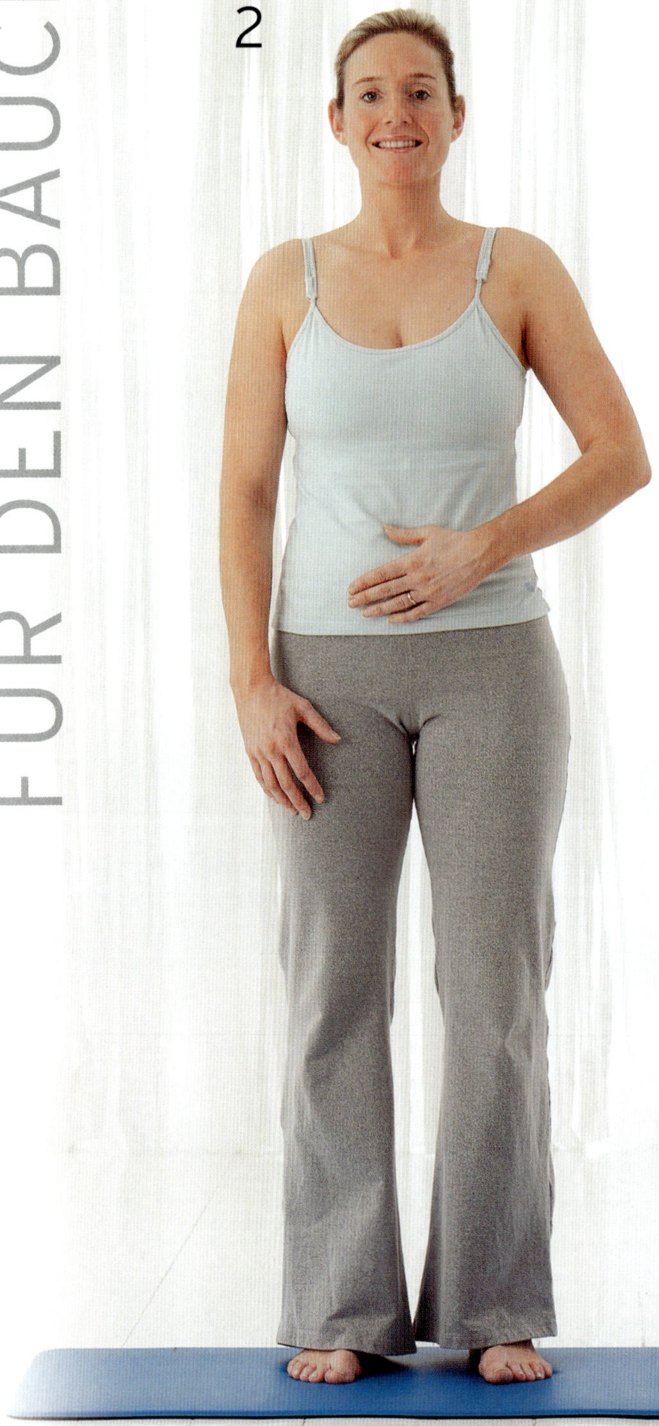

Baucheinzieher

Mit dieser Übung wird Ihr querer Bauchmuskel (*M. transversus abdominis*) trainiert. Er bildet die tiefste Schicht aller Bauchmuskeln und formt zusammen mit den schrägen Bauchmuskeln die Taille. Mit dieser Übung ist der Grundstein für einen flacheren Bauch gelegt.

1 Hinstellen, die Füße hüftbreit auseinander, die Hände liegen an den Seiten.

2 Langsam die Bauchmuskeln anspannen, indem der Nabel in Richtung Wirbelsäule gezogen wird. Nicht die Luft anhalten! Mit einer Hand auf dem Bauch können Sie die angespannten Muskeln spüren. Die beste Wirkung erzielen Sie, wenn Sie sich darauf konzentrieren, was Sie tun und wie es sich anfühlt.

3 Langsam entspannen und wieder von vorn beginnen.

Anzahl der Wiederholungen: 3-mal jeweils 10 Sekunden halten.

HINWEIS

Diese Übung kann auch auf einem Stuhl sitzend ausgeführt werden.

Hüftdrehung

Hier brauchen Sie viel Platz um sich herum, denn Sie müssen mit den Armen schwingen können, ohne anzustoßen. Diese Übung macht nicht nur viel Spaß, sondern trainiert auch die schrägen Bauchmuskeln sehr intensiv, die zusammen mit dem queren Bauchmuskel die Taille formen.

1 Hinstellen, die Füße hüftbreit auseinander, die Hände an den Seiten, die Knie leicht gebeugt.

2 Die Arme nach vorn ausstrecken und die Hände locker zu Fäusten ballen.

3 Die Arme von links nach rechts schwingen lassen, dabei fest auf dem Boden stehen, die Hüfte zeigt nach vorn. Langsam beginnen, dann die Geschwindigkeit erhöhen. Immer darauf achten, dass der Stand fest ist und die Bewegung kontrolliert ausgeführt wird.

4 Nach 30 Sekunden in die Anfangsposition gehen und die Arme wieder an die Seiten legen.

Anzahl der Wiederholungen: so viele wie möglich innerhalb der 30 Sekunden.

HINWEIS

Passen Sie auf, dass Sie von Ihrem eigenen Schwung nicht umgerissen werden, sonst können Muskeln überstreckt werden. Auch ein langsameres Tempo ist in Ordnung.

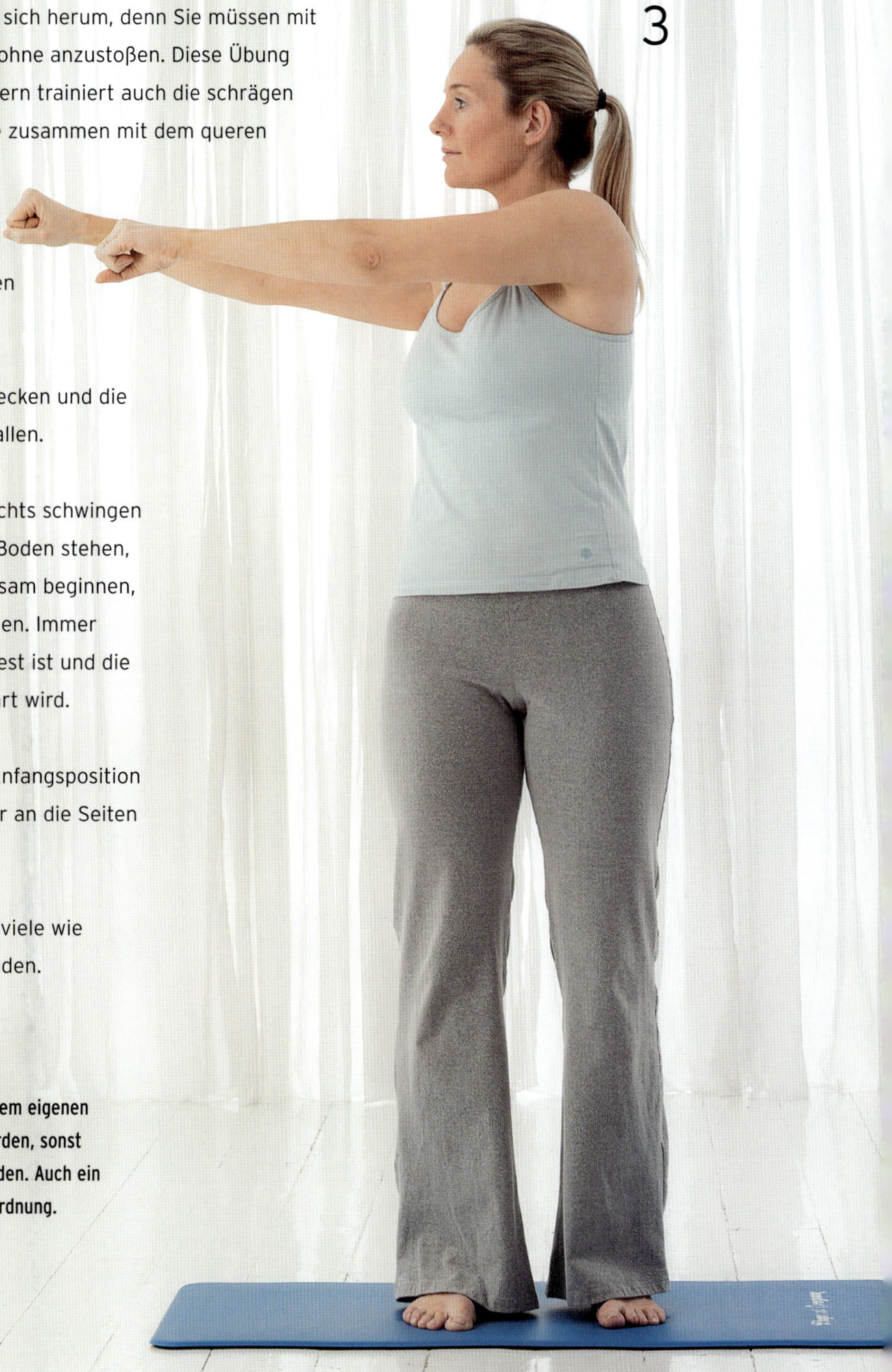

3

Crunches

Diese Übungen trainieren die Bauchmuskeln sehr intensiv und unterstützen Sie auf dem Weg zu einem flachen, festen Bauch.

1 Auf den Rücken legen, die Knie anwinkeln, die Füße stehen hüftbreit geöffnet flach auf dem Boden. Der Lendenbereich liegt am Boden an. Die Hände hinter den Kopf legen, um den Nacken zu stützen.

2 Durch Ziehen des Nabels in Richtung Wirbelsäule die Bauchmuskeln anspannen und den Oberkörper so weit wie möglich hochbeugen, ohne die Lendenwirbel zu krümmen. Entscheidend ist nicht, wie hoch Sie kommen, sondern die Aufwärtsbewegung. Je mehr Sie sich hier fordern (nicht überfordern!), desto effektiver ist die Übung. Mit der Zeit werden Sie immer höher kommen.

3 Wenn es zu hart wird, verschnaufen Sie 1 Sekunde. Dazu senken Sie den Rücken langsam wieder in die Anfangsposition ab und wiederholen dann.

Anzahl der Wiederholungen: so viele 5er-Einheiten wie möglich, eine kurze Pause dazwischen. Nach 2 Wochen sollten Sie die Crunches 30 Sekunden lang kontinuierlich ausführen können.

HINWEIS

Heben Sie den Oberkörper nicht mit dem Nacken an. Nackenschmerzen können sonst die Folge sein. Stützen Sie den Nacken mit den Händen, doch nutzen Sie nicht die Arme, um den Körper anzuheben – dies ist allein Aufgabe der Bauchmuskeln.

1

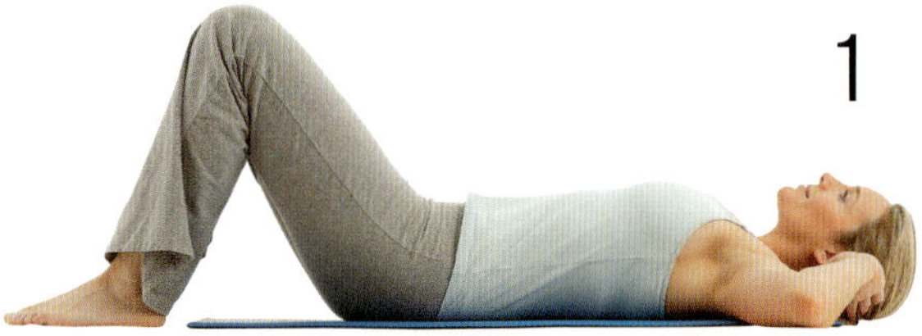

3

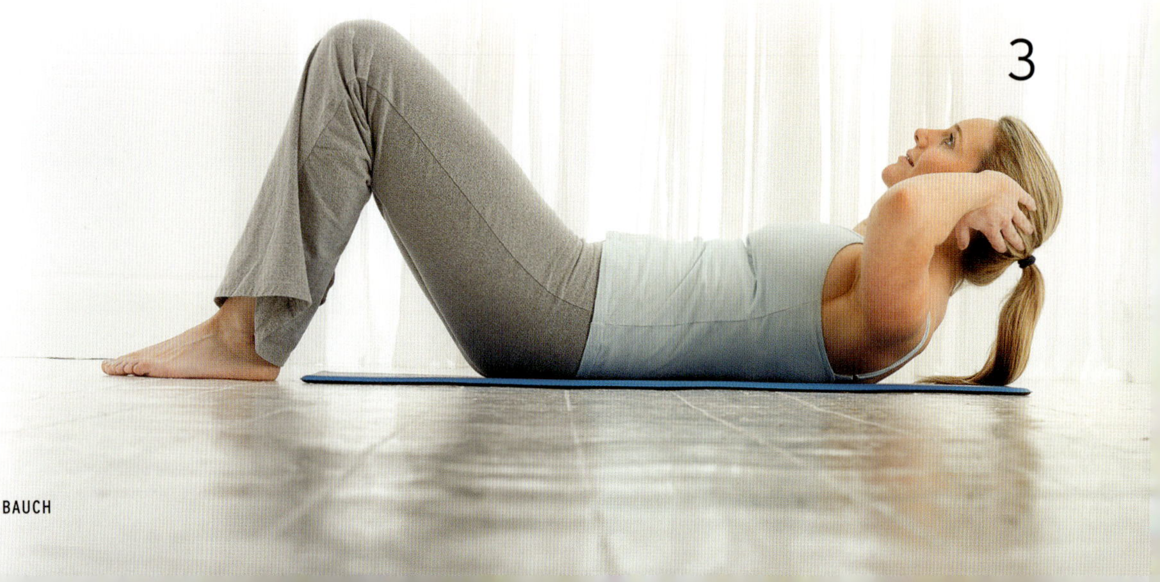

Fahrrad

Diese Übung erinnert an die Crunches, doch werden hier durch Drehung der Ellbogen zum entgegengesetzten Knie die schrägen Bauchmuskeln trainiert, die zusammen mit dem queren Bauchmuskel die Taille bilden. Sie bekommen mit dieser Übung also eine schmalere, festere Taille.

1 Auf den Rücken legen, die Knie sind angewinkelt und die Füße stehen flach auf dem Boden.

2 Die Hände hinter den Kopf legen und den Oberkörper mit den Bauchmuskeln anheben, der Lendenbereich bleibt fest am Boden.

3 Den rechten Fuß anheben und das rechte Bein um 90 Grad anwinkeln.

4 Vorsichtig den Oberkörper drehen und den linken Ellbogen in Richtung rechtes Knie führen. Sie müssen sich nicht berühren.

5 1 Sekunde halten, dann wieder in die Ausgangsposition gehen. Die Bewegung mit dem rechten Ellbogen und dem linken Knie wiederholen.

6 Die Übung 30 Sekunden lang ausführen, dabei immer wieder die Seiten wechseln.

Anzahl der Wiederholungen: so viele wie möglich in 30 Sekunden, bis 12. Bei Bedarf eine kleine Pause dazwischen machen, z. B. nach jeder 6er-Einheit.

HINWEIS

Kopf und Nacken müssen immer in einer Linie mit der Wirbelsäule sein. Richten Sie den Blick zur Decke, so kann ein Überstrecken des Nackens verhindert werden.

3

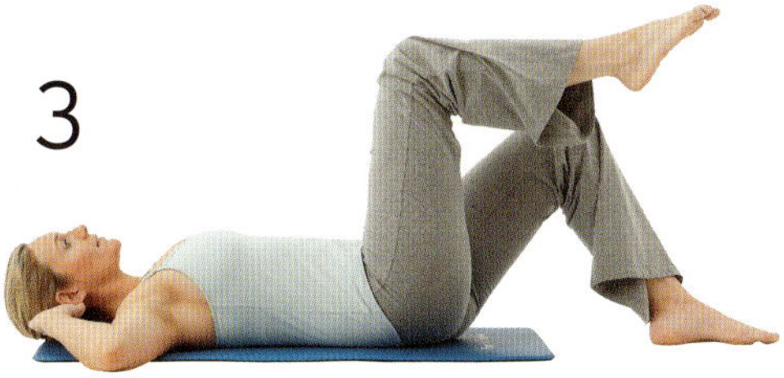

4

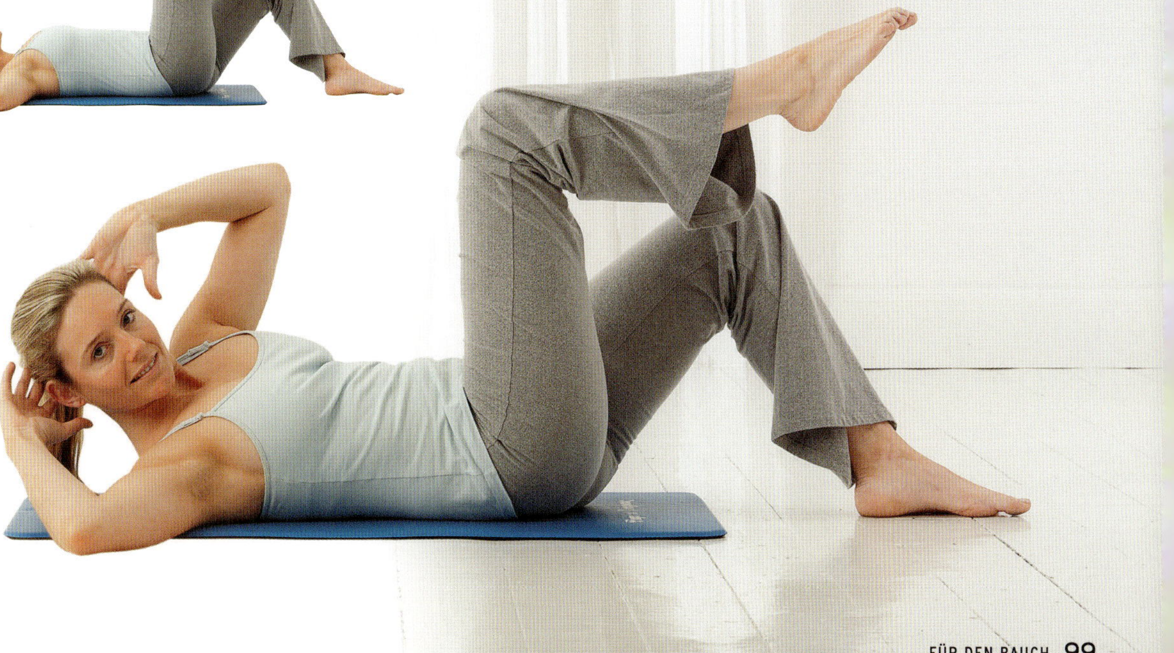

Push-ups

Mit dieser Übung können Sie die wichtigsten Muskeln in den Armen stärken. Zudem festigen Sie den gesamten Oberkörper und wirken einer birnenförmigen Figur entgegen.

1 Auf den Bauch legen, die Stirn auf den Handrücken. Die Hände zur Seite ziehen, bis sie auf Schulterhöhe sind, und dann die ideale „Push-up-Position" etwa in Brusthöhe finden.

HINWEIS

Durch Anspannen der Bauchmuskeln bleibt der Rücken gerade und das Verletzungsrisiko wird verringert. Wenn Ihnen diese Push-ups leicht fallen, strecken Sie die Beine ganz aus, heben Sie die Knie an und stellen Sie sich auf die Zehenspitzen. So wird die Übung intensiver.

2 Den Oberkörper mit den Armen vom Boden drücken, die Knie leicht in Richtung Brust ziehen, sie bleiben am Boden, um die Hauptlast des Körpergewichts zu tragen. Die Füße an den Knöcheln überkreuzen und etwas vom Boden anheben. So wird das Körpergewicht wieder auf die Arme verlagert.

3 Die Ellbogen beugen und den Oberkörper langsam zum Boden senken. Kopf und Schultern dabei immer in einer Linie mit der Wirbelsäule halten. Dann den Oberkörper mit den Armen hochdrücken. Versuchen Sie, die Arme ganz zu strecken, aber nicht durchzudrücken, die Ellbogen bleiben locker. Die Bewegung wiederholen.

Anzahl der Wiederholungen: 2 10er-Einheiten innerhalb von 30 Sekunden.

2

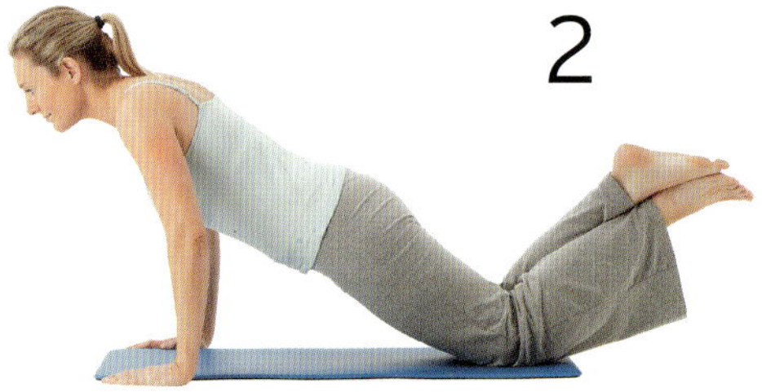

3

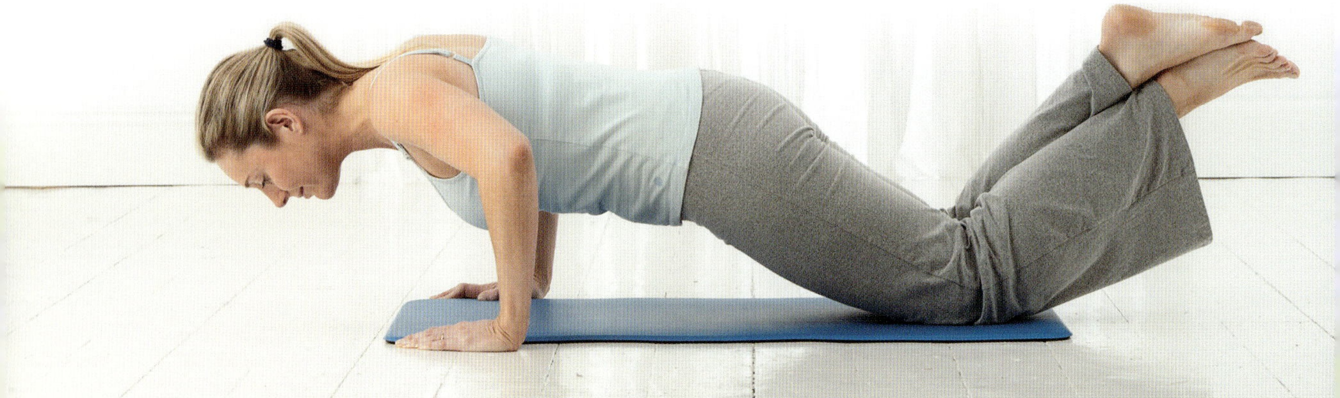

Bizeps-Curl

Der Bizeps ist der Muskel an der Vorderseite des Oberarms. Er ist recht leicht zu trainieren. Mithilfe dieser Übungen werden Sie schon bald wohlgeformte Oberarme bekommen, die Eindruck machen.

1 Hinstellen, die Füße hüftbreit geöffnet, die Knie leicht gebeugt. Die Hände halten ungeöffnete Konservendosen oder kleine Hanteln.

2 Die Arme nach vorn ausstrecken, die Handflächen zeigen dabei nach oben.

3 Die Ellbogen beugen und beide Arme im rechten Winkel aufrichten.

4 Die Arme wieder ganz ausstrecken, die Ellbogen bleiben dabei locker.

5 Dies wiederholen, bis 30 Sekunden verstrichen sind.

Anzahl der Wiederholungen: so viele wie möglich innerhalb von 30 Sekunden, dabei nicht hetzen.

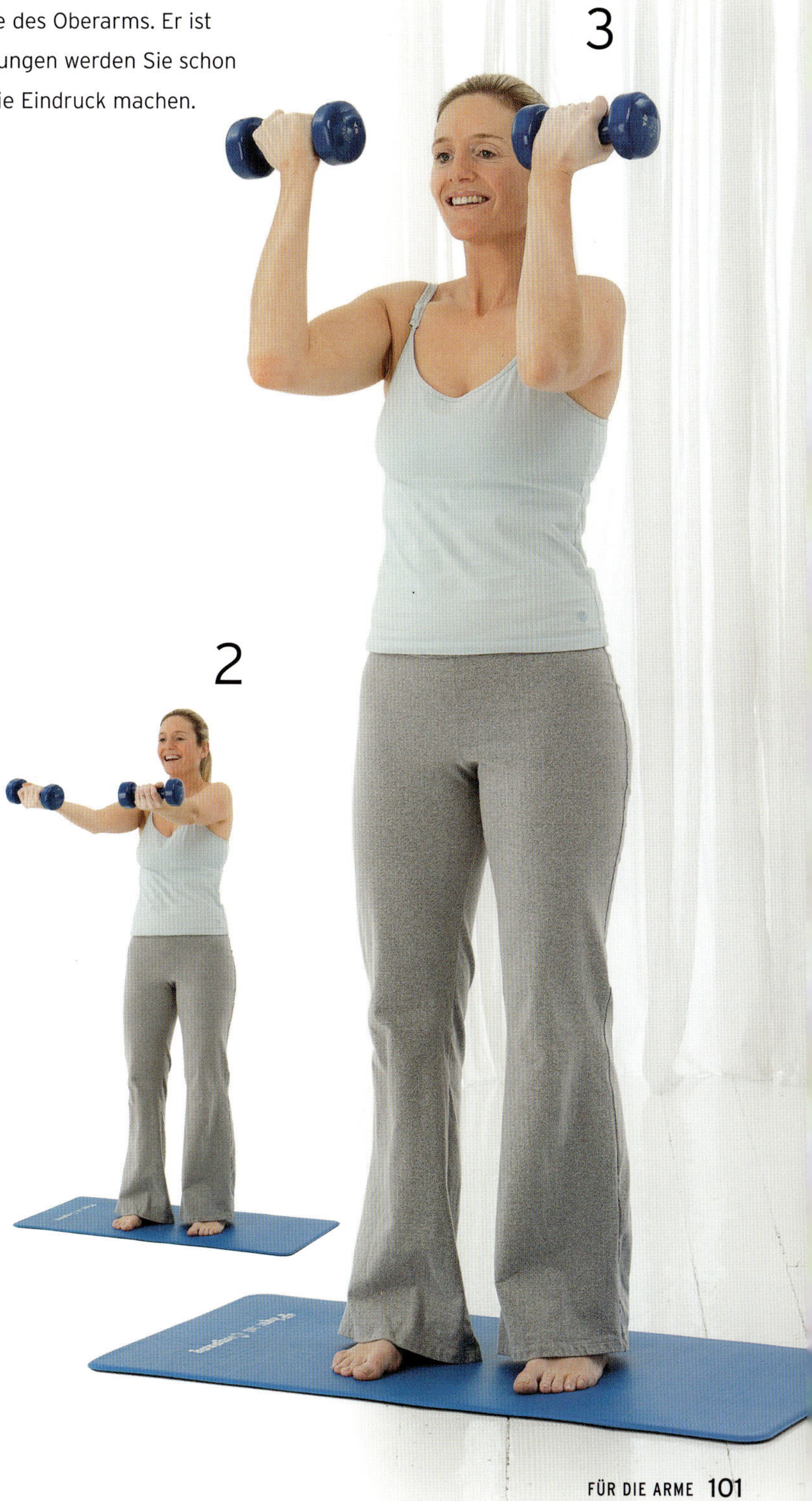

HINWEIS

Bei den Hanteln ist es wichtig, dass Sie mit dem für Sie passenden Gewicht arbeiten.

Trizeps-Übung 1

Der Trizeps sitzt an der Unterseite der Oberarme. Bei schwachen Trizepsmuskeln entstehen die so genannten „Chicken-Wings" – die Haut an den Oberarmen hängt schlaff herunter. Der Trizeps ist recht schwer zu trainieren, doch diese Übung hilft garantiert.

1 Hinstellen, die Füße hüftbreit geöffnet. Einen schweren Gegenstand mit beiden Händen greifen. Wählen Sie etwas, das gut in der Hand liegt, wie eine Hantel oder ein dickes Buch.

2 Den Gegenstand mit gestreckten Armen über dem Kopf halten.

3 Die Ellbogen langsam weitestmöglich nach hinten beugen.

4 Die Arme wieder nach oben über den Kopf strecken.

5 Schritt 3 und 4 langsam wiederholen, so haben Sie die Bewegung besser unter Kontrolle.

Anzahl der Wiederholungen: bis 7 innerhalb von 30 Sekunden.

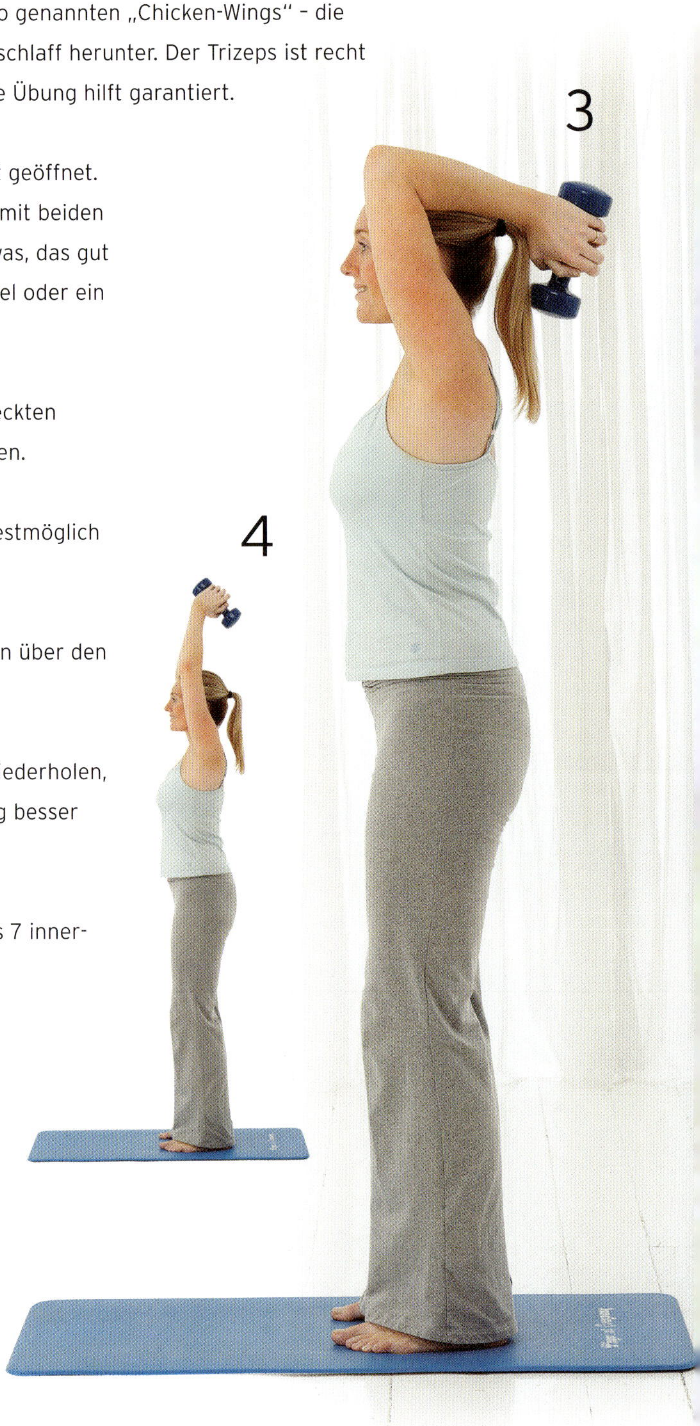

HINWEIS

Das Gewicht sollte eine Herausforderung darstellen, aber noch gut zu handhaben sein. Schließlich wollen Sie doch keine Beule am Kopf, oder?

Trizeps-Übung 2

Diese Übung festigt nicht nur den Trizeps, sondern verbessert Ihre gesamte Körperhaltung und stärkt die Bauchmuskeln. Die Arme müssen viel leisten, da sie das gesamte Körpergewicht tragen müssen.

1 Auf eine Stuhlkante setzen, die Hände umfassen die Stuhlkante vorn, seitlich neben dem Gesäß.

2 Die Füße so weit vor den Stuhl stellen, dass Sie gleichsam vor dem Stuhl sitzen.

3 Die Ellbogen beugen, die Arme tragen das Körpergewicht. Den Körper langsam in Richtung Boden absenken, aber nicht auf den Boden setzen, sondern kurz vor dem Boden anhalten. Das Gewicht gleichmäßig verteilen, damit der Stuhl nicht umkippt.

4 Die Arme strecken und den Körper wieder hochdrücken. Schritte 3 und 4 wiederholen.

Anzahl der Wiederholungen: bis 6.

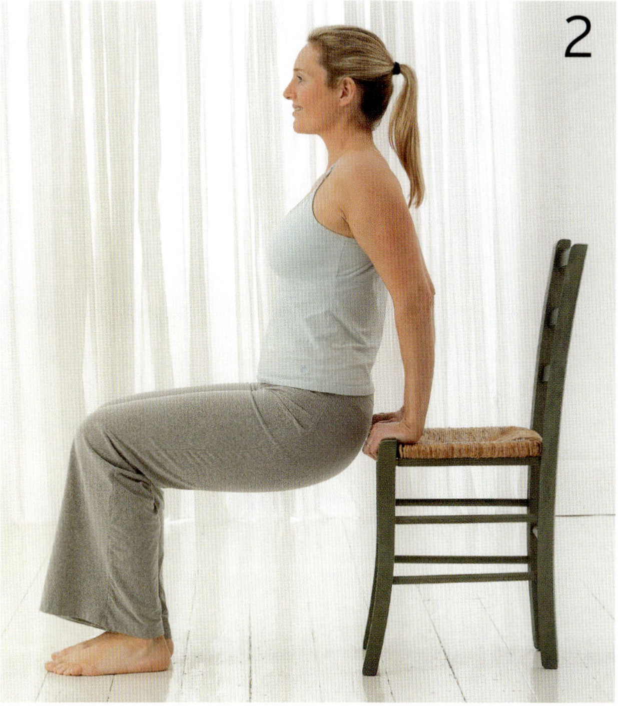

2

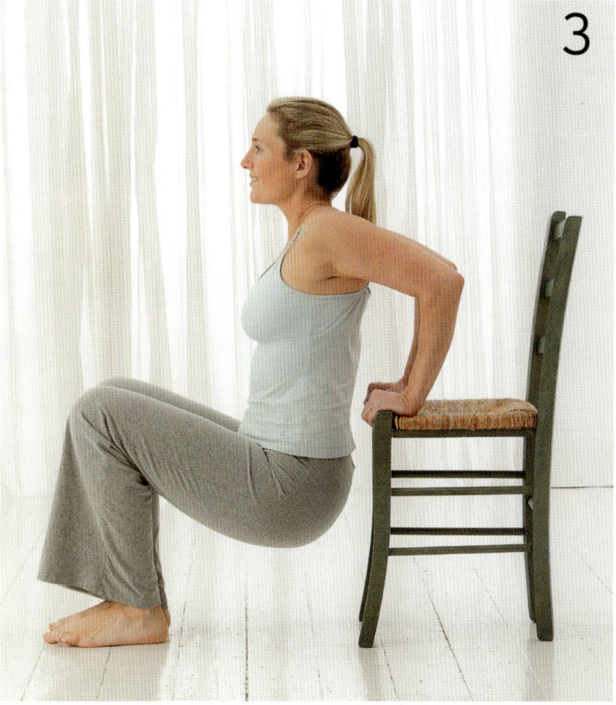

3

HINWEIS

Die Unterarme immer senkrecht halten – so werden die Schultern nicht so sehr belastet.

Trizeps-Übung 3

Diese Übung wirkt ebenfalls den ungeliebten „Chicken-Wings" entgegen und stärkt die schwer zu trainierenden Muskeln an den Unterseiten der Oberarme. Achten Sie darauf, den Arm nach hinten auszustrecken und nicht zur Seite.

1

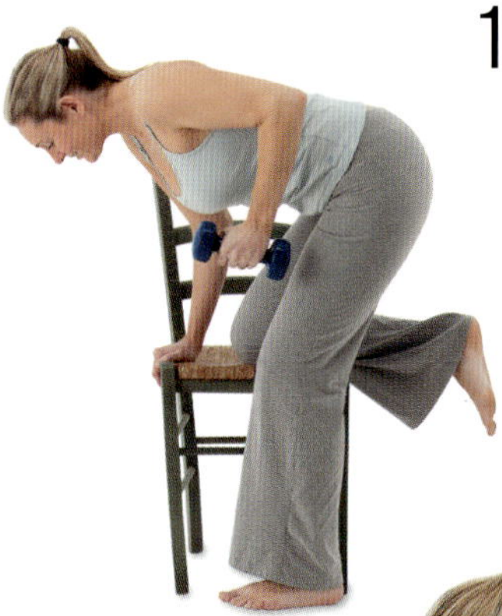

2

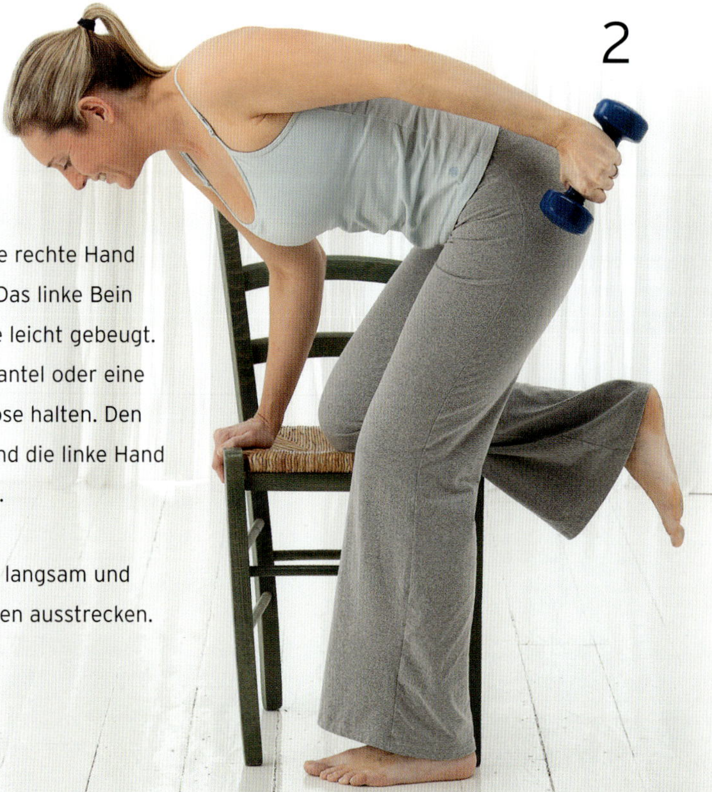

1 Das rechte Knie und die rechte Hand auf einen Stuhl legen. Das linke Bein gestreckt halten, das Knie leicht gebeugt. In der linken Hand eine Hantel oder eine ungeöffnete Konservendose halten. Den linken Ellbogen beugen und die linke Hand auf Schulterhöhe bringen.

2 Dann den linken Arm langsam und kontrolliert nach hinten ausstrecken.

3 Den linken Ellbogen beugen und die Hantel wieder in die Anfangsposition – neben die Schulter – bringen.

4 Etwa 12-mal wiederholen, dann die Position wechseln, sodass der rechte Arm belastet wird.

Anzahl der Wiederholungen: je Arm 10–12.

HINWEIS

Machen Sie die Übung nicht zu schnell. Die besten Ergebnisse erzielen Sie, wenn Sie die Bewegungen langsam und kontrolliert ausführen.

Hände in die Luft

Die Übung stärkt sowohl die Arme als auch die Schultern. Durch die Hanteln wird der Muskelaufbau in den Armen unterstützt, und sie werden sich bald klarer abzeichnen.

1 Hinstellen, die Füße hüftbreit geöffnet, die Knie leicht gebeugt. Die Hände mit den Hanteln liegen an den Seiten an.

2 Mit einer Hantel in jeder Hand die Arme vor den Hüften kreuzen. Dann die Arme kreisen lassen und über dem Kopf erneut kreuzen. Wieder in die Anfangsposition bringen.

3 1 Sekunde ausruhen, dann in entgegengesetzter Richtung wiederholen.

Anzahl der Wiederholungen: bis 15 innerhalb von 30 Sekunden.

HINWEIS

Die Arme beim Kreisen ganz ausstrecken, damit so viele Muskeln wie möglich beteiligt sind. Dabei die Ellbogen immer leicht gebeugt halten.

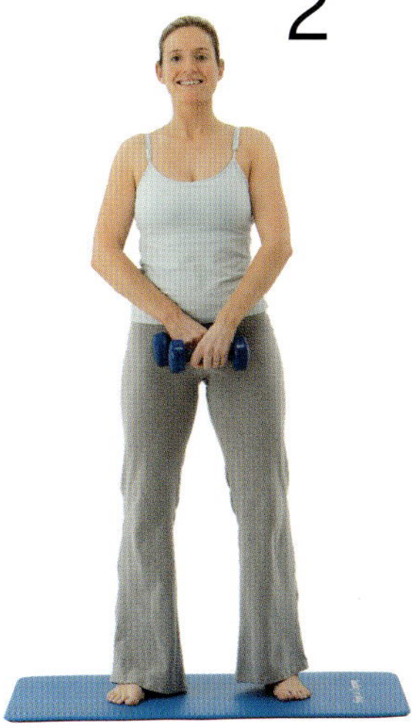

2

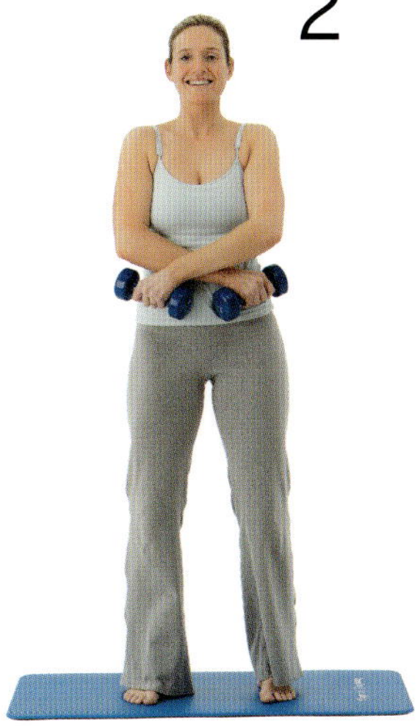

2

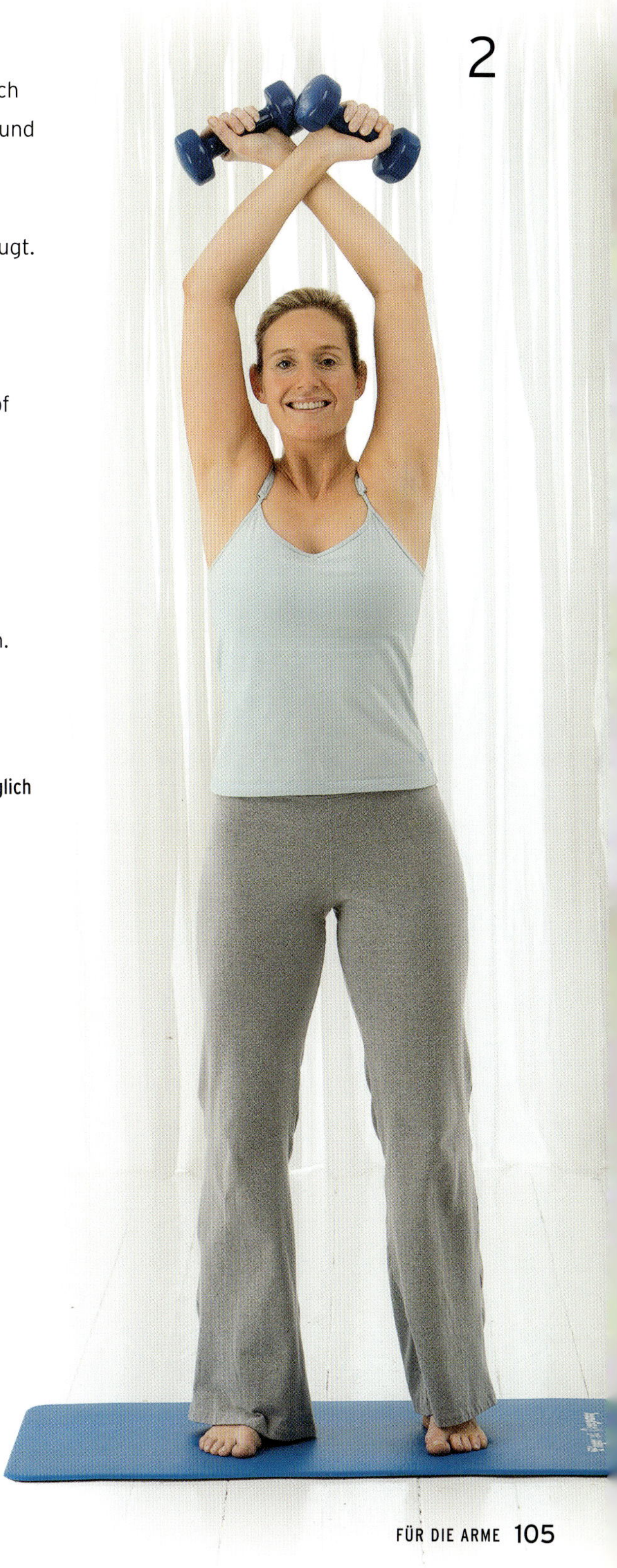

2

Sit-ups auf dem Bauch

Diese Übung stärkt den Lendenwirbelbereich. Durch die Armdrehung wird zusätzlich auch die Schultermuskulatur gefestigt.

1 Auf den Bauch legen und die Stirn auf die Handrücken legen.

2 Die Gesäßmuskeln anspannen und mithilfe der Bauchmuskeln die Brust in eine für Sie noch angenehme Höhe heben.

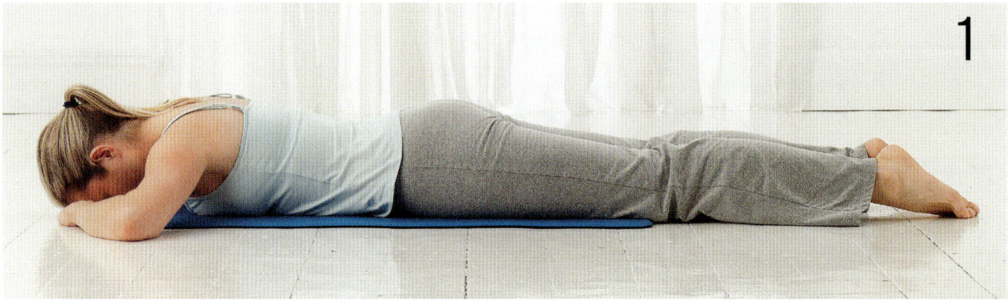

3 Die Arme nach außen führen, die Schultern zusammendrücken, die Handflächen zeigen nach unten und die Unterarme auf Schulterhöhe halten. So werden auch die Schultern trainiert.

4 Die Arme wieder in die Anfangsposition bringen, die Brust wieder auf den Boden senken. Alles wiederholen.

Anzahl der Wiederholungen: 15 oder mehr innerhalb von 30 Sekunden.

HINWEIS

Versuchen Sie nicht, den Brustkorb zu hoch zu heben, denn dadurch werden die Lendenwirbel zu sehr belastet und die Muskeln überdehnt. Die Übung muss für Sie noch angenehm sein.

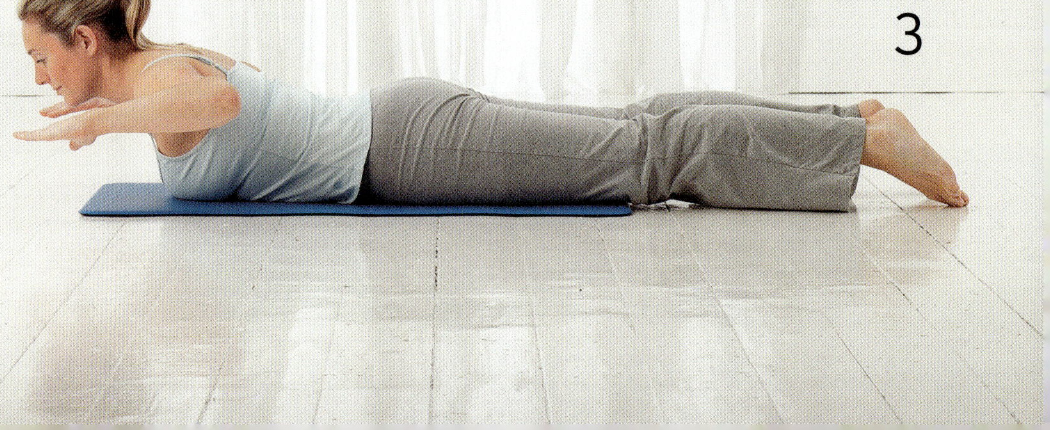

Rückenstärker

Diese Übung trainiert Ihre Rückenmuskulatur sehr intensiv – und erspart den Gang in muffige Fitness-Studios und das Training an komplizierten Geräten.

1 Mit einer Hantel oder einer ungeöffneten Konservendose in jeder Hand auf eine Stuhlkante setzen.

2 Nach vorn beugen, bis die Brust auf den Knien liegt. Kopf und Nacken entspannt halten, den Blick nach unten auf den Boden gerichtet.

3 Die Hände sind ganz am Boden, dann die Arme langsam mit leicht gebeugten Ellbogen nach vorn strecken, bis die Hände auf Schulterhöhe sind.

4 Die Arme weiter ausstrecken und die Handgelenke drehen, bis sie parallel zum Boden sind.

5 Die Bewegungen bis Schritt 2 rückwärts machen. Von Schritt 2 an wiederholen.

Anzahl der Wiederholungen: bis 15 innerhalb von 30 Sekunden.

HINWEIS

Vergessen Sie nicht, Kopf und Nacken zu entspannen und in einer Linie mit der Wirbelsäule zu halten. So werden keine Muskeln überdehnt.

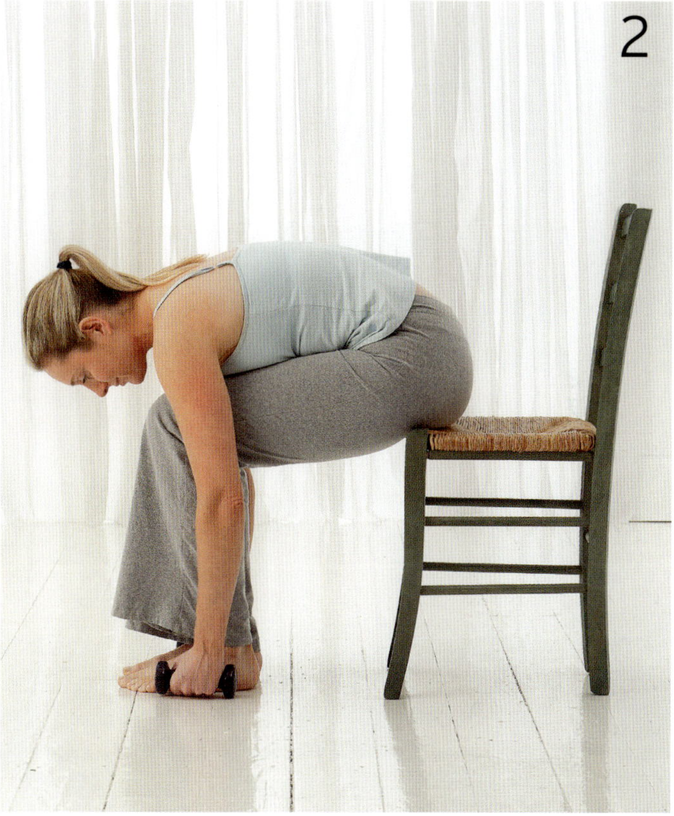
2

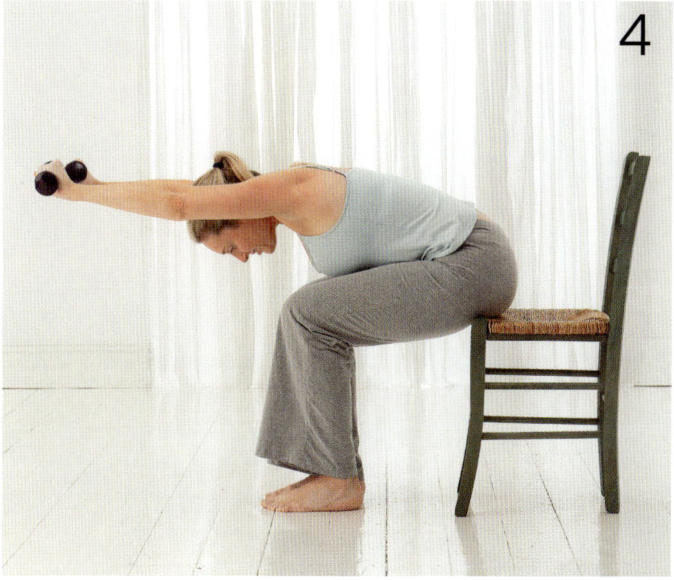
4

Hantel-Rudern

Die Haltung bei dieser Übung erinnert an das Anwerfen eines bezinbetriebenen Rasenmähers. Sie trainiert besonders die mittleren Rückenmuskeln wie den Trapezmuskel. Regelmäßig ausgeführt, macht diese Übung einen schönen, straffen Rücken.

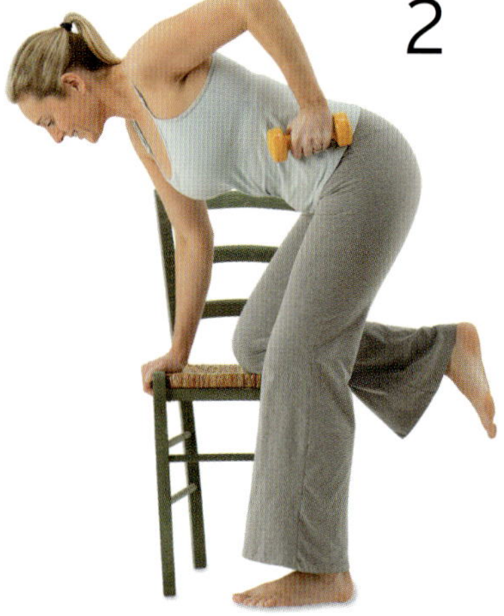

2

1 Das rechte Knie und die rechte Hand auf einen Stuhl legen, so wie bei der Trizeps-Übung 3 (s. S. 34).

2 Den linken Arm mit einer Hantel in der Hand nach hinten anwinkeln, die Hand in Höhe der Hüfte halten.

3 Den linken Arm diagonal nach vorn ausstrecken, sodass er gen Boden weist, die Ellbogen locker halten.

4 Die Hantel wieder an die Hüfte führen und die Bewegung wiederholen.

Anzahl der Wiederholungen: 10–12 mit dem linken Arm, dann mit dem rechten Arm arbeiten, bis 30 Sekunden verstrichen sind.

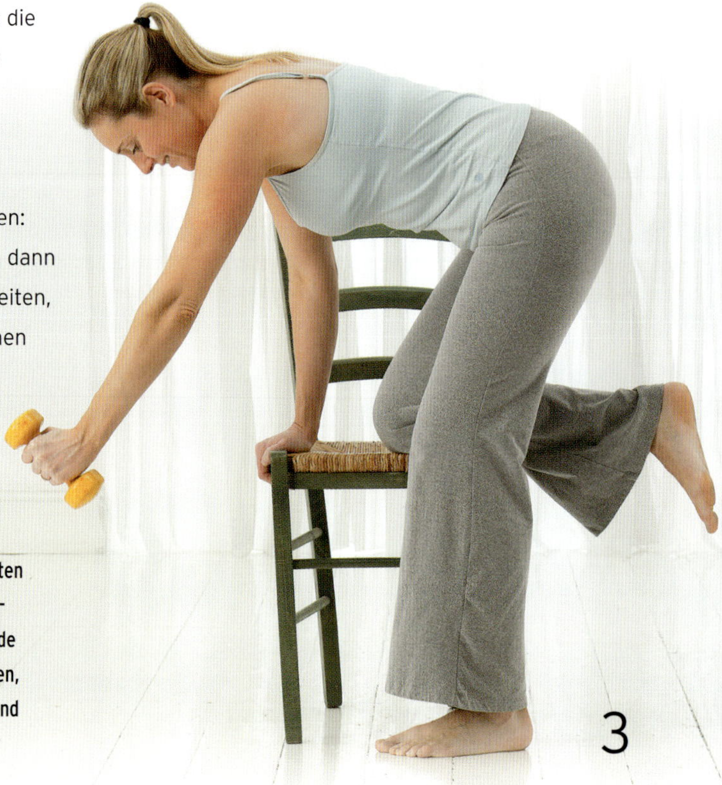

3

HINWEIS

Bei Rückenproblemen den rechten und linken Arm bitte wechselweise trainieren. Wenn Sie beide Arme gleichzeitig stärken wollen, stellen Sie den Stuhl beiseite und hocken Sie sich während der Übung hin.

Türklinken-Ziehen

Diese Übung klingt vielleicht ein bisschen merkwürdig, ist aber sehr effektiv. Beim Zurücklehnen werden durch den Widerstand des um die Türklinke gewundenen Handtuchs alle Muskeln im Rücken trainiert.

1 Eine geeignete Tür öffnen und ein Handtuch um die Türklinke winden.

2 Prüfen, ob die Klinke hält, dann in die Hocke gehen und jeweils ein Handtuchende in einer Hand halten. Lehnen Sie sich aus der Hüfte nach hinten und ziehen Sie das Handtuch straff, sodass Sie die Spannung in den Rückenmuskeln spüren.

3 Einige Sekunden halten, dann wieder aufrecht hinstellen und die Bewegung wiederholen.

Anzahl der Wiederholungen: bis 20 innerhalb von 30 Sekunden.

HINWEIS

Machen Sie die Übung nicht zu schnell, um so auf möglichst viele Wiederholungen innerhalb der 30 Sekunden zu kommen. Der Trainingseffekt ist größer, wenn Sie die Bewegungen langsam und vorsichtig ausführen.

3

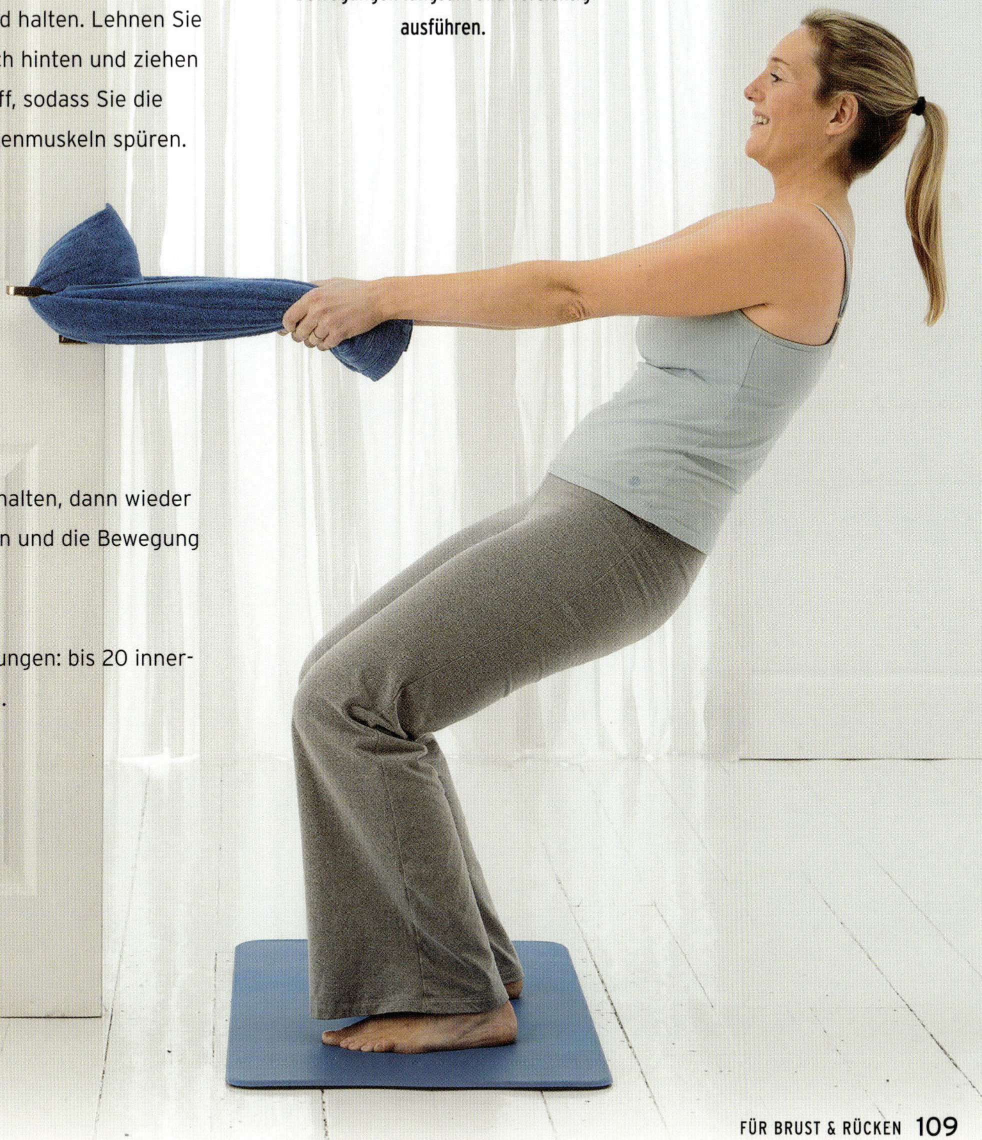

Wand-Push-up

Diese Push-up-Übung im Stehen trainiert die Brustmuskeln, insbesondere die pektoralen Muskeln, die unterhalb der Brüste liegen. Wenn Sie es schaffen, diese Muskeln zu trainieren, erhalten Sie feste Brüste, ohne einen Schönheitschirurgen konsultieren zu müssen.

HINWEIS
Drücken Sie sich wirklich mit Kraft von der Wand ab. So wird sowohl die Arm- als auch die Brustmuskulatur gestärkt.

1 Etwa 60 cm von der Wand entfernt hinstellen, die Füße hüftbreit geöffnet und die Beine gestreckt. Halten Sie die Knie locker.

2 Nach vorn lehnen und die Handflächen flach an die Wand legen.

3 Die Arme an den Ellbogen beugen und die Brust Richtung Wand senken.

4 Die Brustmuskeln anspannen und sich von der Wand abstoßen, damit Sie wieder in der Anfangsposition stehen.

Anzahl der Wiederholungen: bis 15 innerhalb von 30 Sekunden.

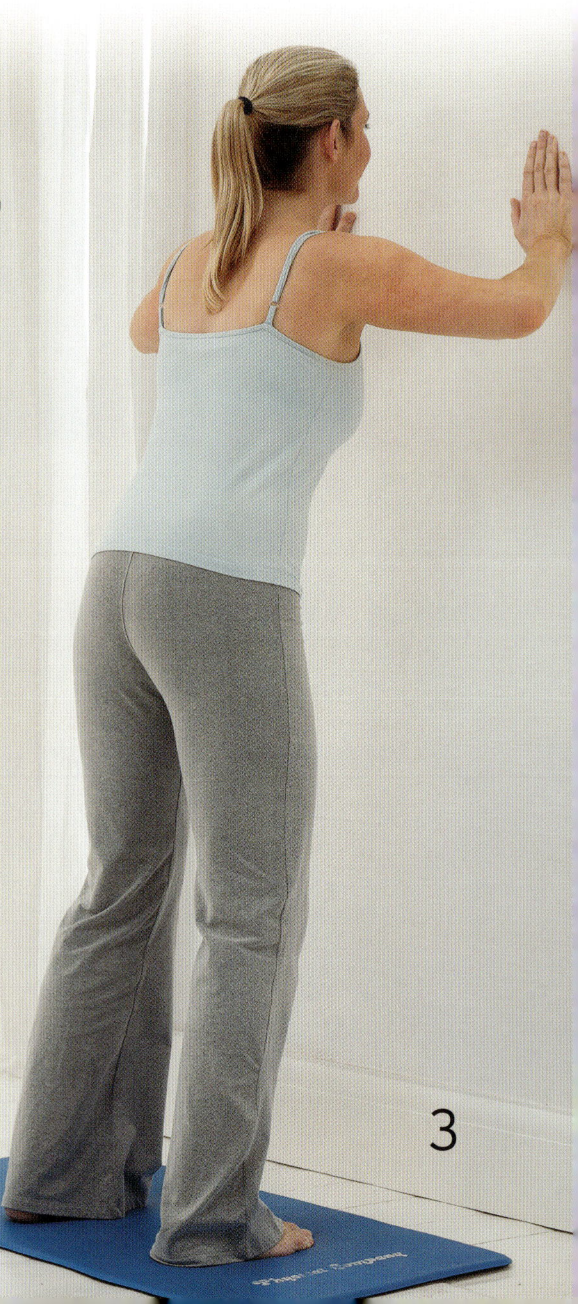

3

Betende Hände

Diese Übung trainiert die pektoralen Muskeln. Wie beim Wand-Push-up unterstützt auch diese Übung festere, straffere Brüste.

1 Stehend oder sitzend die Handflächen in Schulterhöhe zusammenführen, die Ellbogen seitlich ausstrecken.

2 Die Handflächen zusammendrücken, dabei nur so viel Kraft aufwenden, wie es noch angenehm ist. Diese Position so lang wie möglich halten – idealerweise 10 Sekunden. 1 Sekunde ausruhen, dann wiederholen, bis 30 Sekunden verstrichen sind.

Anzahl der Wiederholungen: die Position 10 Sekunden halten, dann 1 Sekunde ausruhen und wieder beginnen. Nach 2 Wochen Training sollten Sie in der Lage sein, die Position die gesamten 30 Sekunden zu halten.

HINWEIS

Bei vielen Menschen können bei dieser Übung die Gelenke knacken. Beginnen Sie in diesem Fall mit wenig Druck auf die Handflächen und steigern Sie den Druck nach und nach. Auf diese Weise werden Krämpfe verhindert.

1

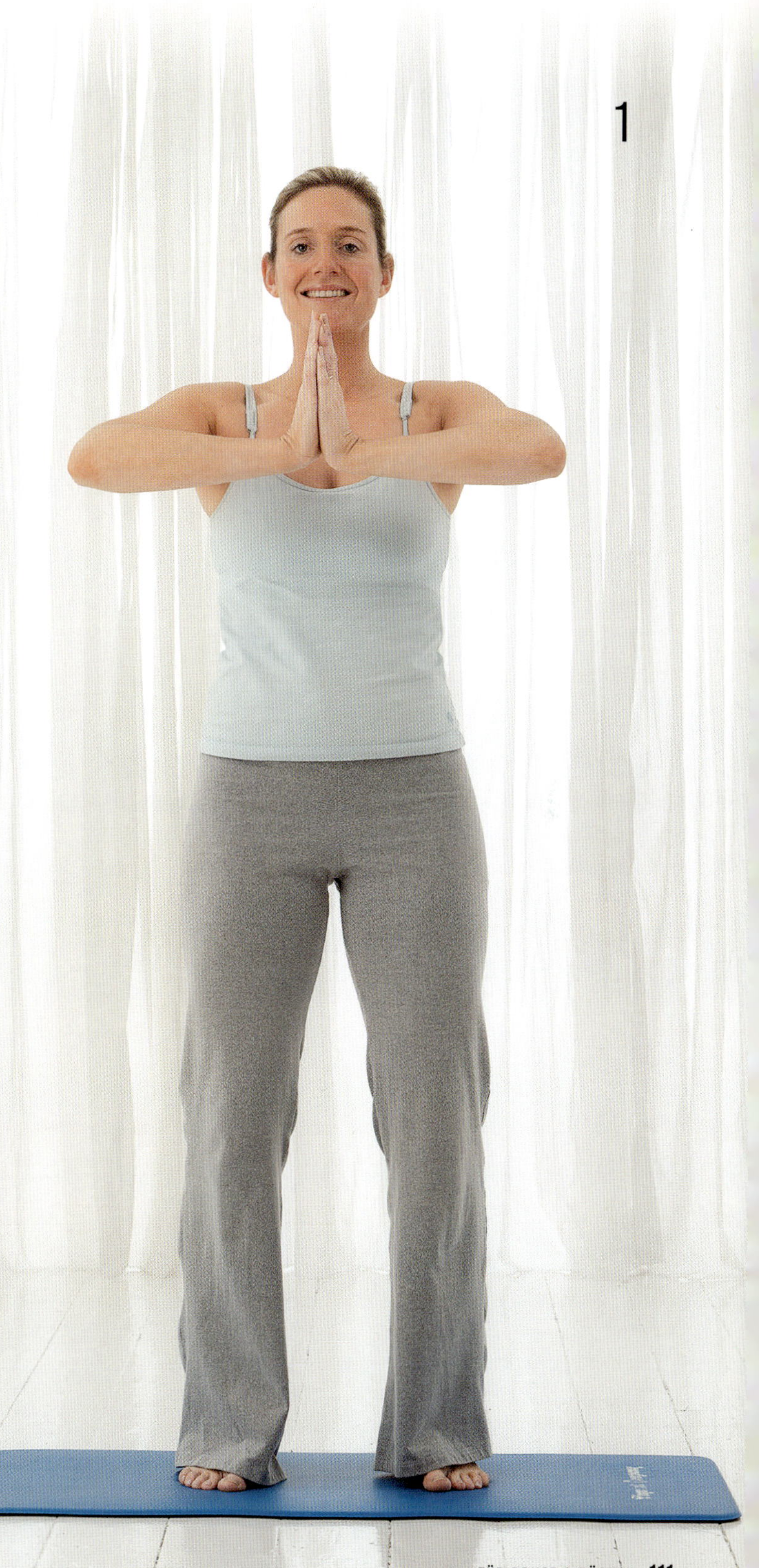

FÜR BRUST & RÜCKEN

Fliege

Durch den Einsatz von Hanteln werden Ihre Brustmuskeln besonders stark gefordert, und auch die Arme werden kräftiger. Diese Übung stärkt den gesamten Oberkörper.

1 Auf den Rücken legen, mit einer Hantel oder einer ungeöffneten Konservendose in jeder Hand. Die Knie beugen, die Füße flach auf den Boden stellen.

2 Beide Arme im rechten Winkel zum Körper seitlich ausstrecken.

3 Mit gestreckten Armen, aber lockeren Ellbogen die Gewichte langsam über dem Kopf zusammenführen.

4 1 Sekunde halten, dann die Arme langsam wieder auf den Boden in die Anfangsposition senken. Wiederholen.

Anzahl der Wiederholungen: bis 3, dann ein paar Sekunden ausruhen und wiederholen, bis 30 Sekunden verstrichen sind.

HINWEIS

Die Arme sollen auf jeden Fall gestreckt sein, halten Sie jedoch die Ellbogen locker.

4

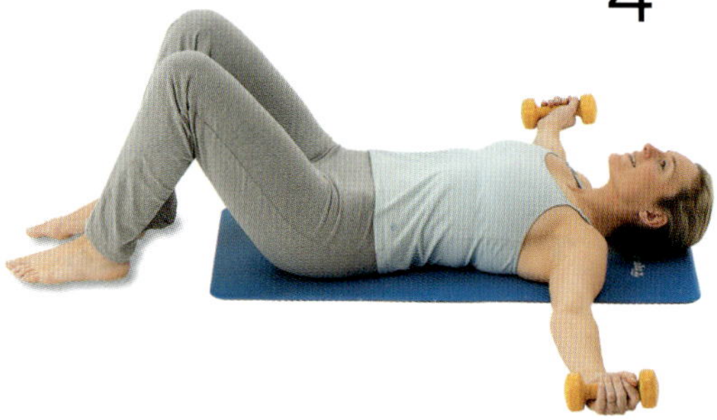

3

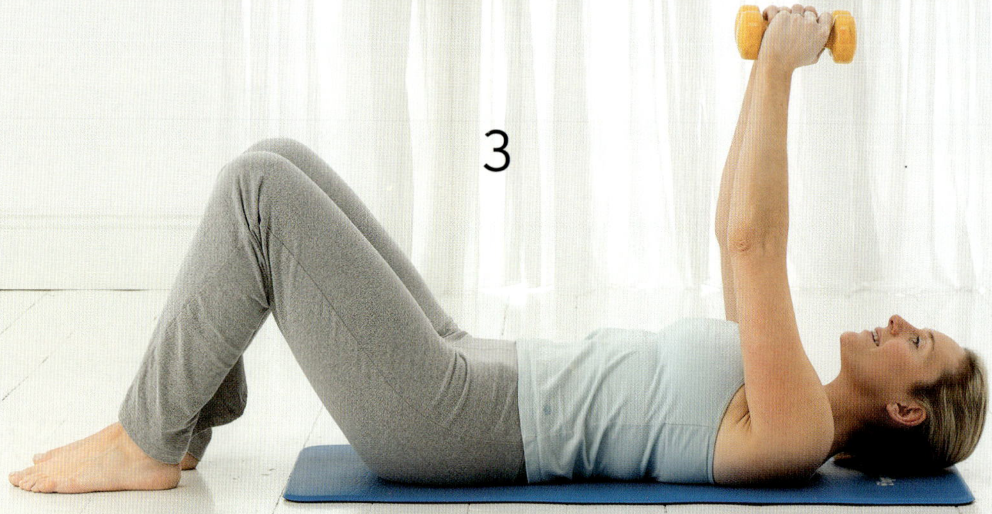

Hantel-Pumpen

Diese Übung trainiert die Muskeln im Brust- und Schlüsselbeinbereich und verhilft auf diese Weise zu einem schönen Dekolletee.

1 Auf den Rücken legen, die Knie gebeugt, die Füße flach auf dem Boden, mit einer Hantel oder einer Konservendose in jeder Hand.

2 Die Ellbogen beugen und die Hände in Höhe der Achselhöhlen halten, sie schweben direkt über den Schultern.

3 Die Arme gerade nach oben ausstrecken, die Hanteln direkt über den Schultern halten, mit den Handflächen nach vorn.

4 Die Bauchmuskeln anspannen und das Kinn Richtung Brust neigen.

5 Das Kinn wieder anheben, dann die Ellbogen beugen und die Hände wieder in die Anfangsposition bringen. 1 Sekunde ausruhen, dann wiederholen.

Anzahl der Wiederholungen: bis 15.

HINWEIS

Die Arme aus den Schultern heraus nach oben drücken, um einen maximalen Effekt zu erzielen. Achten Sie darauf, dass die Lende während der ganzen Übung am Boden anliegt.

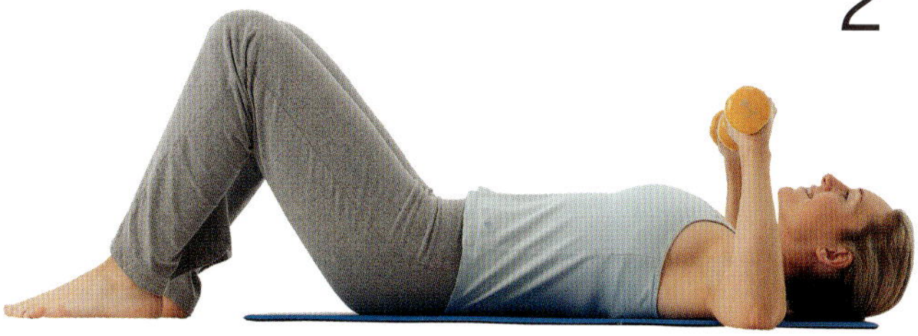

2

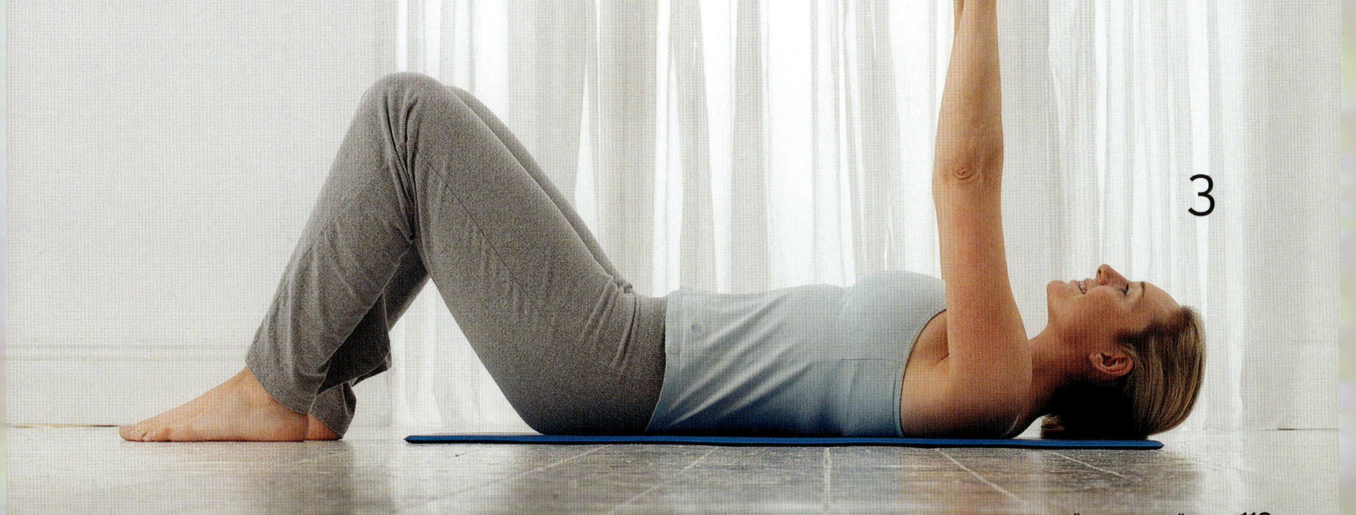

3

2-WOCHEN-PLAN

Der 2-Wochen-Plan zeigt Ihnen beispielhaft, wie Sie einen Übungsablauf strukturieren können. Die ausgewählten Übungen sind breit gefächert und werden allen Muskelgruppen im Körper gerecht.

Der Start in den Morgen beginnt für Sie mit einem kurzen Aufwärmprogramm. Wir haben 6 verschiedene Übungen für jeden Tag ausgewählt, die jeweils 3 Minuten in Anspruch nehmen. Wenn Sie also die gesamte Einheit wiederholen, kommen Sie jeweils insgesamt auf 6 Minuten.

Natürlich können Sie auch Ihren eigenen Plan zusammenstellen – er sollte jedoch ebenso variiert sein wie der hier vorgestellte. Wenn Sie zusätzlich noch abnehmen möchten, sollten Sie Übungen im Stehen favorisieren. Auch alle Beinübungen sind gute Kalorienverbrenner. Sie kennen Ihre Problemzonen selbst am besten und können für diese ein paar Extraübungen einfügen.

Wir empfehlen jedoch, zunächst mit unserem Plan zu beginnen und die Ergebnisse zu überprüfen. Nach einer Weile werden Sie herausfinden, was für Sie am besten geeignet ist, und können den Plan auf Ihre Bedürfnisse abändern. Viel Erfolg!

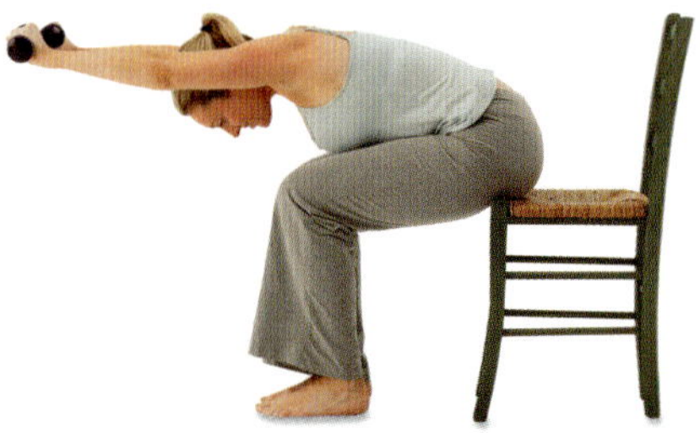

Tag 1

Hocke **S. 82**
Seitentritt **S. 87**
Bein nach hinten in Bauchlage **S. 88**
Umkehr-Curl **S. 94**
Push-ups **S. 100**
Sit-ups auf dem Bauch **S. 106**

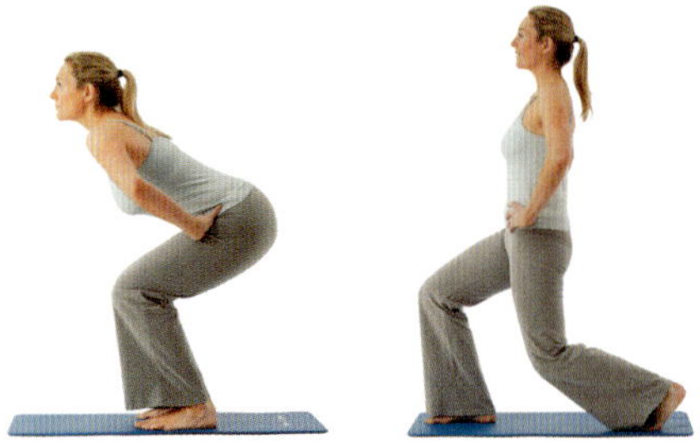

Tag 2

Hüftdrehung liegend **S. 83**
Ausfallschritt **S. 89**
Stepping **S. 93**
Liegestütz **S. 95**
Bizeps-Curl **S. 101**
Rückenstärker **S. 107**

Tag 3

Hoch die Waden! **S. 84**

Kran **S. 90**

Baucheinzieher **S. 96**

Fahrrad **S. 99**

Trizeps-Übung 1 **S. 102**

Hantel-Rudern **S. 108**

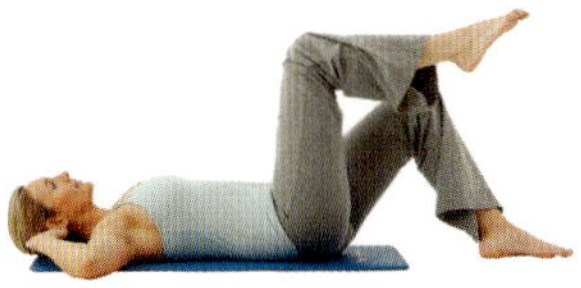

Tag 4

Supermann **S. 85**

Den Boden berühren **S. 91**

Hüftdrehung **S. 97**

Trizeps-Übung 2 **S. 103**

Hände in die Luft **S. 105**

Türklinken-Ziehen **S. 109**

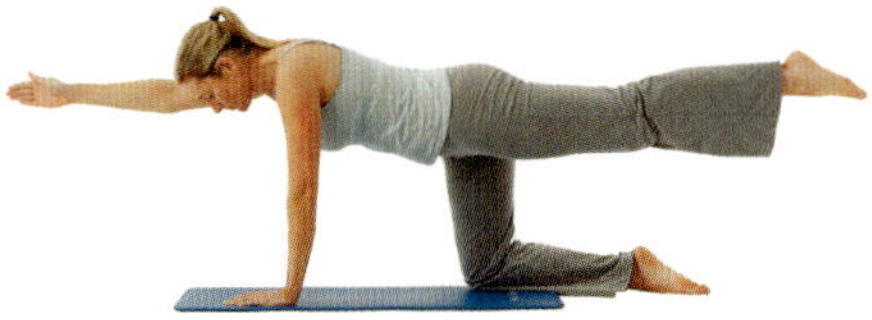

Tag 5

Rückwärtiger Ausfallschritt **S. 86**

Seitlicher Ausfallschritt **S. 92**

Crunches **S. 98**

Trizeps-Übung 3 **S. 104**

Wand-Push-up **S. 110**

Hantel-Pumpen **S. 113**

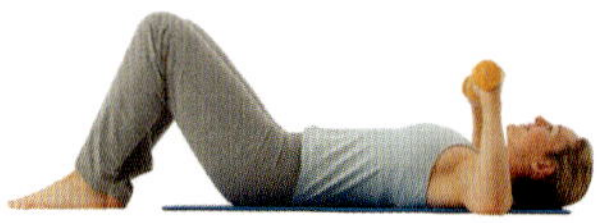

Tag 6

Rückwärtiger Ausfallschritt **S. 86**

Seittritt **S. 87**

Stepping **S. 93**

Fahrrad **S. 99**

Hände in die Luft **S. 105**

Betende Hände **S. 111**

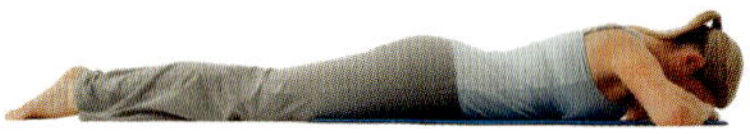

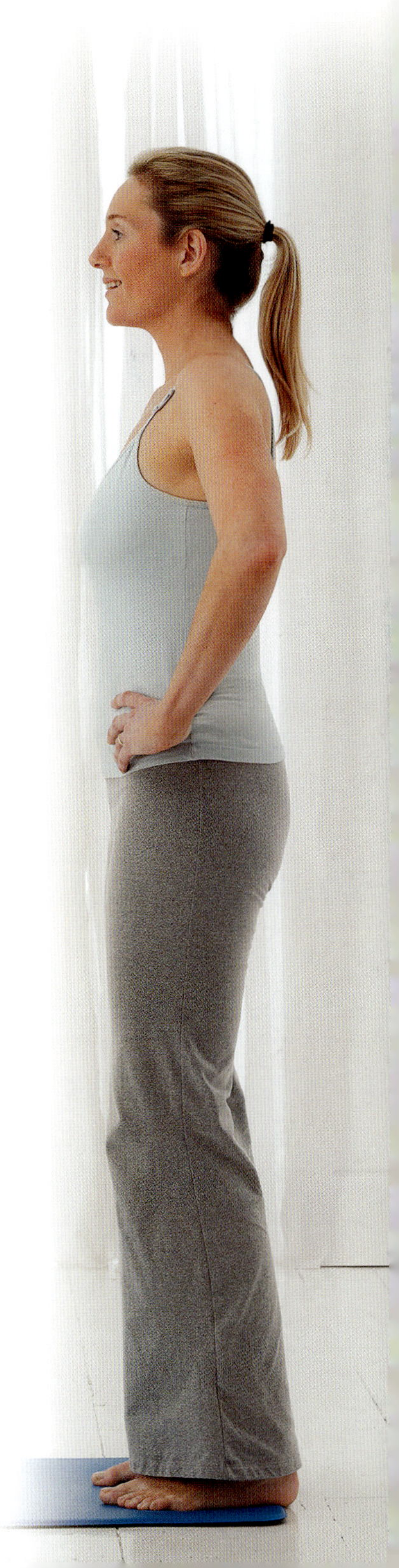

Tag 7

Hocke **S. 82**

Bein nach hinten in Bauchlage **S. 88**

Seitlicher Ausfallschritt **S. 92**

Umkehr-Curl **S. 94**

Push-ups **S. 100**

Fliege **S. 112**

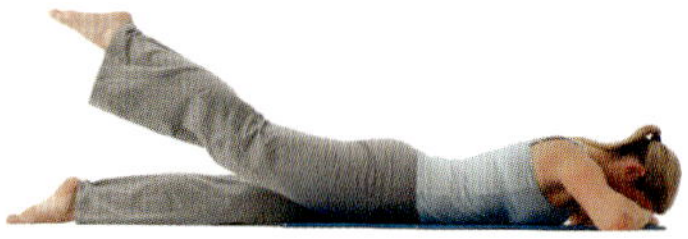

Tag 8

Hüftdrehung liegend **S. 83**

Ausfallschritt **S. 89**

Liegestütz **S. 95**

Crunches **S. 98**

Bizeps-Curl **S. 101**

Hantel-Pumpen **S. 113**

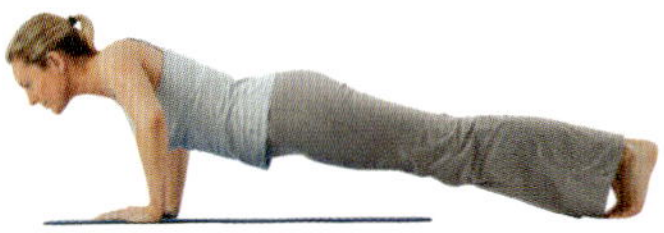

Tag 9

Hoch die Waden! **S. 84**

Kran **S. 90**

Baucheinzieher **S. 96**

Trizeps-Übung 1 **S. 102**

Trizeps-Übung 3 **S. 104**

Sit-ups auf dem Bauch **S. 106**

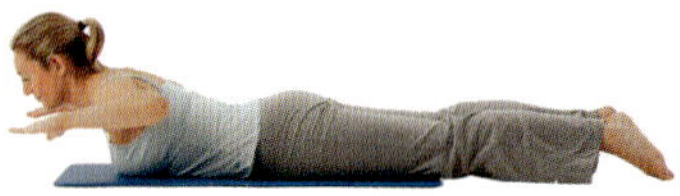

Tag 10

Supermann **S. 85**

Den Boden berühren **S. 91**

Hüftdrehung **S. 97**

Trizeps-Übung 2 **S. 103**

Rückenstärker **S. 107**

Fliege **S. 112**

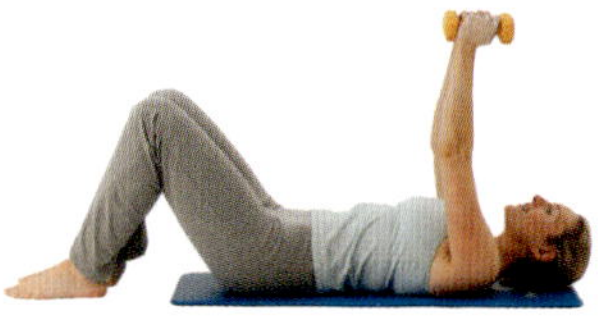

Tag 11

Hoch die Waden! **S. 84**

Rückwärtiger Ausfallschritt **S. 86**

Seitlicher Ausfallschritt **S. 92**

Crunches **S. 98**

Trizeps-Übung 3 **S. 104**

Hantel-Rudern **S. 108**

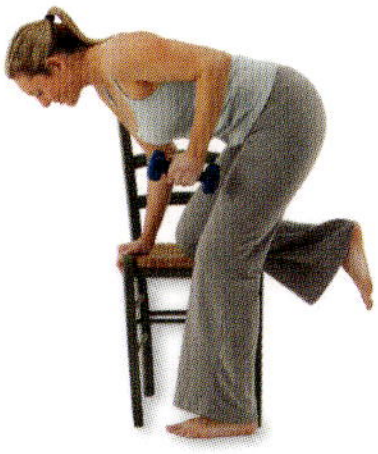

Tag 12

Rückwärtiger Ausfallschritt **S. 86**

Den Boden berühren **S. 91**

Seitlicher Ausfallschritt **S. 92**

Crunches **S. 98**

Trizeps-Übung 3 **S. 104**

Hantel-Rudern **S. 108**

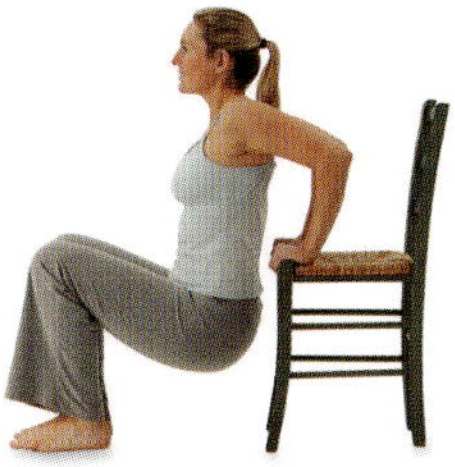

Tag 13

Seittritt **S. 87**

Stepping **S. 93**

Hüftdrehung **S. 97**

Fahrrad **S. 99**

Hände in die Luft **S. 105**

Türklinken-Ziehen **S. 109**

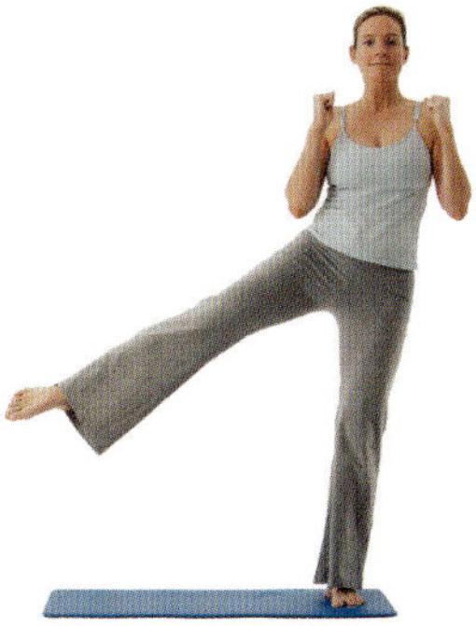

Tag 14

Hocke **S. 82**

Bein nach hinten in Bauchlage **S. 88**

Umkehr-Curl **S. 94**

Push-ups **S. 100**

Trizeps-Übung 2 **S. 103**

Wand-Push-up **S. 110**

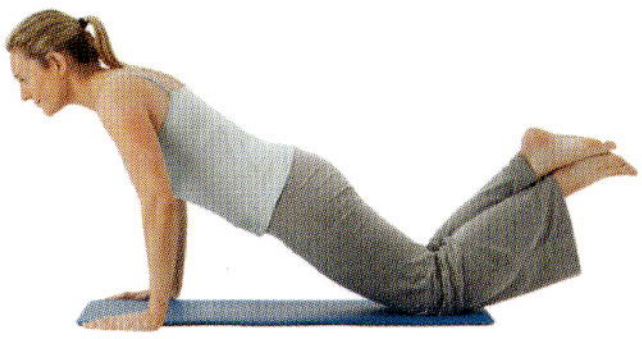

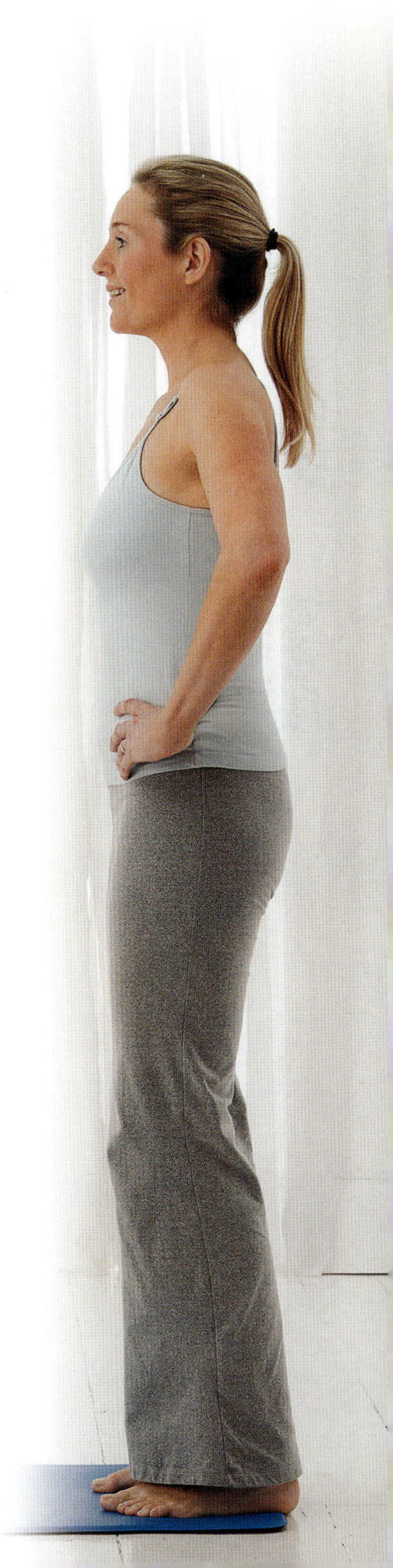

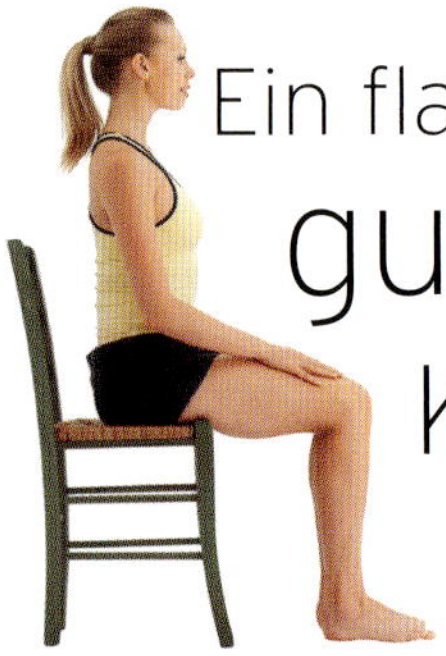

Ein flacher, trainierter **Bauch** sieht nicht nur **gut** aus, er verbessert auch Ihre **Körperhaltung**, beugt Rückenproblemen vor und **unterstützt** das gesamte Wohlbefinden.

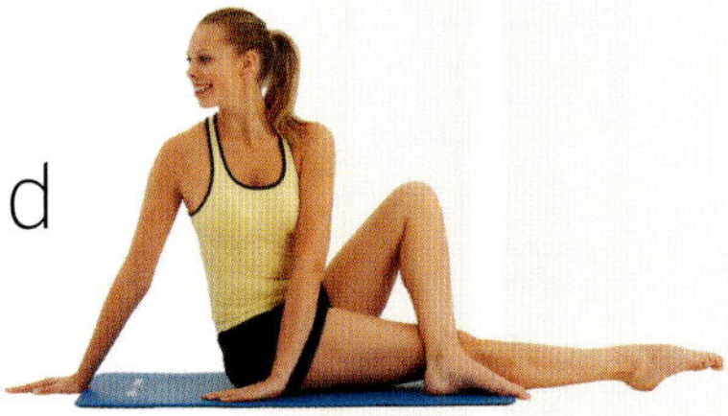

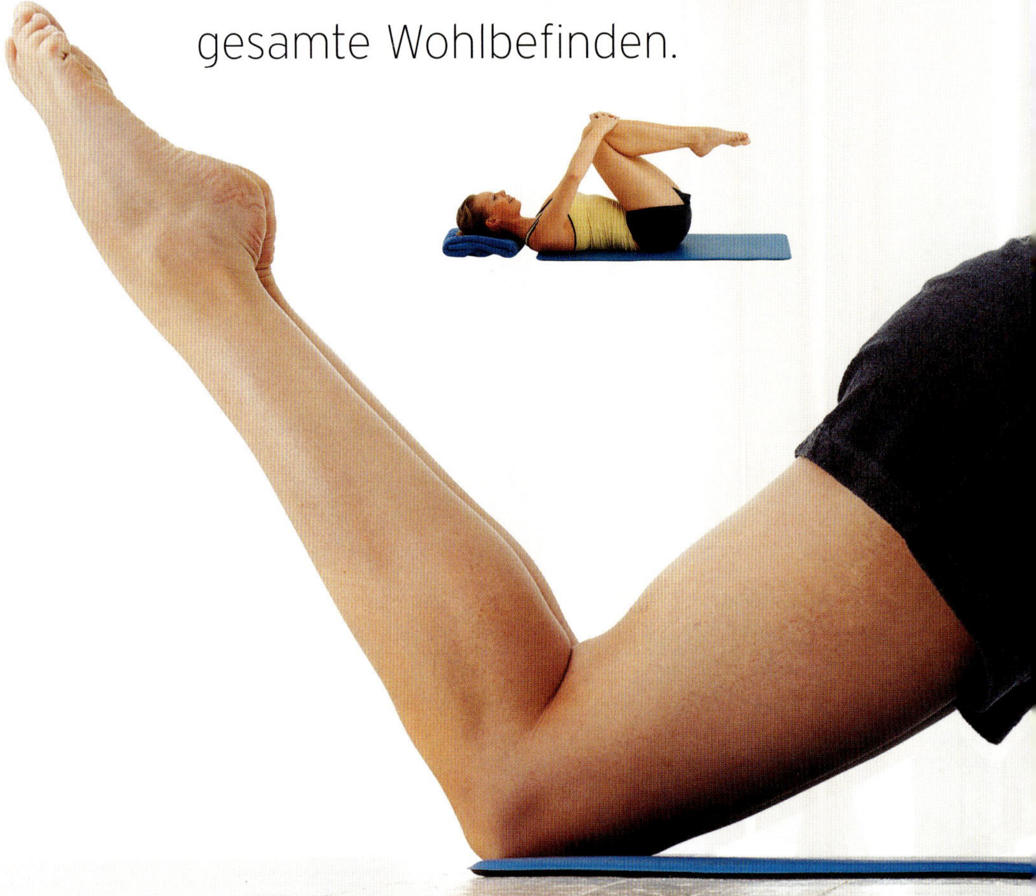

Bauchtraining

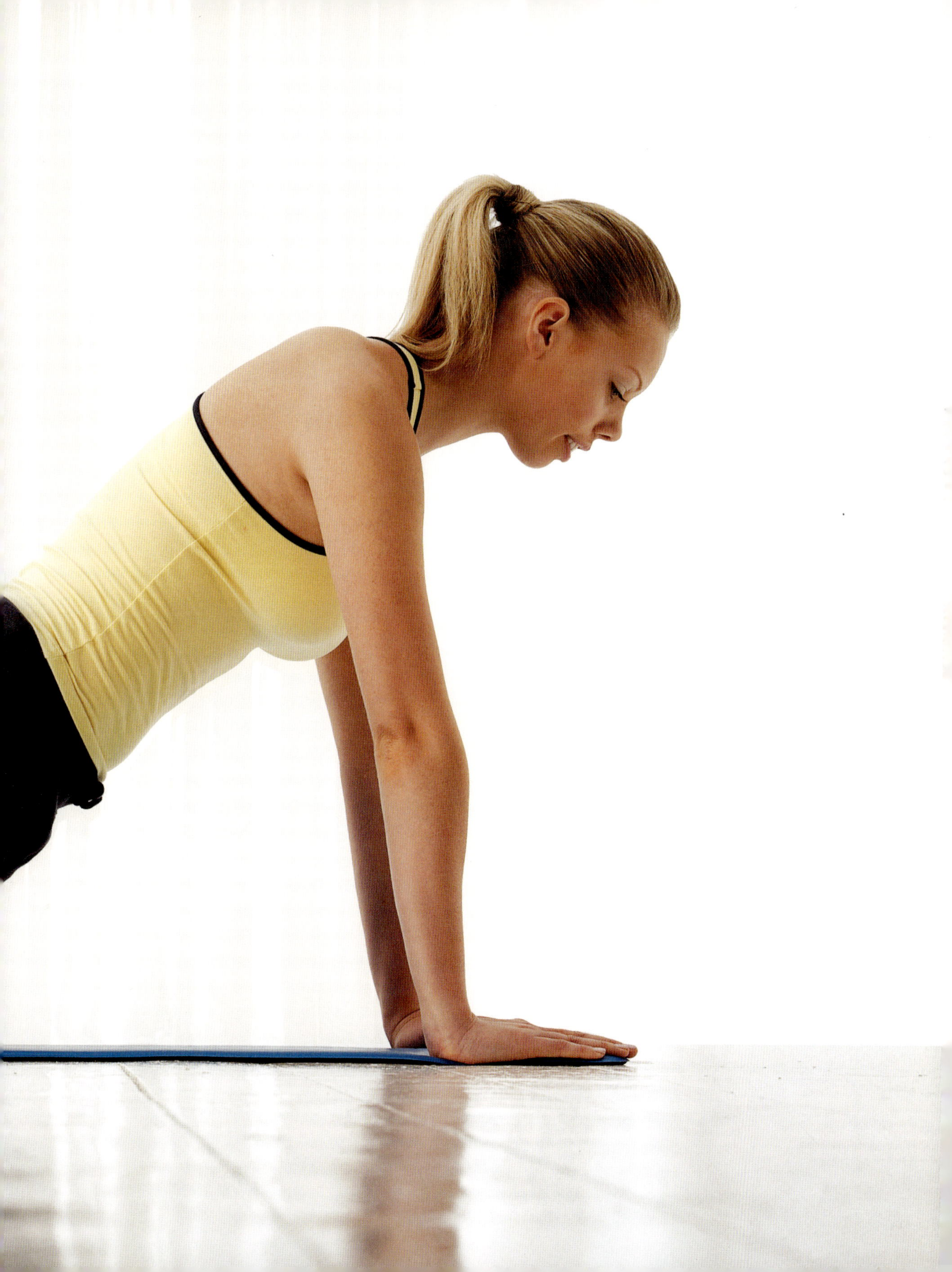

EINLEITUNG

Sie träumen von einem flachen Bauch, möchten sich aber nicht stundenlang mit anstrengenden Sit-ups plagen? Der Weg zu einem flacheren Bauch ist gar nicht so beschwerlich. Mit den folgenden Übungen werden Sie schon nach 2 Wochen Erfolge verzeichnen.

So profitieren Sie

Wer seine Bauchmuskulatur trainiert, verbessert nicht nur sein Aussehen, sondern auch seine Haltung und seine Balance. Natürlich kann niemand über Nacht Muskeln aufbauen, doch wer regelmäßig trainiert, strafft die Bauchmuskeln schon innerhalb von 2 Wochen. Diese kurzen Übungen werden Sie weder langweilen noch erschöpfen.

Effektives Training

Manche Übungen in diesem Kapitel muss man mehrfach wiederholen, bis die 30 Sekunden verstrichen sind. Für die effektivste Wirkung sollten Pausen zwischen den Übungen nicht länger als 1 Minute dauern. Ein nur kurzes Verschnaufen fördert das Wachstum der Muskeln als auch die Muskelausdauer besser. Bleiben Sie also am Ball!

Das brauchen Sie

Für diese Übungen benötigen Sie einen Stuhl, eine rutschfeste Matte, ein Kissen und ein Stützkissen oder ein Handtuch zum Stützen von Kopf und Nacken.

Wichtig: Aufwärmen und Entspannen nicht vergessen!

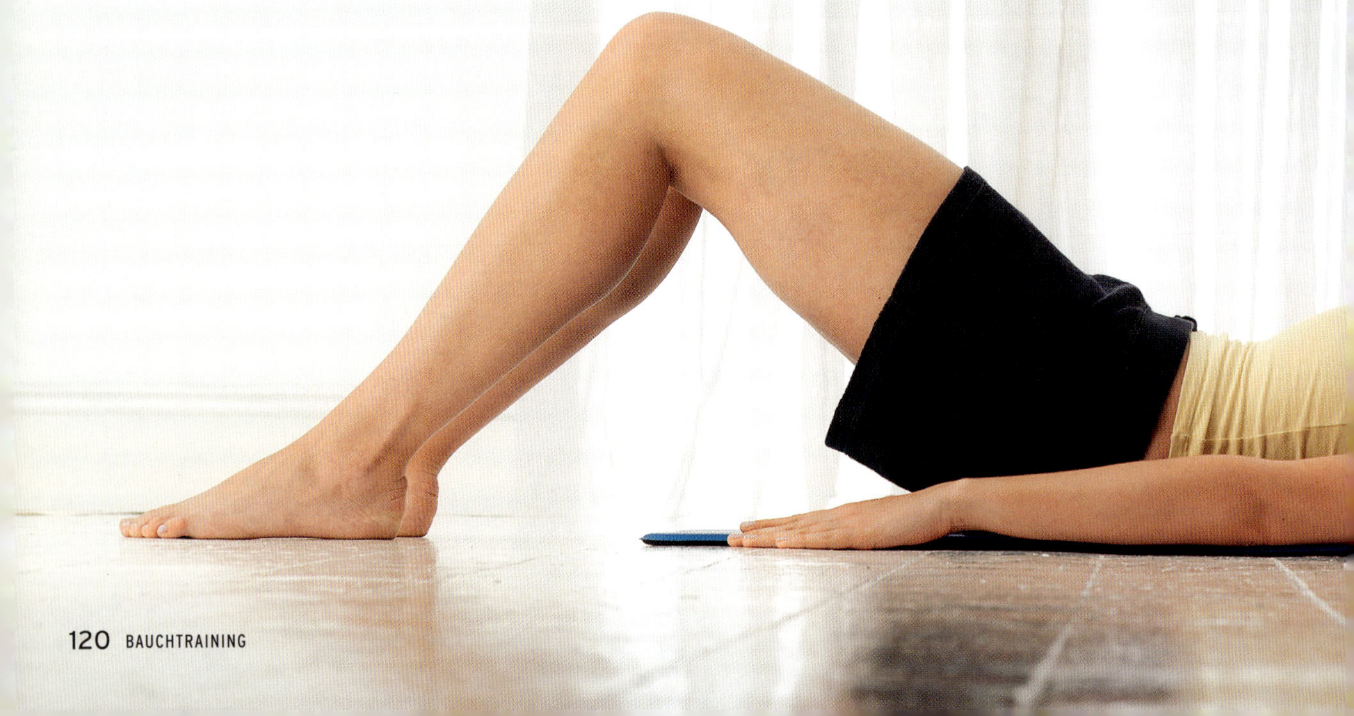

Ernährungstipps für einen flacheren Bauch

Schon ein paar gute Ernährungstipps können Ihnen helfen, Ihren Bauch in Form zu bringen. Außerdem verstärken sie den Effekt der Übungen maßgeblich.

Trinken Sie viel! Dadurch schwillt Ihr Magen nicht etwa an, sondern Giftstoffe werden aus dem Körper geschwemmt, und der

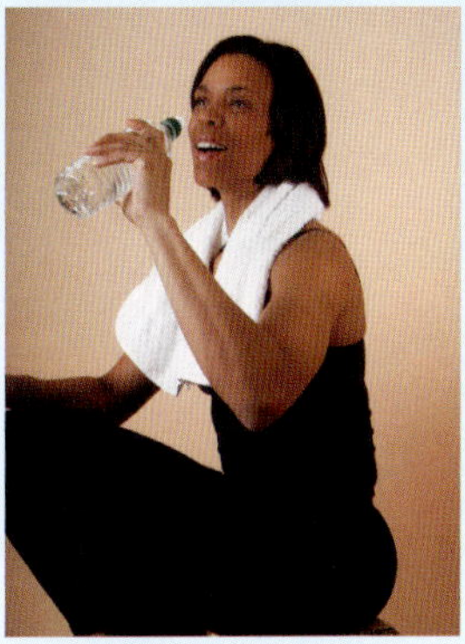

Appetit wird gezügelt. Bekommt Ihr Körper zu wenig Wasser, hält er alle Reserven zurück, die ihm zur Verfügung stehen. Wassereinlagerungen und Blähungen können die Folge sein.

Trinken Sie mindestens acht Gläser Wasser (1,5 Liter) täglich. Trinken Sie aber nie große Mengen direkt vor dem Training. Ob Sie genügend trinken, können Sie an der Farbe Ihres Urins erkennen – je heller er ist, desto besser.

Haben Sie einen kleinen Bauchansatz? Dann werden Ihnen regelmäßige Herz-Kreislauf-Übungen bei der Gewichtsabnahme helfen, ebenso wie die folgenden Ernährungstipps:

- Essen Sie viele kleine Portionen über den Tag verteilt, und ernähren Sie sich abwechslungsreich. Meiden Sie Weizenprodukte, da diese häufig Blähungen verursachen.
- Verzichten Sie auf jegliche Art von Erfrischungsgetränken, selbst „Light"-Produkte oder koffeinfreie Artikel erzeugen Blähungen.
- Meiden Sie Fertiggerichte. Ihr meist hoher Anteil an Salz, Zucker und Zusatzstoffen bringt das Gleichgewicht der Magenbakterien durcheinander und verursacht Blähungen.
- Salzen Sie ihre Speisen weniger, um Wasseransammlungen zu vermeiden.

NEUTRALE WIRBELSÄULENSTELLUNG

Das ist die korrekte Position Ihrer Wirbelsäule während des Trainings. Legen Sie sich auf den Rücken, winkeln Sie die Knie leicht an, und stellen Sie die Füße hüftbreit auseinander. Nun die Daumen an die unteren Rippen, die kleinen Finger auf die Hüftknochen legen. Dann den Nabel sanft nach innen und in Richtung Boden ziehen, um die Bauchmuskeln anzuspannen. Der Rücken muss den Boden berühren – nur auf Höhe der Taille bleibt ein Spalt bestehen.

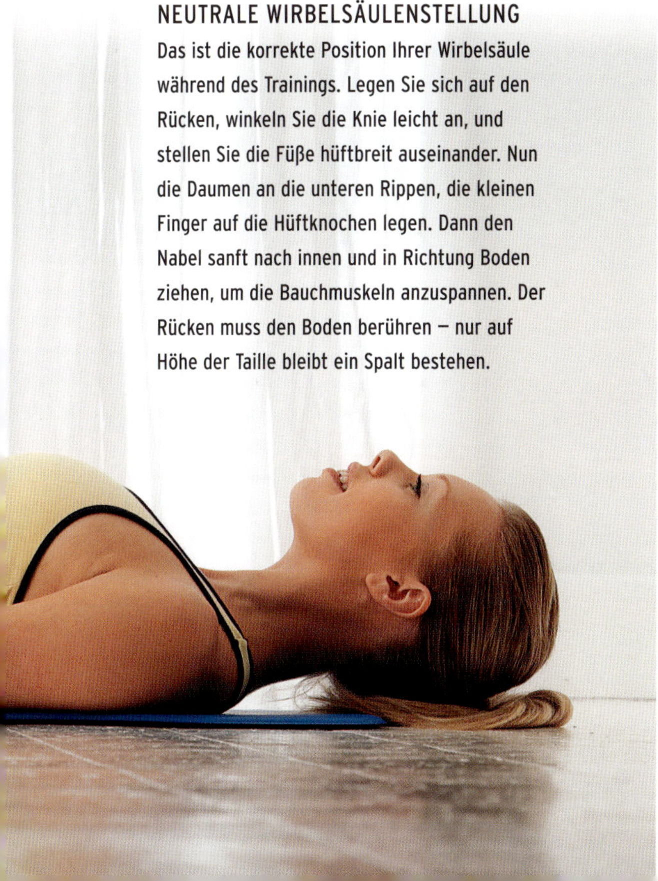

Aufbau der Bauchmuskulatur

Es gibt vier Bauchmuskelgruppen. Sie stützen die Lende, schützen die inneren Organe und ermöglichen uns das Beugen, Drehen und Aufrichten. Der quere Bauchmuskel (*Musculus transversus abdominis*) liegt ganz zuunterst. Zusammen mit den schrägen Bauchmuskeln (*Musculus obliquus externus abdominis* und *Musculus obliquus internus abdominis*) formt er die Taille und stützt den unteren Rückenbereich. Die schrägen Bauchmuskeln, der innere und der äußere, erstrecken sich über die Außenseiten des Körpers und erlauben uns das seitliche Beugen und das Drehen der Wirbelsäule.

Der gerade Bauchmuskel (*Musculus rectus abdominis*) verläuft vom Brustbein bis zum Schambein. Er ermöglicht das Beugen des Rumpfs. Mit den Übungen in diesem Buch werden all diese Muskeln trainiert – und Sie bekommen einen festen und flachen Bauch!

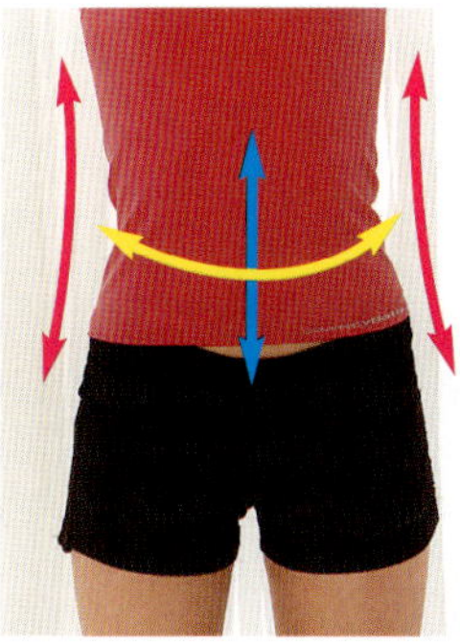

ÜBUNGEN IM SITZEN

Diese einfachen Übungen zur Stärkung der Bauchmuskulatur und Korrektur der Körperhaltung können Sie selbst am Schreibtisch und sogar auf Reisen ausführen. Sie benötigen dazu nur einen standfesten Stuhl ohne Rollen mit gerader Rückenlehne.

Bauchtraining sitzend

Diese Übung kräftigt den queren (*Musculus transversus abdominis*) und den geraden Bauchmuskel (*Musculus rectus abdominis*).

1 Aufrecht auf einen Stuhl setzen, die Füße stehen flach auf dem Boden, hüftbreit auseinander. Die Knie exakt über den Knöcheln ausrichten, die Handflächen locker auf die Oberschenkel legen.

2 Die Bauchmuskeln anspannen, indem der Nabel sanft in Richtung Rückgrat gezogen wird. Diese Position 10 Sekunden halten, dann entspannen.

3 Die Entspannung 3 Sekunden halten, dann die Übung wiederholen.

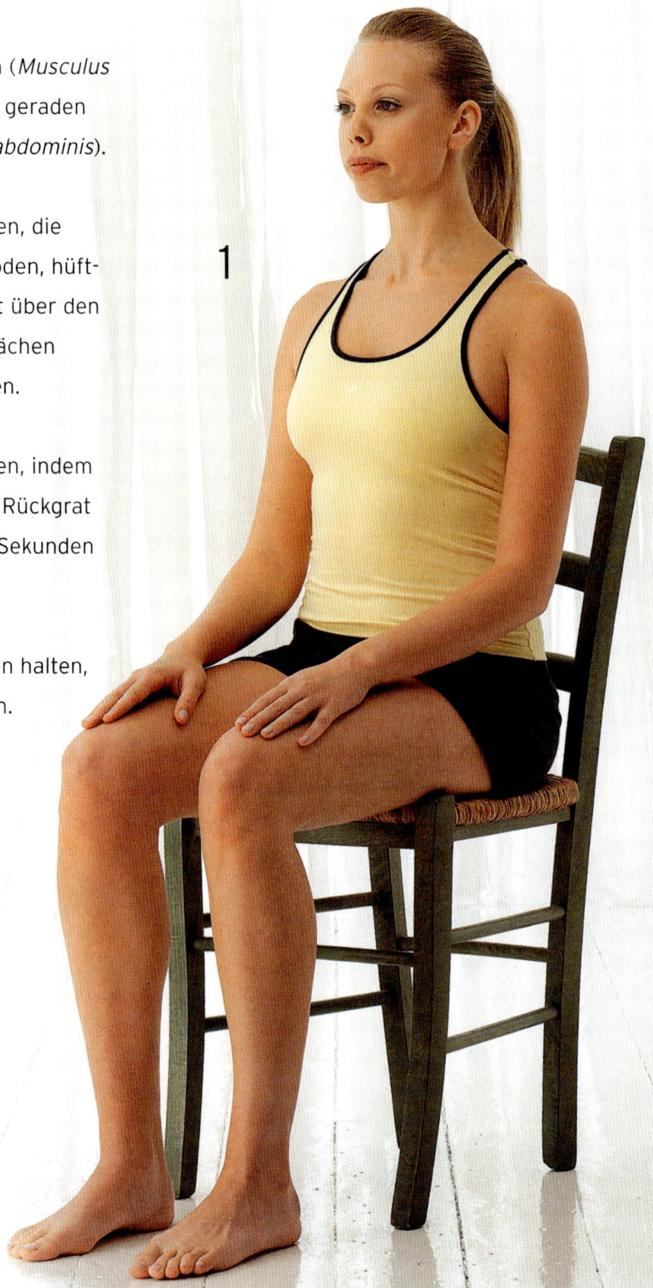

HINWEIS

Achten Sie während der Übungen auf eine gleichmäßige Atmung. Wer die Luft anhält, treibt seinen Blutdruck in die Höhe, was während des Trainings gefährlich werden kann.

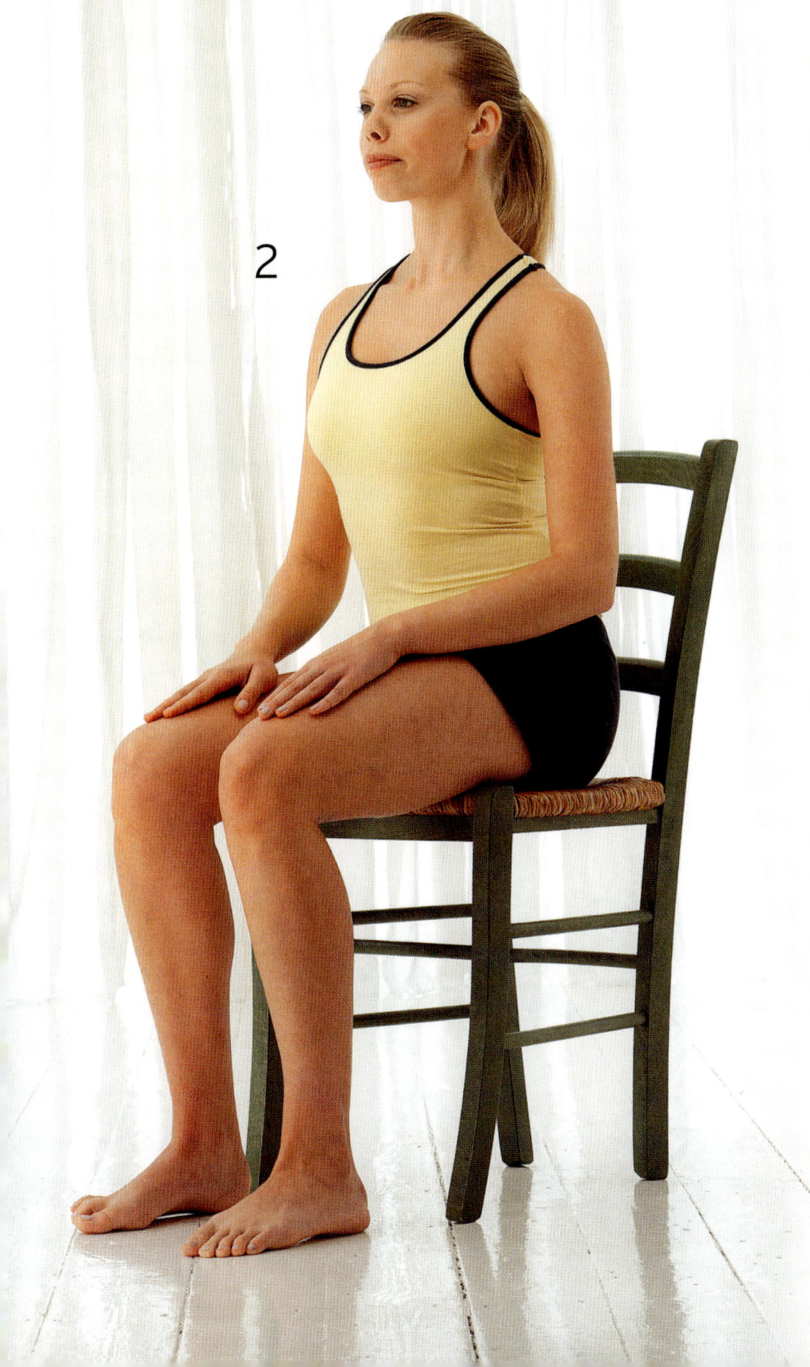

HINWEIS
Atmen Sie während dieser Übung normal.

Mentale Fitness

Fördern Sie Ihre Trainingsergebnisse, indem Sie sich auf das konzentrieren, was Sie tun, und sich immer wieder sagen, wie gut Sie dies machen. Wer mag, kann auch die Technik der Visualisierung einsetzen, um die Überzeugung zu festigen, dass der eigene Körper immer leistungsfähiger und straffer wird.

Hüfte anheben

Mit dieser Übung werden die schrägen Bauchmuskeln gestärkt und das Becken wird stabilisiert. Auch Schwangere können sie ohne Bedenken ausführen.

1 Aufrecht auf einen Stuhl setzen. Die Handflächen locker auf die Oberschenkel legen. Die Wirbelsäule nach oben strecken.

2 Eine Hüfte in Richtung Rippen anheben. Die Position 10 Sekunden halten.

3 Kurz entspannen und die Übung mit der anderen Hüfte wiederholen.

Richtig sitzen

Die richtige Sitzhaltung kaschiert nicht nur kleine Speckröllchen, sie ist auch eine Wohltat für den Rücken. Setzen Sie sich gerade hin, die Füße stehen flach auf dem Boden und hüftbreit auseinander. Die Knie befinden sich exakt über den Knöcheln. Nicht nach vorn oder hinten kippeln, da dies den unteren Rücken belastet, und möglichst nicht die Beine übereinanderschlagen, da sich so die Wirbelsäule unnatürlich krümmt. Spannen Sie die Bauchmuskeln leicht an, und ziehen Sie nicht die Schultern hoch. Lassen Sie diese vielmehr locker herabhängen, und schieben Sie die Schulterblätter sanft zusammen. Diese Haltung sollte Ihnen in Fleisch und Blut übergehen – sie wird Ihnen gut tun. Sie können sogar tiefer einatmen, da der Unterleib so nicht eingequetscht wird.

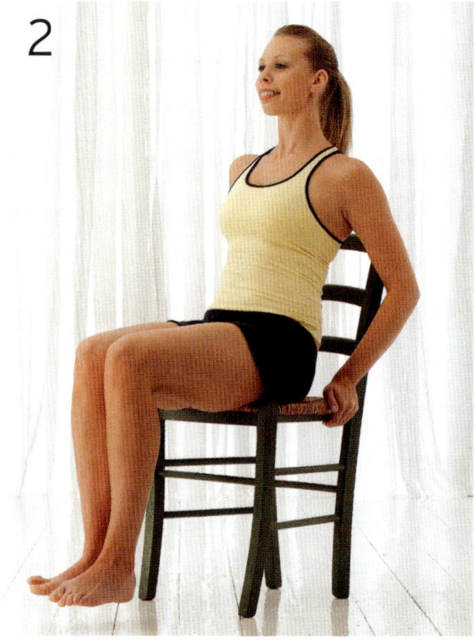

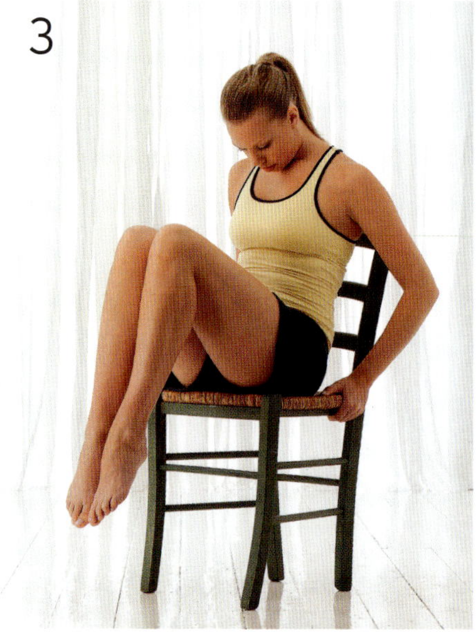

Knie sitzend anheben

Mit dieser Übung stärken Sie den geraden Bauchmuskel, der sich über den Vorderbauch erstreckt. Achten Sie während der Durchführung auf kontrollierte, fließende Bewegungen.

1 Auf eine Stuhlkante setzen. Die Knie sind eng beieinander, die Füße flach auf dem Boden. Mit den Händen am Stuhlrand festhalten und die Bauchmuskeln anspannen.

2 Leicht zurücklehnen und die Füße wenige Zentimeter vom Boden abheben, die Knie dabei weiterhin zusammenhalten.

3 Nun die Knie langsam in Richtung Brustkorb heben und den Oberkörper vorbeugen. Dann die Füße wieder auf den Boden senken. Anschließend 3 Sekunden entspannen, dann die Übung wiederholen.

Bewegungen kontrollieren

Achten Sie darauf, alle Bewegungen langsam und mit Bedacht auszuführen. Sie sollten sich vollständig auf das konzentrieren, was Sie gerade tun, und dabei darauf achten, wie der Körper auf die jeweiligen Übungen reagiert. Wenn Sie Schmerzen empfinden, führen Sie die Übung vermutlich nicht korrekt aus. Auch schnelle Bewegungen sind falsch – alle Übungen sollten sanft und kontrolliert ausgeführt werden. So werden die Muskeln auf natürliche Weise trainiert.

HINWEIS

Lehnen Sie sich nicht zu weit nach vorn, Sie könnten sonst vom Stuhl fallen.

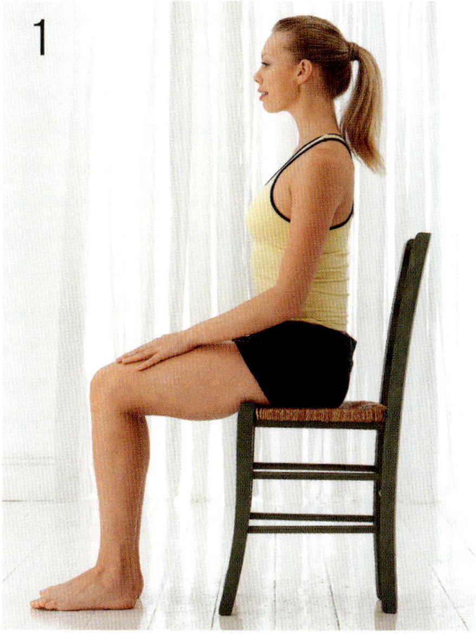

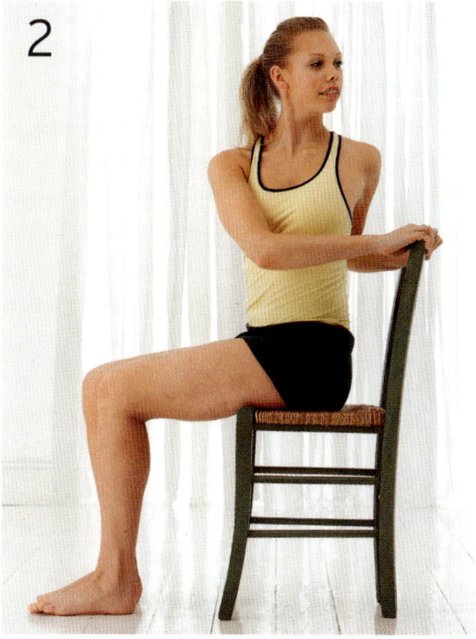

Drehen der Wirbelsäule

Diese Übung lockert Ihre Wirbelsäule und bereitet sie auf anstrengendere Übungen vor.

1 Aufrecht auf einen Stuhl setzen. Die Handflächen ruhen auf den Oberschenkeln, die Knie stehen gerade über den Knöcheln.

2 Die Bauchmuskeln anspannen und den Oberkörper langsam nach links drehen, bis die Stuhllehne mit beiden Händen gefasst werden kann; Knie und Hüften bleiben dabei nach vorn gerichtet. Die Drehung 10 Sekunden halten, dann den Oberkörper wieder gerade ausrichten. Anschließend die Übung zur rechten Seite hin wiederholen.

Trainieren Sie nicht, wenn Sie ...

- sich krank fühlen,
- verletzt sind – Sie könnten die Verletzung durch das Trainieren noch verschlimmern,
- chronisch krank sind oder sich in medizinischer Behandlung befinden – sprechen Sie mit Ihrem Arzt,
- gerade ausgiebig gegessen haben,
- Alkohol genossen haben.

HINWEIS

Sobald Sie Schmerzen empfinden, den Oberkörper nicht weiter drehen.

VIERFÜSSLERSTAND

Im Vierfüßlerstand zu trainieren heißt, gegen die Schwerkraft zu arbeiten und die Muskeln stark zu beanspruchen. Wichtig ist, dass Sie dabei die Ellbogen locker halten und nicht ganz durchstrecken.

Bauchmuskeln anspannen

Diese Übung ist auch unter dem Namen „Katzenbuckel" bekannt. Sie fördert die Verkürzung der Bauchmuskeln, was wiederum der Körperhaltung zugute kommt und den Bauch flacher macht.

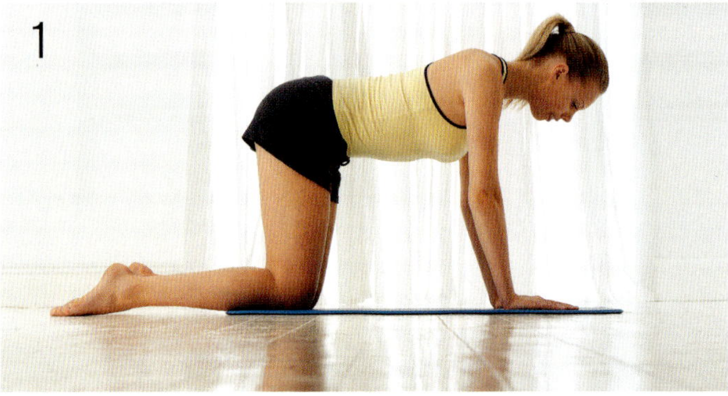

HINWEIS
Drücken Sie den Unterleib mithilfe der tief liegenden Bauchmuskeln hoch, nicht durch Krümmung der Wirbelsäule.

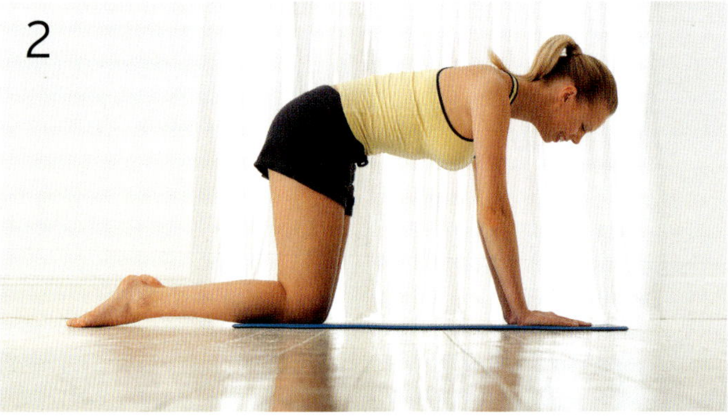

1 In den Vierfüßlerstand gehen, die Hände sind schulterbreit auseinander, die Ellbogen leicht gebeugt, die Knie befinden sich auf einer Höhe mit den Hüften. Kopf und Oberkörper in einer geraden Linie ausrichten und zu Boden schauen; das Kinn dabei aber nicht gegen den Brustkorb lehnen.

2 Die Bauchmuskeln zunächst entspannen, dann den Nabel langsam in Richtung Wirbelsäule ziehen.

3 Die Position 10 Sekunden halten, dann langsam entspannen. Während der Übung langsam und gleichmäßig atmen.

Mühlrad-Stellung

Diese Übung stärkt den queren Bauchmuskel, der die tiefste Schicht aller Bauchmuskeln bildet. Hier wird der Körper mit den Knien abgestützt. Fortgeschrittene können sich wie beim Liegestütz auf die Zehenspitzen stützen, um den Trainingseffekt zu verstärken.

1 Die Ausgangsposition ähnelt der des klassischen Liegestütz, die Knie bleiben allerdings am Boden und die Füße werden angehoben. Die Fingerspitzen zeigen nach vorn, die Arme sind gerade, aber leicht angewinkelt. Der Kopf bildet eine gerade Linie mit dem Oberkörper und die Füße berühren einander. Nun die Schulterblätter nach unten ziehen, den Rücken aber nicht durchhängen lassen und das Gesäß nicht ausstrecken.

2 Diese Position 10 Sekunen halten, dabei auf eine gleichmäßige Atmung achten.

Richtiges Atmen

Unsere Atmung isf für uns etwas Selbstverständliches, dennoch atmen die meisten Menschen nur mit dem oberen Drittel der Lunge. Lernen Sie, richtig zu atmen, denn wenn alle Körperzellen ausreichend mit Sauerstoff versorgt werden, können Sie Ihre gesamte Gesundheit stärken. Die Bauchatmung ermöglicht eine viel tiefere Atmung. Mithilfe des Zwerchfells (eine Muskel-Sehnen-Platte, die Brust- und die Bauchhöhle voneinander trennt) wird die Lunge ohne Anstrengung gefüllt und wieder entleert. Atmen Sie langsam durch die Nase ein und beobachten Sie, wie sich der Bauch anhebt. Halten Sie den Atem einige Sekunden an und atmen Sie dann langsam durch den Mund wieder aus.

HINWEIS

Für Menschen mit Schulterproblemen ist diese Übung ungeeignet. Wenn Sie ein Ziehen im Rücken verspüren, stellen Sie die Knie weiter auseinander.

1

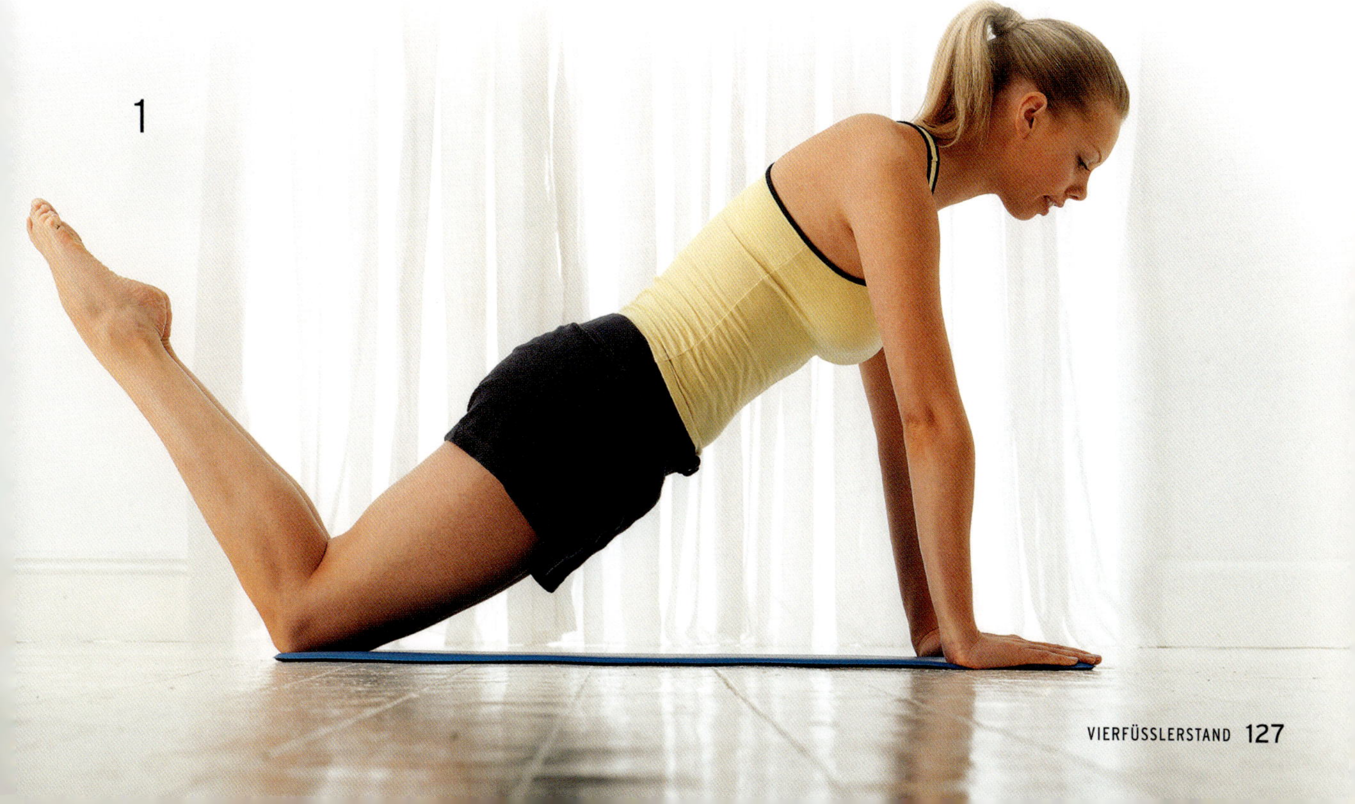

BECKENÜBUNGEN

Diese einfachen Übungen festigen und stärken die Bauchmuskulatur, ohne den Rücken zu belasten.

Einfaches Beckenkippen

Eine ideale Übung für die Körperformung nach der Schwangerschaft.

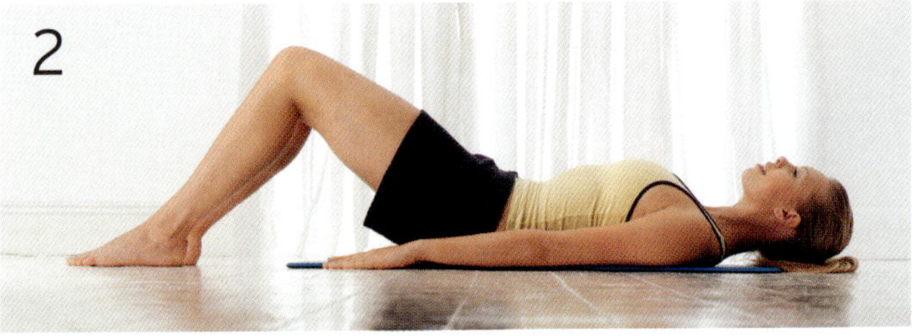

1 Auf den Rücken legen und die Knie anwinkeln. Die Füße stehen hüftbreit auseinander flach auf dem Boden. Die Stellung der Wirbelsäule ist neutral. Nun die Arme neben den Körper legen, sodass die Handflächen flach auf dem Boden liegen, und die Bauchmuskeln anspannen.

2 Den unteren Rückenbereich zu Boden drücken und das Becken langsam nach oben kippen, sodass sich das Schambein hebt. Dann zurück in die Ausgangsposition.

3 Die Übung langsam und in gleichmäßigem Rhythmus mehrmals wiederholen.

Beine schieben

Auch dies ist eine recht einfache Übung zur Stärkung der Bauchmuskeln.

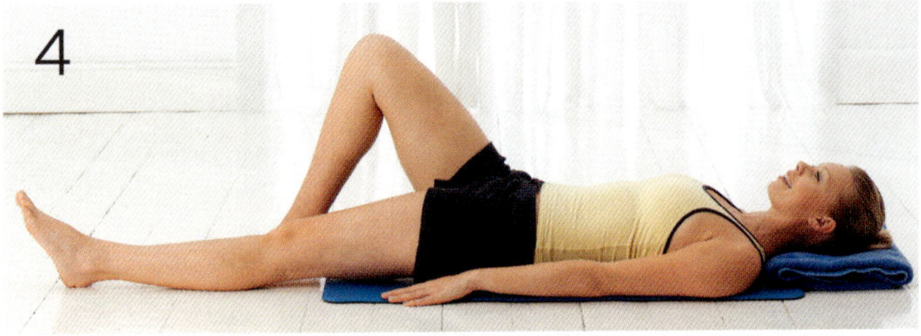

1 Auf den Rücken legen und die Knie anwinkeln. Die Füße stehen flach auf dem Boden, die Arme liegen neben dem Körper, die Handflächen zeigen zu Boden. Wer mag, kann Kopf und Nacken mit einem flachen Kissen oder einem Handtuch stützen.

2 Die Bauchmuskeln anspannen, indem der Nabel sanft in Richtung Rückgrat gezogen wird.

3 Nun das Becken sanft nach oben kippen, sodass sich das Schambein hebt.

4 Die Zehen eines Fußes anheben und das Bein so weit wie möglich nach vorn schieben, die Ferse bleibt am Boden.

5 Die Position 3 Sekunden halten, dann in die Ausgangsposition zurückkehren und das andere Bein schieben.

Beine heben

Diese Übung trainiert die tief liegenden Bauchmuskeln. Richtig ausgeführt, ist sie ziemlich anstengend. Wenn sie Ihnen leicht erscheint, führen Sie sie möglicherweise falsch aus!

1 Auf den Rücken legen und die Knie anwinkeln. Die Füße stehen hüftbreit auseinander flach auf dem Boden. Die Stellung der Wirbelsäule ist neutral. Die Arme liegen neben den Körper, die Handflächen zeigen nach oben.

2 Die Beine anheben, sodass sie in einem 90-Grad-Winkel zum Körper stehen.

3 Die Bauchmuskeln anspannen und ein Bein langsam zu Boden senken. Dann wieder anheben.

4 Die Übung mit dem anderen Bein wiederholen.

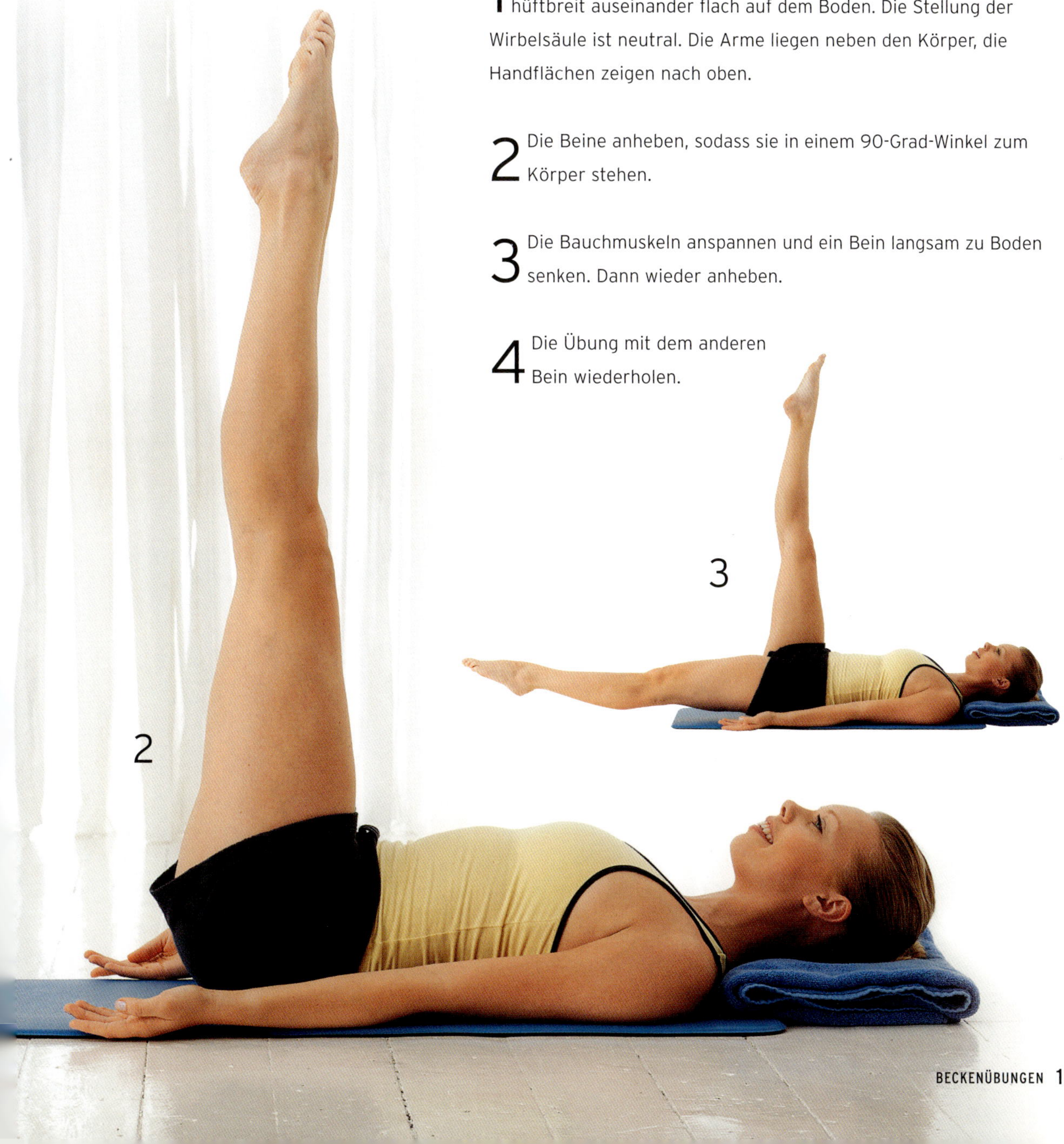

3

2

ALLES ÜBER CURLS

Diese Übungen kräftigen den geraden Bauchmuskel, der vom Brustbein zum Schambein verläuft. Wenn Sie Kopf und Schultern anheben, zieht sich der Muskel an beiden Enden zusammen. Für Personen mit Nackenproblemen sind diese Übungen jedoch ungeeignet.

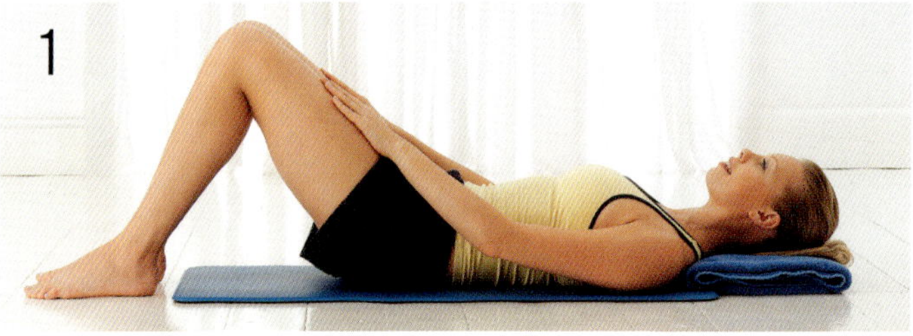
1

HINWEIS

Die Hände beim Curling nie in den Nacken legen. Dies kann die Nackenmuskeln überdehnen und die Nackenwirbel überstrecken.

Kleiner Curl-up

Verabschieden Sie sich von rückenschädigenden Sit-ups. Curl-ups sind viel schonender und ebenso effektiv.

1 Auf den Rücken legen. Kopf und Nacken mit einem flachen Kissen oder einem Handtuch stützen. Die Füße stehen hüftbreit auseinander flach auf dem Boden, die Knie sind angewinkelt. Die Hände ruhen auf den Oberschenkeln.

2 Die Wirbelsäule neutral ausrichten und die Bauchmuskeln anspannen. Dann die Wirbelsäule beugen, um Kopf und Schultern etwa 30 Grad anzuheben; die Hände gleiten dabei in Richtung Knie, der untere Rückenbereich bleibt in Kontakt mit dem Boden. Anschließend langsam in die Ausgangsposition zurückkehren.

Um den Schwierigkeitsgrad zu erhöhen, die Arme bei der Beugung über dem Brustkorb kreuzen. Wenn Ihnen auch dies leicht fällt, legen Sie die Fingerspitzen an die Schläfen.

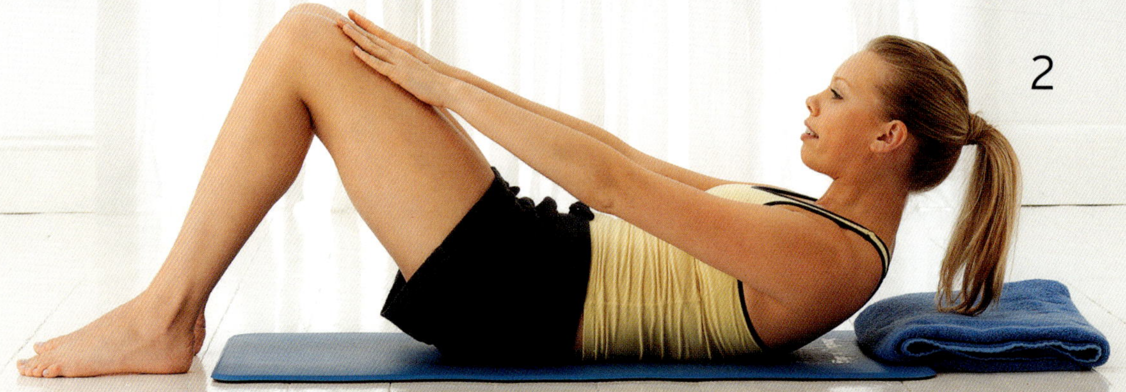
2

So führen Sie Curl-ups richtig aus:

- **Die Knie immer leicht beugen.**
- **Beim Beugen ausatmen, beim Entspannen einatmen.**
- **Während der Übung nie die Luft anhalten – dadurch erhöhen Sie Ihren Blutdruck, was gefährliche Gesundheitsschäden zur Folge haben kann.**
- **Alle Übungen langsam und kontrolliert ausführen.**
- **Die Hände nie in den Nacken legen, da sich dabei die Nackenwirbel überstrecken können.**

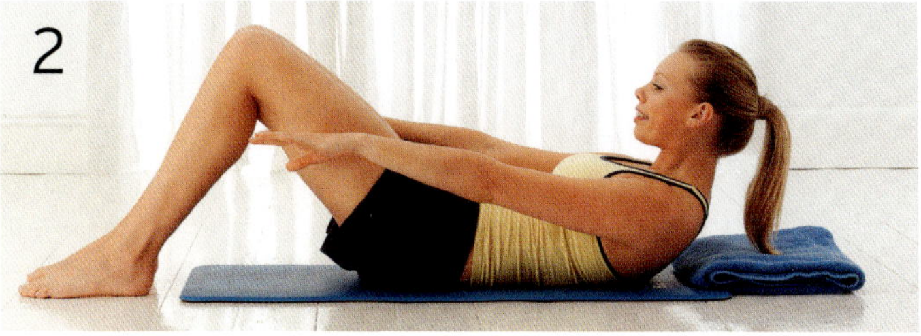

Großer Curl-up

Diese Übung trainiert den geraden Bauchmuskel sehr intensiv, da der anstrengendste Teil des kleinen Curl-ups hier wiederholt wird.

1 Auf den Rücken legen, die Füße stehen flach auf dem Boden, die Knie sind angewinkelt. Die Arme liegen neben dem Körper, die Handflächen zeigen nach unten. Die Wirbelsäule ist neutral ausgerichtet.

2 Die Bauchmuskeln anspannen. Dann Kopf und Schultern langsam anheben und den Oberkörper aufwärts beugen; dabei die Arme nach vorn strecken.

3 Die Beuge fortführen, bis der Oberkörper etwa 30 Grad angehoben ist, dann die Arme ausstrecken und den Oberkörper jeweils ein paar Zentimeter vor- und zurückbewegen.

4 Die Übung mehrmals wiederholen, dann in die Ausgangsposition zurückkehren.

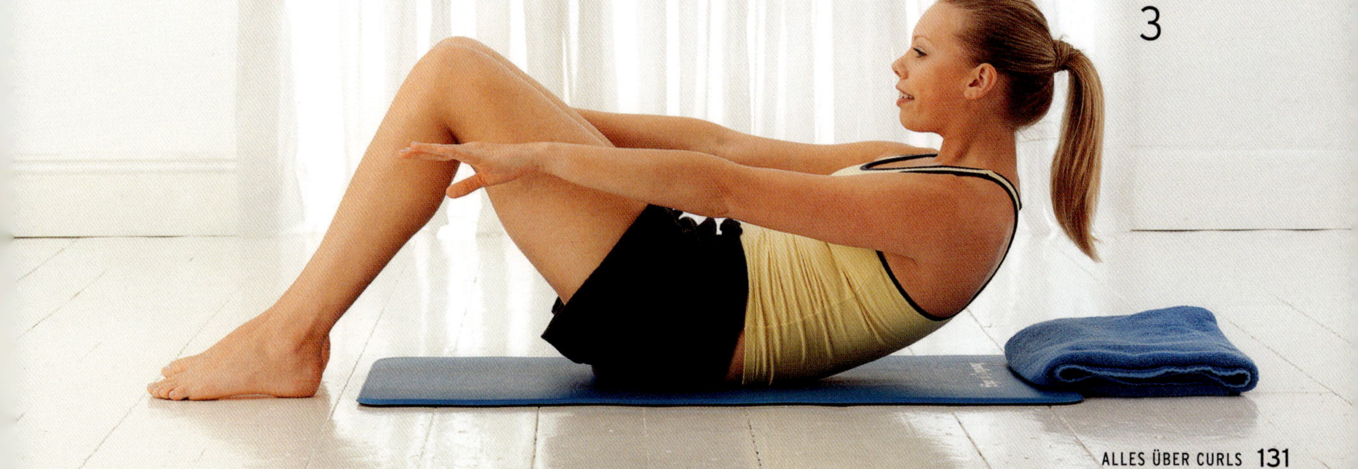

SCHRÄGE CURLS

Curls mit Drehungen trainieren die schrägen und den geraden Bauchmuskel gleichzeitig, wodurch nicht nur die Taille gestrafft wird, sondern auch die Bauchmuskeln gefestigt werden.

Schräger Basis-Curl

1 Auf den Rücken legen, die Füße stehen hüftbreit auseinander flach auf dem Boden. Die Fingerspitzen an die Schläfen legen. Das linke Bein anheben und den Fuß auf den rechten Oberschenkel legen – das abgestützte linke Bein wird so leicht nach außen gedreht. Die Wirbelsäule neutral halten und die Bauchmuskeln anspannen.

1

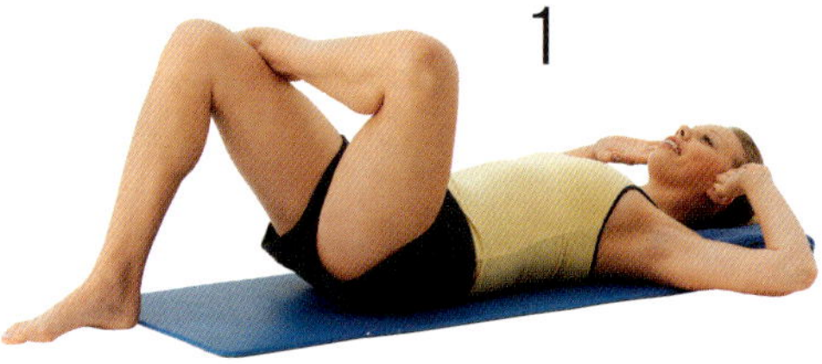

2 Den Rumpf nach links wenden und nach oben beugen; dabei ausatmen. Den rechten Ellbogen in Richtung des rechten Knies bewegen. Die linke Seite bleibt am Boden, um den Rücken zu stützen.

3 In die Ausgangsposition zurückkehren und dabei einatmen.

4 Anschließend die Übung auf der anderen Seite wiederholen.

2

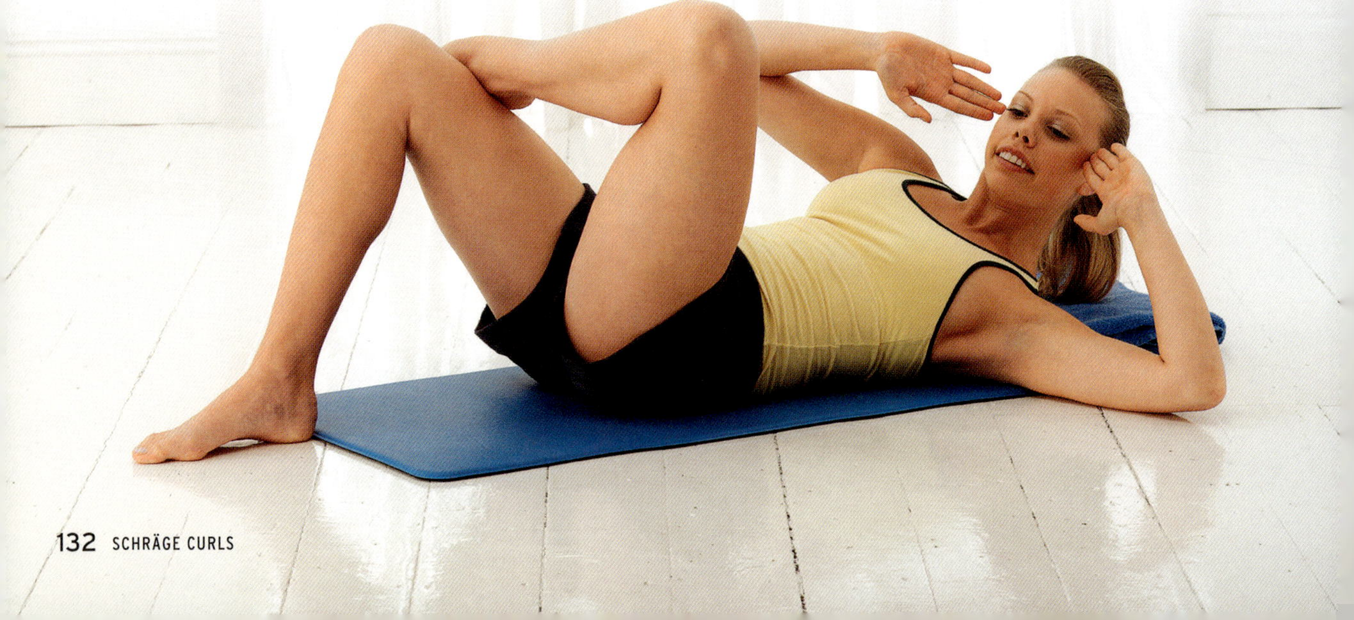

Schräger Intensiv-Curl

1 Auf den Rücken legen. Die Wirbelsäule neutral halten, die Knie anwinkeln und die Füße hüftbreit voneinander entfernt flach auf den Boden stellen. Die Fingerspitzen der rechten Hand an die rechte Schläfe legen. Das linke Bein anheben und den Fuß auf den rechten Oberschenkel legen. Dann mit der linken Hand den linken Oberschenkel von innen umfassen und nach außen drücken.

2 Einatmen und die Bauchmuskeln anspannen. Dann schräg nach links hochbeugen und den rechten Ellbogen zum linken Knie führen; dabei ausatmen.

3 In die Ausgangsposition zurückkehren und dabei einatmen. Anschließend die Übung auf der anderen Seite wiederholen.

1

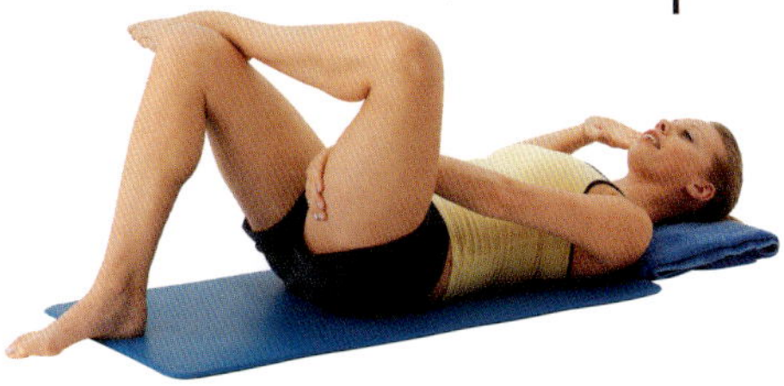

Nackenstütze

Viele Menschen klagen zu Beginn eines Bauchmuskeltrainings über Nackenschmerzen. Diese bieten jedoch selten Grund zur Sorge. In der Regel handelt es sich um Muskelkater, da zum Anheben von Kopf und Schultern die Nacken- und nicht die Bauchmuskulatur angespannt wird. Abhilfe kann ein Handtuch schaffen, das unter den Kopf gelegt wird. Fassen Sie es an beiden Seiten und halten Sie es straff, während Sie sich hochbeugen. So wird der Nacken gestützt.

HINWEIS

Personen mit Nackenproblemen sollten auf diese Übung verzichten.

2

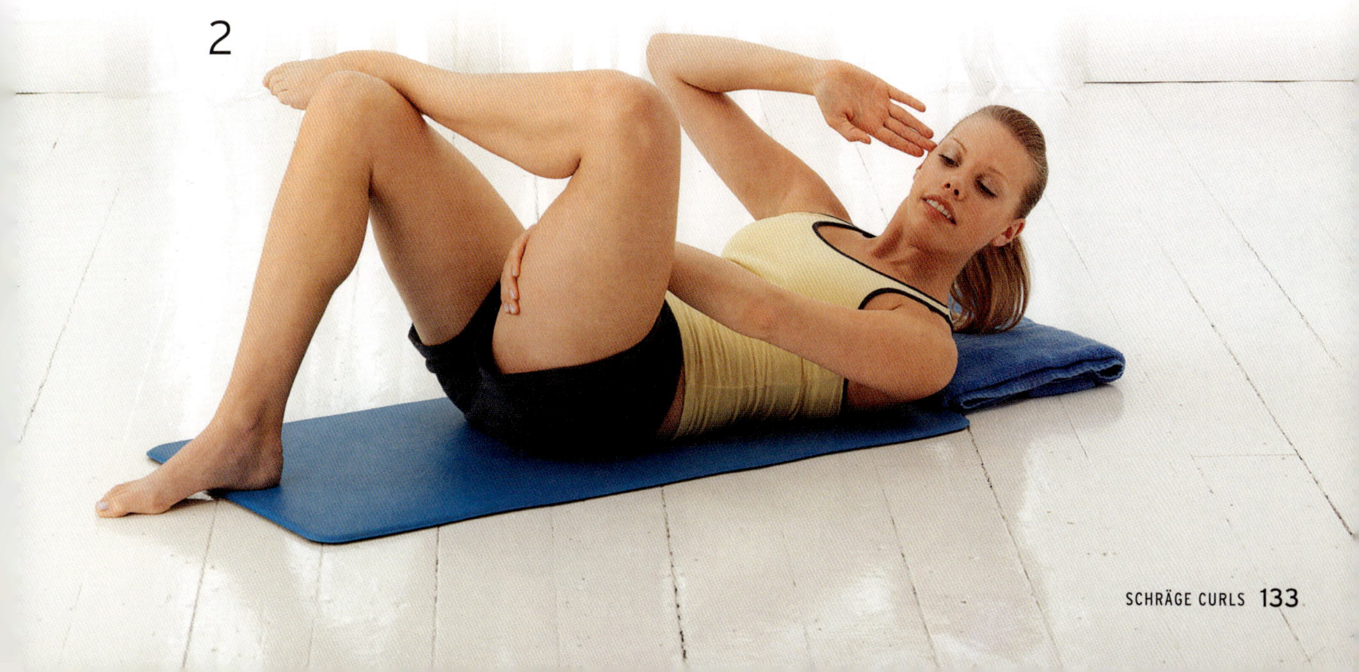

UMKEHR-CURLS

Umkehr-Curls eignen sich hervorragend, um sowohl den queren Bauchmuskel, der am tiefsten liegt und die Taille wie ein Korsett umschließt, als auch den geraden Bauchmuskel, der für den Sixpack-Look verantwortlich ist, zu trainieren.

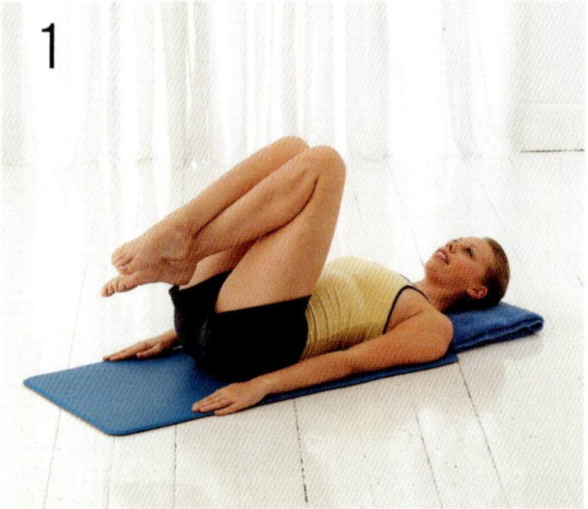

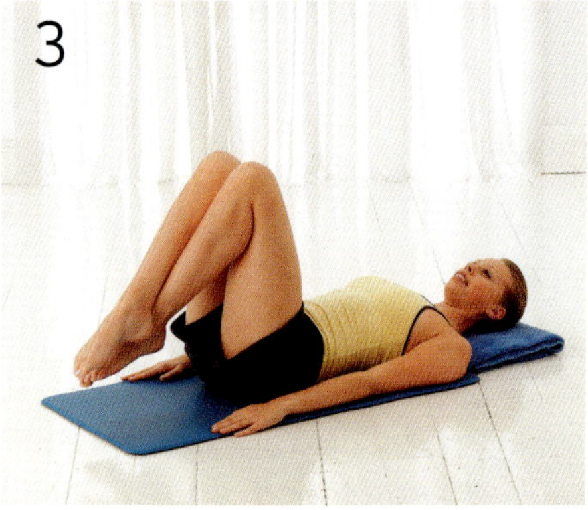

Umkehr-Curl

Achten Sie bei dieser Übung unbedingt darauf, den Rücken gerade zu halten.

1 Auf den Rücken legen. Die Wirbelsäule befindet sich in neutraler Stellung, die Arme liegen seitlich neben dem Oberkörper, die Handflächen zeigen nach unten. Dann die Knie in Richtung Oberkörper ziehen und die Fußgelenke kreuzen.

2 Die Bauchmuskeln anspannen, indem Sie den Nabel in Richtung Wirbelsäule ziehen.

3 Die Knie so weit wie möglich in Richtung Brustkorb ziehen, dann wieder absenken.

HINWEIS

Achten Sie stets auf eine gleichmäßige Atmung.

Wie unsere Muskeln arbeiten

Muskeln bestehen aus unzähligen kleinen Eiweißfasern, die sich zur Auslösung einer Bewegung zusammenziehen und wieder entspannen. Die meisten Muskeln können willentlich gesteuert werden und sind durch Sehnen mit einem Knochen verbunden. Um eine Bewegung zu erzeugen, sendet das Gehirn elektrische Signale durch die Nervenbahnen zu den Muskeln, woraufhin sich die Zellen in den Muskeln zusammenziehen. Daraufhin wiederum werden die Sehnen angezogen, die mit den Gelenkknochen verbunden sind. Muskeln arbeiten immer paarweise, wodurch Knochen in zwei Richtungen bewegt werden können. Für die meisten Bewegungen ist der Einsatz mehrerer Muskelgruppen erforderlich.

Intensiver Umkehr-Curl

1 Auf den Rücken legen. Die Wirbelsäule befindet sich in neutraler Stellung. Die Hände entweder seitlich neben den Kopf legen oder mit den Handflächen nach unten neben den Oberkörper. Nun die Knie anwinkeln, die Oberschenkel senkrecht in die Höhe halten und die Fußgelenke kreuzen.

2 Die Bauchmuskeln anspannen.

3 Das Becken nach vorn kippen, sodass sich das Gesäß vom Boden hebt; die Beine dabei ruhig halten. Dann das Becken in die Ausgangsposition zurückführen.

Vergessen Sie Sit-ups!

Verzichten Sie auf das vollständige Aufrichten des Rumpfs, wie es bei klassischen Sit-ups erforderlich ist, denn Curls sind viel effektiver und auch schonender. Um einen Muskel effizient zu trainieren, muss eine Übung gezielt auf ihn ausgerichtet sein. Bei einem Sit-up werden jedoch nur während der ersten 30 Grad der Beugebewegung die Bauchmuskeln trainiert, danach übernehmen die Hüftmuskeln die Arbeit, auf die bei der Sit-up-Beuge sehr viel Druck ausgeübt wird, was den unteren Rückenbereich enorm belastet.

3

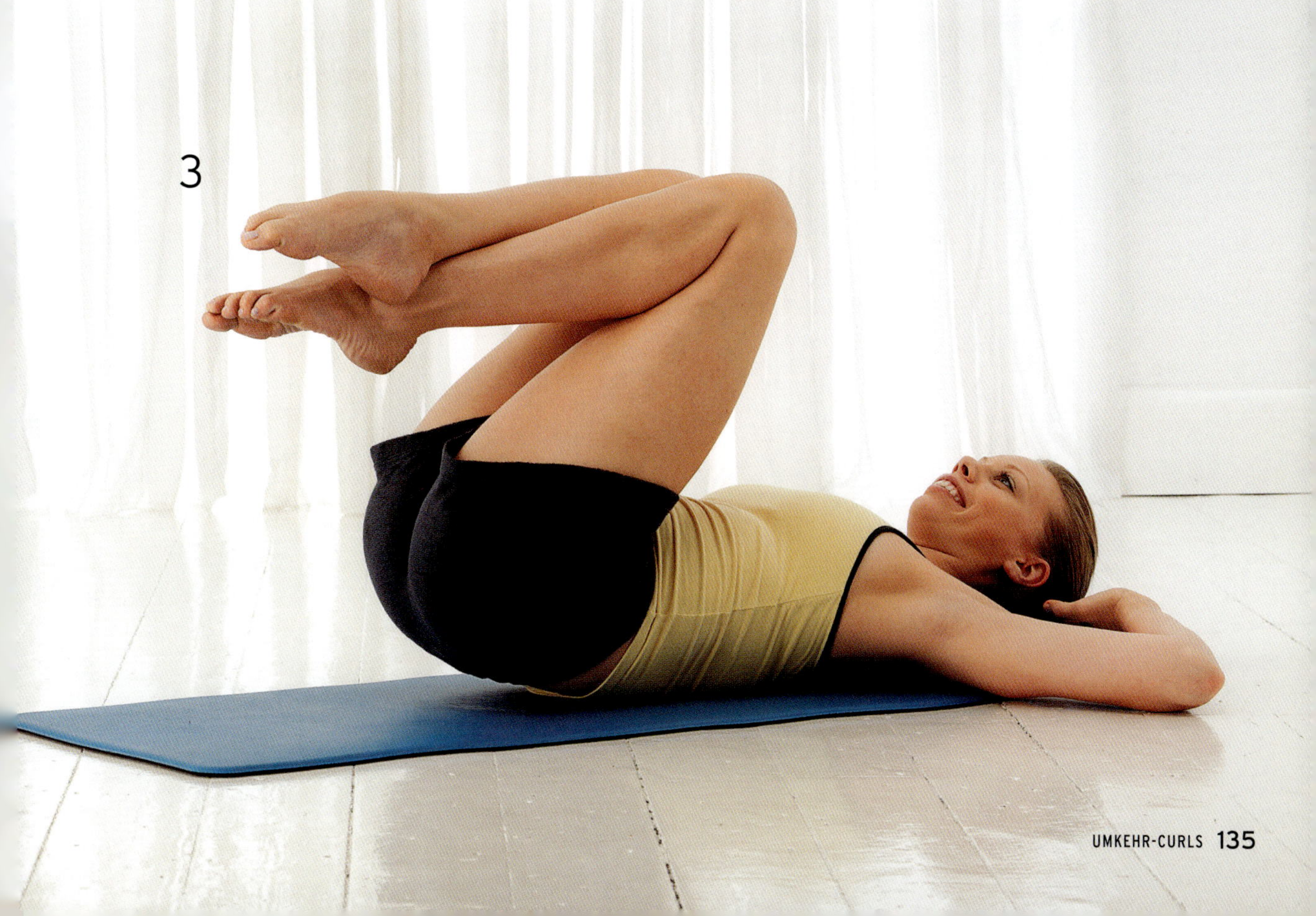

CURLS FÜR KÖNNER

Für diese Übungen benötigen Sie kräftige Bauchmuskeln, sie sind also für Anfänger nicht geeignet. Stärken Sie Ihre Bauchmuskulatur zunächst ein paar Wochen lang mit regelmäßigen Trainingseinheiten, bevor Sie sich an diese Übungen wagen.

Hand ausstrecken

Durch die kleinen, kontrollierten Bewegungen wird Ihr Bauch besonders stark trainiert.

1 Auf den Rücken legen. Die Knie sind angewinkelt, die Füße stehen flach auf dem Boden hüftbreit voneinander entfernt. Die Arme liegen seitlich neben dem Körper, die Handflächen zeigen nach unten.

2 Nun Kopf und Schultern in einem 30-Grad-Winkel vom Boden abheben. Diese Position halten und die rechte Hand zur rechten Wade hin ausstrecken.

3 Insgesamt 10-mal leicht vor- und zurückbewegen, dann in die Ausgangsposition zurückkehren; dabei stets auf eine gleichmäßige Atmung achten.

4 Die Übung auf der linken Seite wiederholen.

4

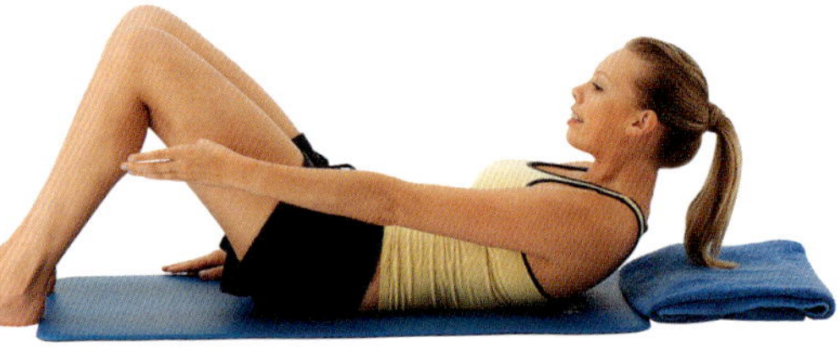

2

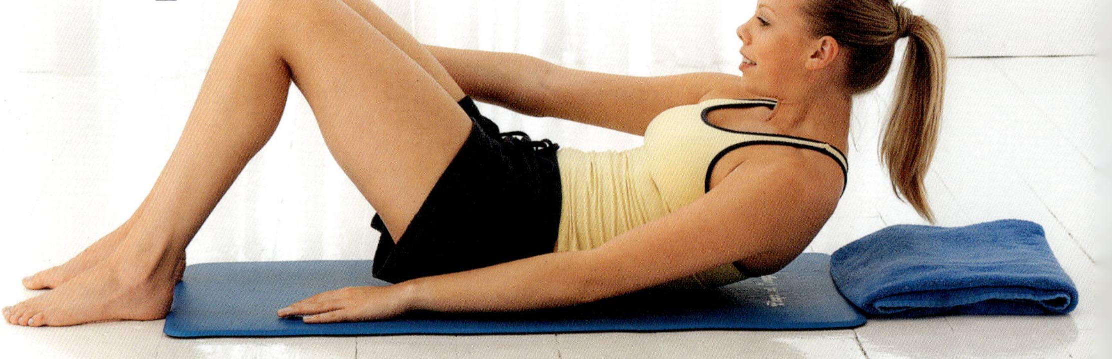

Curl mit ausgestreckten Armen

Wenn Sie die Basis-Curls bequem ausführen können, sind Sie für diese Übung fit genug.

1 Auf den Rücken legen. Die Wirbelsäule neutral halten, die Knie sind angewinkelt, die Füße stehen flach auf dem Boden hüftbreit voneinander entfernt. Beide Arme über dem Kopf ausstrecken.

2 Kopf und Schultern mithilfe der Bauchmuskeln langsam vom Boden anheben. Die Arme dabei parallel zu den Ohren halten.

3 Die Bewegung fortsetzen, bis der Oberkörper in einem Winkel von 30 Grad angehoben ist.

4 Diese Position 2 Sekunden halten, dann langsam in die Ausgangsposition zurückkehren; dabei einatmen.

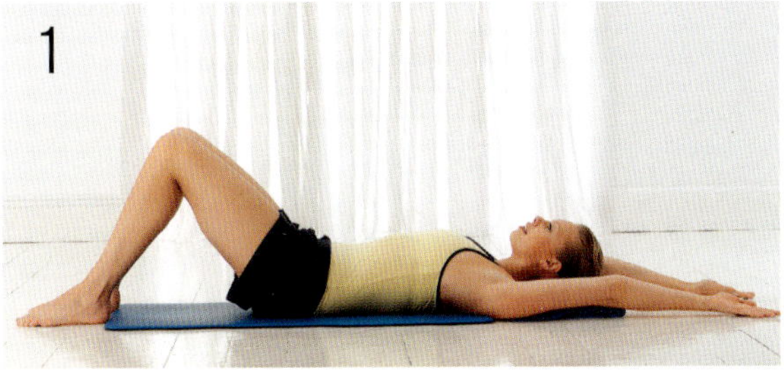

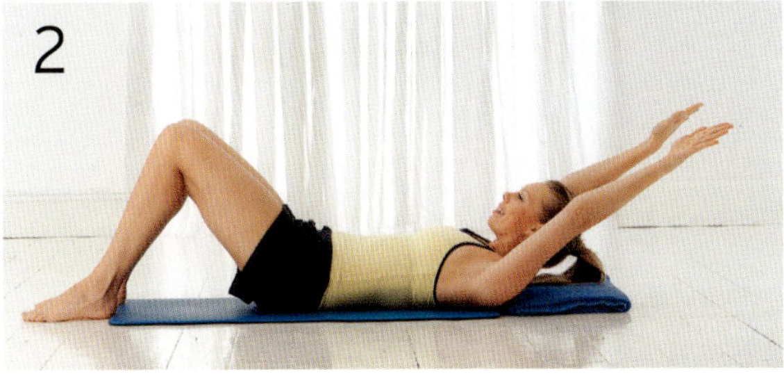

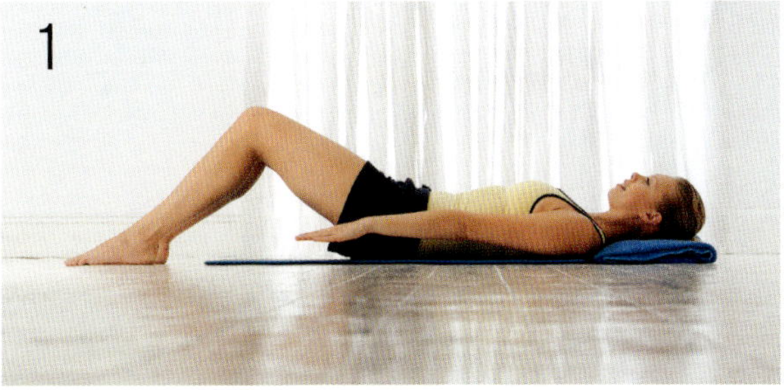

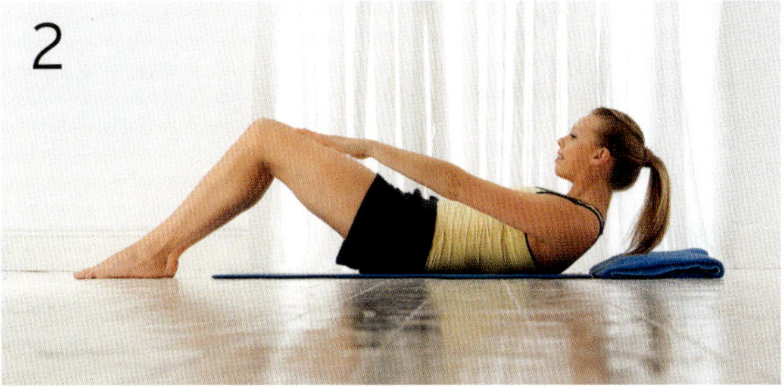

Die Hundert

Diese Pilates-Übung – eine Trainingsform, die besonders von Tänzern geschätzt wird – kräftigt den gesamten Bauchbereich. Wer ihre Intensität steigern will, führt sie mit gestreckten Beinen aus (die Knie bleiben dabei allerdings leicht gebeugt).

1 Auf den Rücken legen, die Arme schweben mit den Handflächen nach unten neben dem Körper über dem Boden. Die Knie sind angewinkelt, die Füße stehen flach auf dem Boden. Die Wirbelsäule ist neutral ausgerichtet, die Bauchmuskeln sind gespannt.

2 Kopf und Schultern anheben, der untere Rückenbereich bleibt am Boden. Aus dieser Position heraus die Arme auf und ab bewegen, dabei langsam ein- und ausatmen. Insgesamt je 5 Aufwärts- und 5 Abwärtsbewegungen ausführen.

Beide Beine nach vorn

Mit dieser Übung wird der quere Bauchmuskel trainiert.

1 Auf den Boden setzen, die Knie anwinkeln, die Füße parallel nebeneinander stellen, sodass nur die Zehen den Boden berühren.

2 Den Oberkörper leicht zurücklehnen und mit den Armen hinter dem Körper abstützen; die Handflächen zeigen dabei zu Boden.

3 Die Bauchmuskeln anspannen und beide Beine nach vorn ausstrecken; dabei aber nicht ganz durchdrücken. Nun in die Ausgangsposition zurückkehren.

Vorteilhafte Kleidung

Finden Sie für sich selbst einen passenden, vorteilhaften Kleidungsstil, und akzeptieren Sie Ihre Figur, so wie sie ist. Verbergen Sie Ihre Rundungen nicht unter extraweiten T-Shirts und schlabberigen Jogginghosen – dadurch signalisieren Sie, dass Sie mit sich selbst nicht zufrieden sind. Wählen Sie Kleidungsstücke, die zu ihrem Typ passen – bauchfreie, ärmellose Tops etwa sind für fülligere Menschen selten eine gute Wahl. Hochhackige Schuhe sollten Sie nur zu speziellen Anlässen tragen. Die Absätze ruinieren eine gute Körperhaltung, denn sie schieben das Körpergewicht nach vorn.

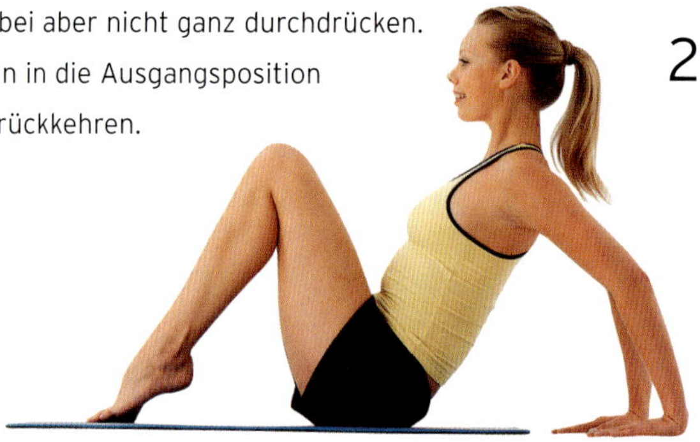
2

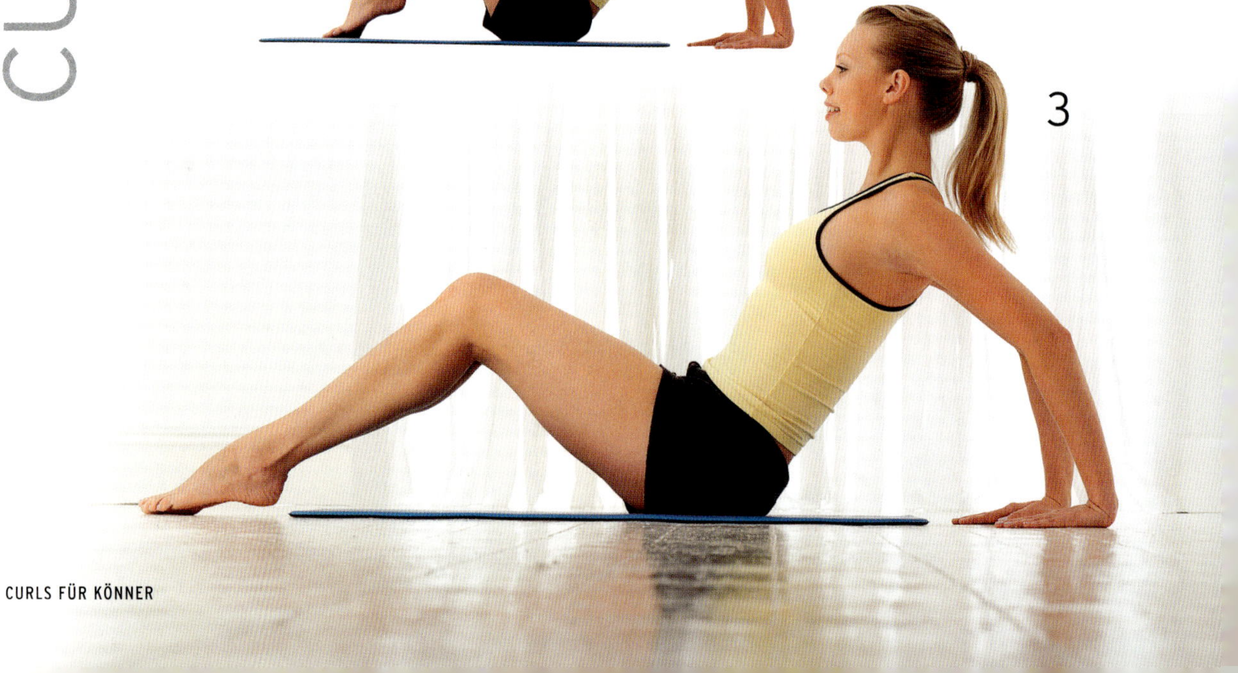
3

Kick-up

Erst, wenn Sie die Curls mühelos schaffen, sind Sie fit genug für diese schwere Übung.

1 Auf den Rücken legen, die Wirbelsäule neutral ausrichten, die Arme hinter dem Kopf ausstrecken. Das rechte Knie anwinkeln und den Fuß flach auf den Boden stellen. Das linke Knie nur leicht beugen und das Bein insgesamt gestreckter halten.

2 Die Bauchmuskeln anspannen, die Schultern langsam anheben und das linke Bein in Richtung Brustkorb ziehen; dabei die Arme anheben. Anschließend in die Ausgangsposition zurückkehren und die Übung mit dem anderen Bein wiederholen.

Wie motiviere ich mich?

Allzu häufig stürzen wir uns voller Enthusiasmus in ein neues Trainingsprogramm, nur um nach kurzer Zeit einen Punkt zu erreichen, an dem wir uns nicht mehr zum Weitermachen motivieren können. Dieses Dilemma umgeht man am besten mit einer realistischen Zielsetzung. Überlegen Sie, wann und wie Sie die Übungen in Ihren Alltag integrieren können. Es ist wichtig, einen regelmäßigen Termin für das Training einzuhalten, damit es, ähnlich wie Zähneputzen, zu einem natürlichen Teil Ihres Tagesablaufs wird. Verlieren Sie allerdings nicht den Mut, wenn Sie dennoch einmal mehrere Tage nicht dazu kommen – einige kurze Trainingseinheiten, selbst auf unregelmäßiger Basis, sind immer noch besser, als gar nichts zu tun.

HINWEIS

Drücken Sie Ihr Kinn bei dieser Übung nicht gegen die Brust.

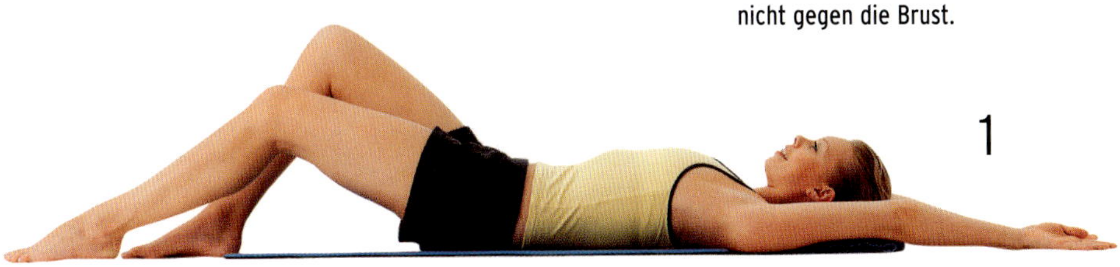

1

2

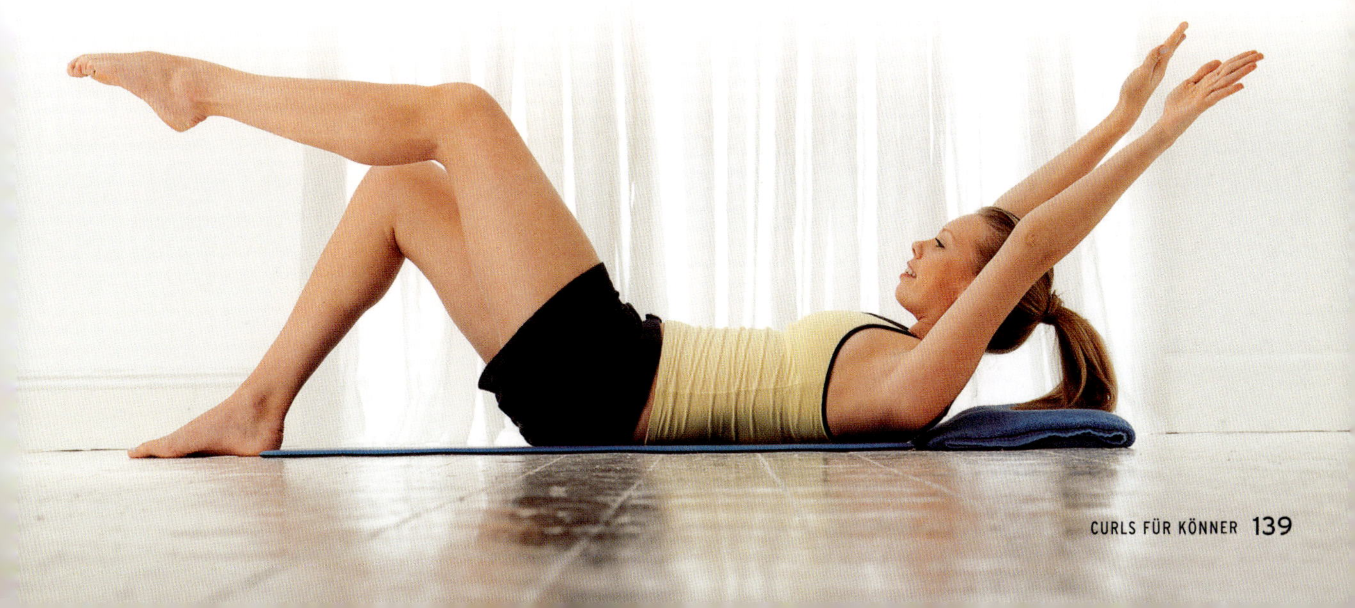

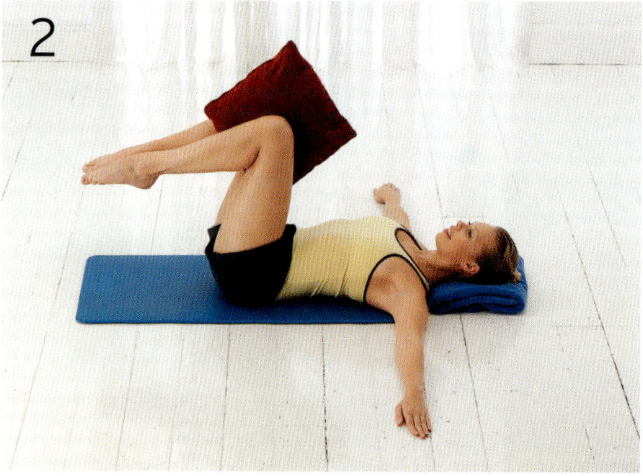

HINWEIS
Personen mit Rückenproblemen sollten auf diese Übung verzichten.

Kissen-Übung

Diese Übung kräftigt die schrägen Bauchmuskeln und bietet ein schonendes Training für die Wirbelsäule. Schultern und Arme sollten während der Übung stets den Boden berühren. Für Anfänger ist es allerdings oft einfacher, Arm und Schulter auf einer Seite leicht anzuheben.

1 Auf den Rücken legen. Die Arme auf der Höhe der Schultern zur Seite hin ausstrecken. Die Handflächen flach auf den Boden legen und die Knie anwinkeln. Die Füße sollten sich berühren und leicht angehoben werden, doch anfangs ist es oft leichter, sie auf dem Boden liegen zu lassen.

2 Ein Kissen zwischen die Knie klemmen, damit diese während der gesamten Übung zusammengehalten werden, was in diesem Fall sehr wichtig ist.

3 Den Nabel in Richtung Rückgrat ziehen, um die Bauchmuskeln anzuspannen.

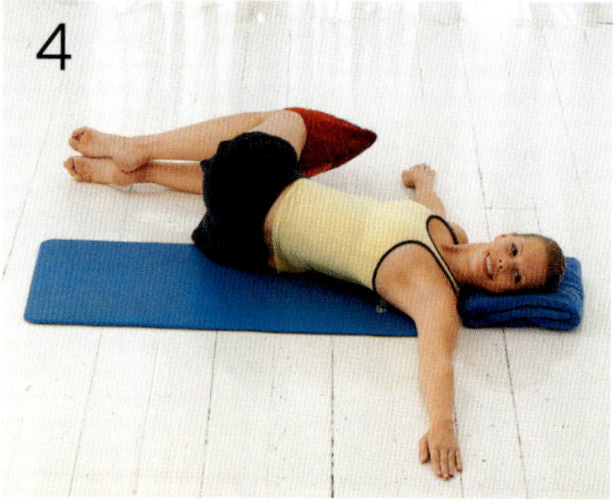

4 Die Beine langsam nach rechts zu Boden senken, den Kopf dabei nach links wenden. Fühlen Sie, wie die einzelnen Teile des Rumpfs dabei nach und nach angehoben werden: zunächst das Gesäß und die Hüften, dann die Taille und die Rippen. Die Bewegung fortsetzen, bis das rechte Knie und der rechte Fuß den Boden berühren; das linke Bein liegt dabei immer auf dem rechten.

5 Beine und Kopf in die Ausgangsposition zurückführen und die Übung zur anderen Seite hin wiederholen.

Zehenspitzen-Übung

Diese Übung stärkt den queren Bauchmuskel.

1 Auf den Rücken legen, die Wirbelsäule neutral ausrichten, die Knie so anwinkeln, dass sie genau über den Hüften stehen. Unterschenkel und Füße sind parallel zum Boden ausgerichtet.

2 Die Bauchmuskeln anspannen, indem der Nabel sanft in Richtung Rückgrat gezogen wird.

3 Ein Bein langsam absenken, bis die Zehen den Boden berühren. Anschließend das Bein in die Ausgangsposition zurückführen und die Übung mit dem anderen Bein wiederholen.

1

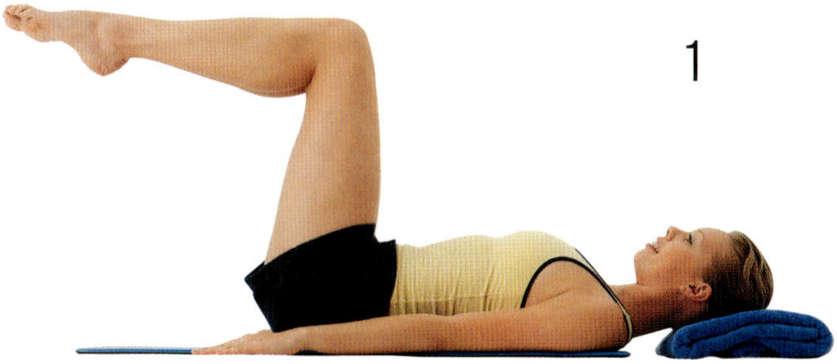

Verdammen Sie den Besenstiel!

Von früheren Gymnastikkursen kennen Sie vielleicht noch die Übung, bei der man einen Besenstiel oder eine Stange quer über die Schultern und mit ausgestreckten Armen umfasst, um den Körper dann schwungvoll nach links und rechts zu drehen. Ziel dieser Übung soll es sein, die Taille zu verschmälern. Leider schadet die Übung allerdings mehr, als sie nützt. Es besteht nicht nur die Gefahr, die schrägen Bauchmuskeln zu verletzen, sondern auch, feine Bänder am Rücken zu überdehnen oder zu zerreißen. Zudem übt das Gewicht des Oberkörpers enormen Druck auf die Wirbelsäule aus. Es besteht die Gefahr von Bandscheibenschäden.

3

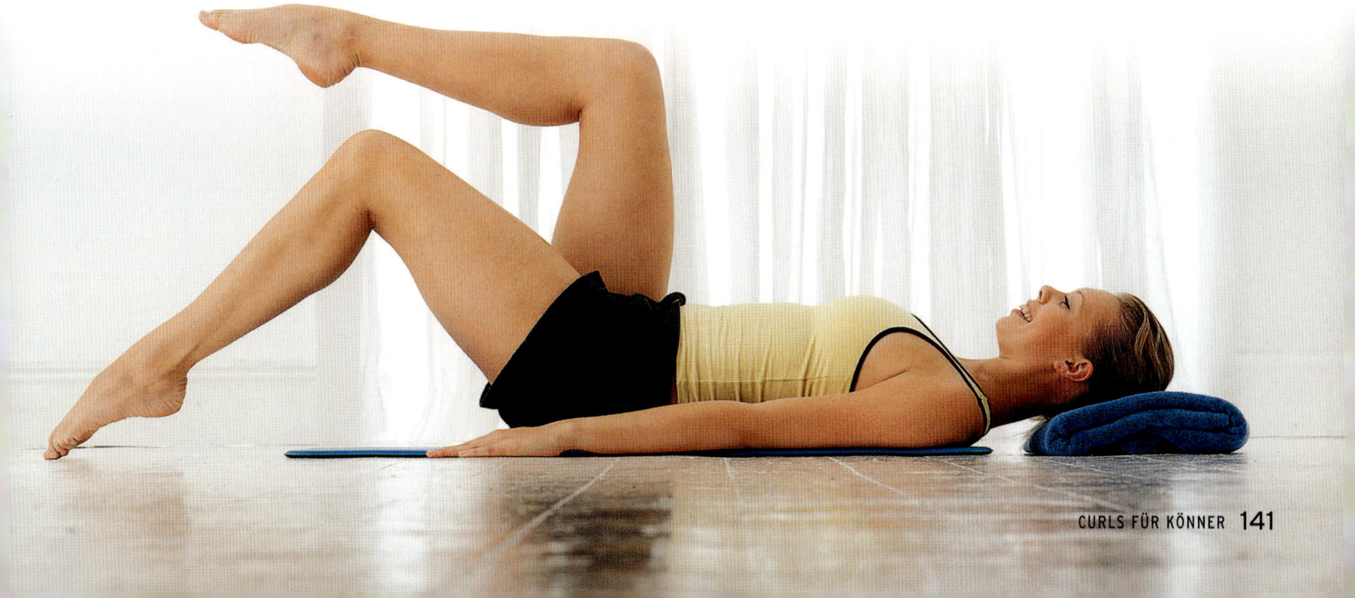

Beine zur Decke

Mit dieser Übung trainieren Sie den queren Bauchmuskel und die Muskeln an der Unterseite der Oberschenkel.

1 Auf den Rücken legen, die Arme liegen neben dem Oberkörper, die Handflächen zeigen nach unten. Die Knie anwinkeln und die Füße hüftbreit auseinander flach auf den Boden stellen. Dann die Bauchmuskeln anspannen.

2 Das linke Bein zur Decke strecken, die Knie dabei gebeugt halten, dann wieder absenken. Anschließend das rechte Bein in gleicher Weise heben und senken.

Das richtige Tempo finden

Beim Trainieren ist die Intensität wichtig, mit der Sie ans Werk gehen. Fordern Sie sich zu wenig, werden Sie kaum Erfolge erzielen. Überanstrengen Sie sich jedoch regelmäßig, besteht Verletzungsgefahr. Für einen optimalen Muskelaufbau müssen Sie entweder die Dauer oder die Intensität Ihres Trainings regelmäßig erhöhen. Zwar ermüden die Muskeln bei den letzten Wiederholungen einer Übung oft, oder Sie empfinden ein Brennen in den beanspruchten Bereichen, doch dies ist normal und verschwindet, sobald Sie ausgeruht sind. Anfangs müssen Sie mit Muskelkater rechnen, besonders wenn Sie gänzlich untrainiert sind. Wenn Sie sich allerdings kaum noch rühren können, haben Sie es mit der Intensität übertrieben. Legen Sie eine Schonpause ein, und fangen Sie dann behutsam wieder mit den Übungen an.

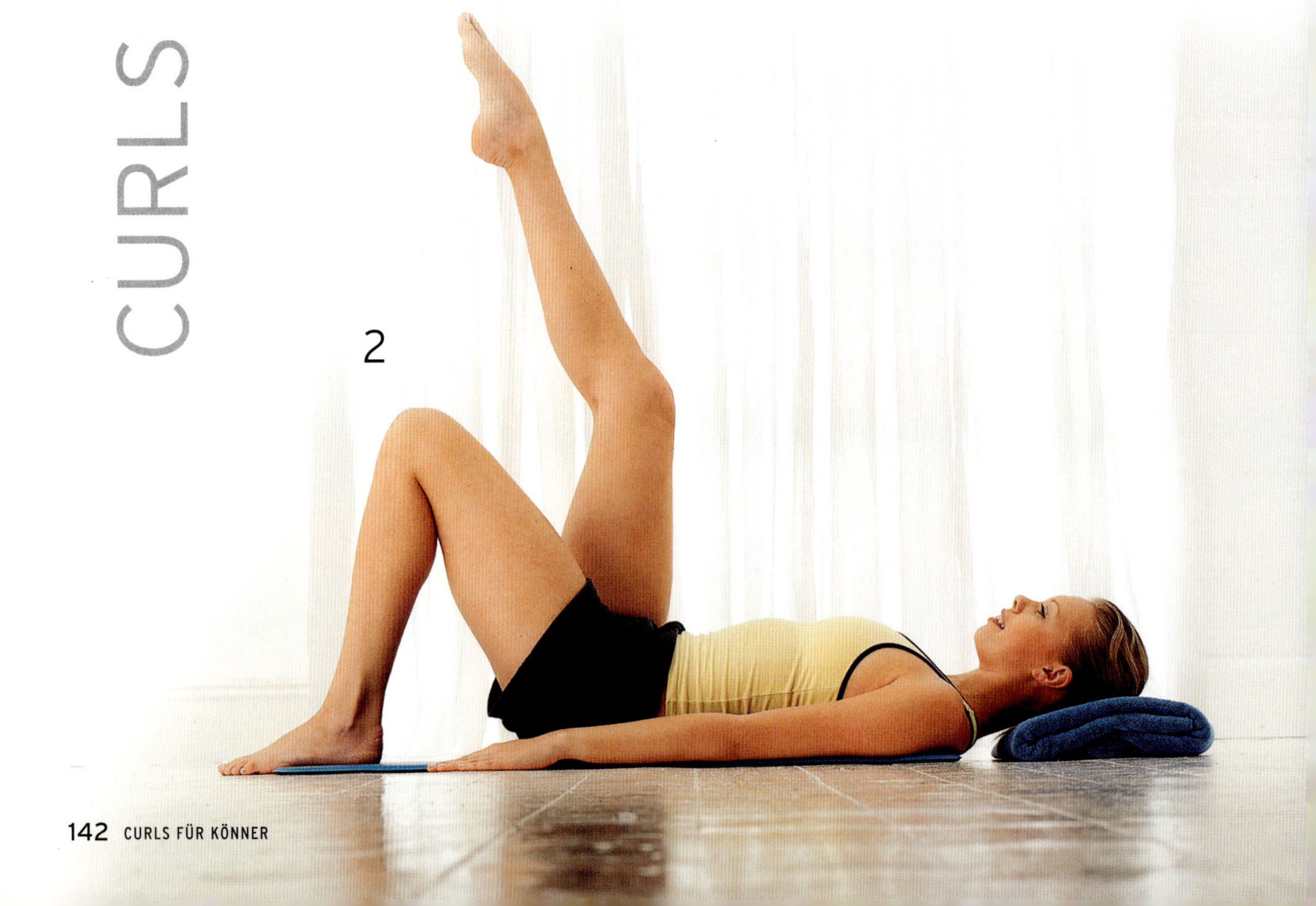

2

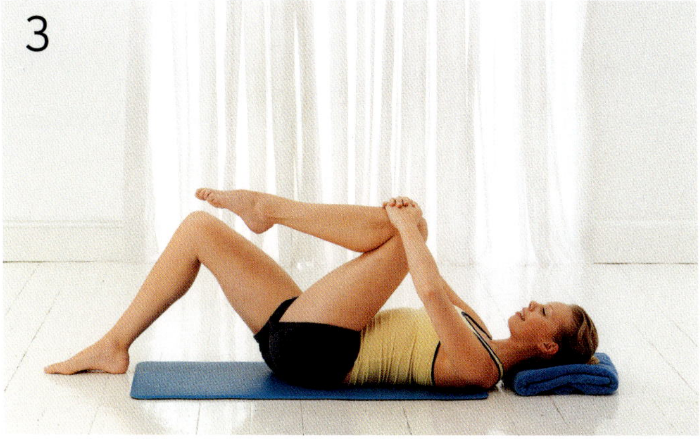

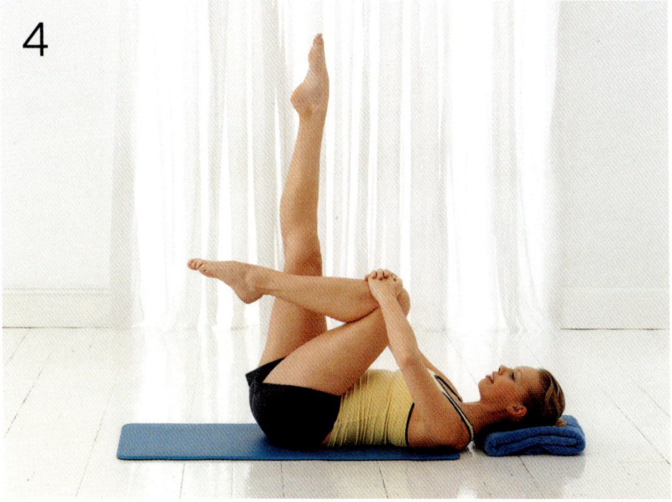

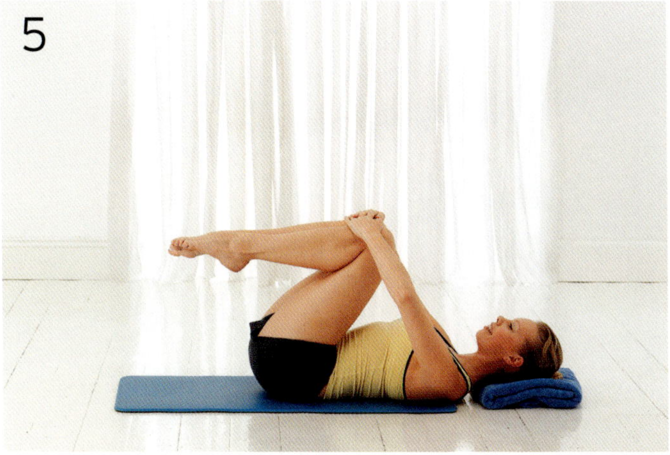

Beine strecken

Diese Übung kräftigt nicht nur Ihre Bauchmuskulatur, sondern fördert auch Ihre Balance.

1 Auf den Rücken legen. Die Knie anwinkeln, die Füße hüftbreit auseinander flach auf den Boden stellen und einatmen.

2 Beim Ausatmen die Bauchmuskeln anspannen und die Knie eines nach dem anderen in Richtung Brustkorb ziehen.

3 Einatmen und mit beiden Händen das linke Knie umfassen.

4 Ausatmen und das rechte Bein langsam zur Decke strecken, dabei bleiben Rücken und Schultern immer am Boden.

5 Einatmen und das rechte Bein wieder in Richtung Brustkorb ziehen.

6 Die Übung mit dem linken Bein wiederholen.

HINWEIS

Krümmt sich der Rücken bei dieser Übung, dann heben Sie das ausgestreckte Bein höher, um ihn abzuflachen.

WEITERE CURLS

Die folgenden Übungen verhelfen Ihnen zu einer schmaleren Taille. Anfänger werden sie allerdings recht schwer finden, bereiten Sie sich daher zunächst mit ein paar Wochen Bauchmuskeltraining darauf vor.

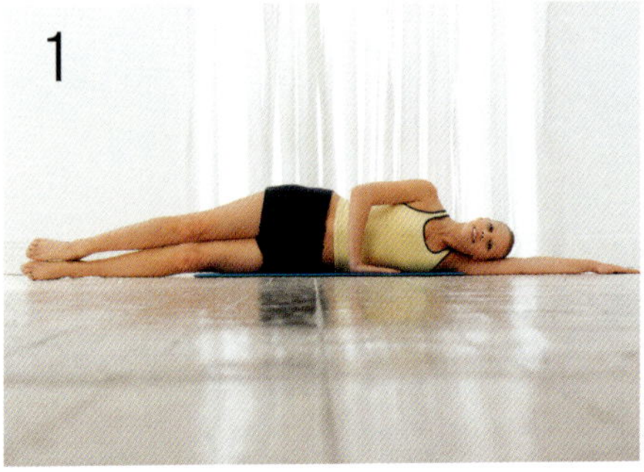

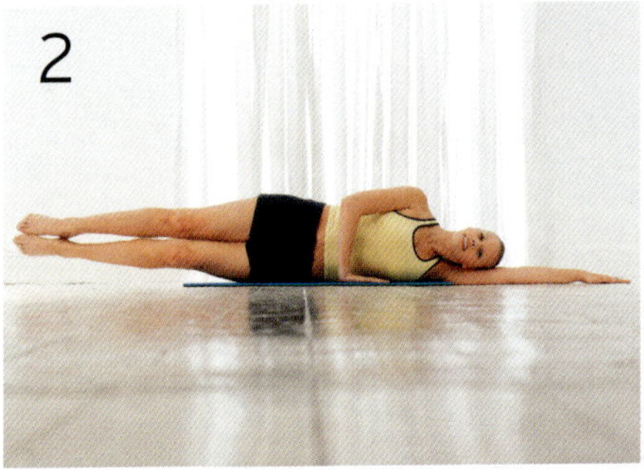

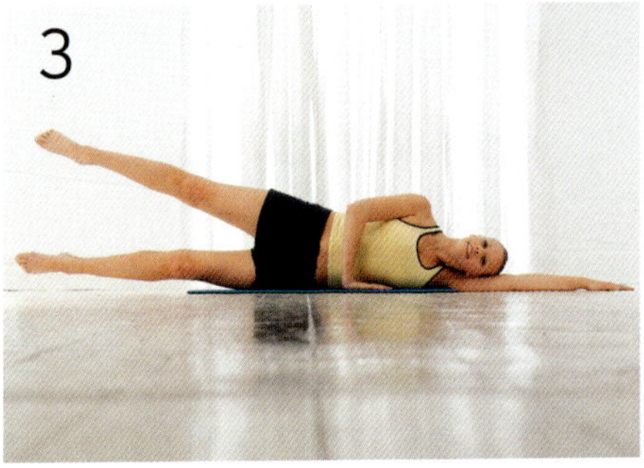

Seitliche Schere

Diese Übung stärkt die schrägen Bauchmuskeln und fördert eine natürliche Körperhaltung. Achten Sie darauf, die Aufwärtsbewegung nur mit den Bauchmuskeln zu bewältigen und sich nicht mit dem Arm hochzudrücken.

1 Gerade ausgestreckt seitlich auf den Boden legen. Den unteren Arm nach oben ausstrecken. Den oberen Arm als Stütze vor dem Körper anwinkeln, die Handfläche ruht auf dem Boden vor der Brust.

2 Nun die Bauchmuskeln anspannen und beide Beine gleichzeitig anheben.

3 Das obere Bein noch ein wenig weiter anheben; dabei weiterhin parallel zum unteren Bein halten.

4 Diese Position 2 Sekunden halten, dann das obere Bein wieder auf das untere absenken.

5 Beide Beine wieder ganz zu Boden senken, umdrehen und die Übung auf der anderen Seite wiederholen.

Keine zu langen Pausen machen

Zwischen den einzelnen Übungen sollten Sie nie mehr als eine Minute verstreichen lassen. Kürzere Ruhephasen sorgen für einen effektiveren Muskelaufbau und helfen zudem, die Ausdauer zu steigern.

HINWEIS

Den Rücken bei dieser Übung nicht krümmen.

Wiederholungen und Folgen

Übungen zum Muskelaufbau werden in einer oder mehreren Folgen von Wiederholungen ausgeführt. In der Regel bestehen die einzelnen Folgen aus 6 bis 12 Wiederholungen. Ziel dieser Wiederholungen ist es, die Muskeln so lange zu belasten, bis sie ermüden; auf diese Weise werden sie nach und nach gestärkt, sodass sie bald mehr leisten können als zuvor.

Fahrrad

Diese vergleichsweise schwierige Übung stärkt die schräge Bauchmuskulatur und setzt starke Bauchmuskeln voraus. Achten Sie darauf, die Schultern während der Übung immer anzuheben.

1 Auf den Rücken legen, die Knie anwinkeln und die Hände als Stütze im Nacken verschränken.

2 Die Bauchmuskeln anspannen, dann Kopf und Schultern in einem Winkel von etwa 30 Grad vom Boden abheben.

3 Das rechte Knie langsam in Richtung Brustkorb ziehen. Das linke Bein nach vorn ausstrecken, aber nicht den Boden berühren lassen.

4 Das rechte Bein absenken und die Übung mit dem linken Bein wiederholen.

Für ein noch effektiveres Training den Oberkörper weiter anheben und versuchen, mit dem gegenüberliegenden Ellbogen das angewinkelte Knie zu berühren.

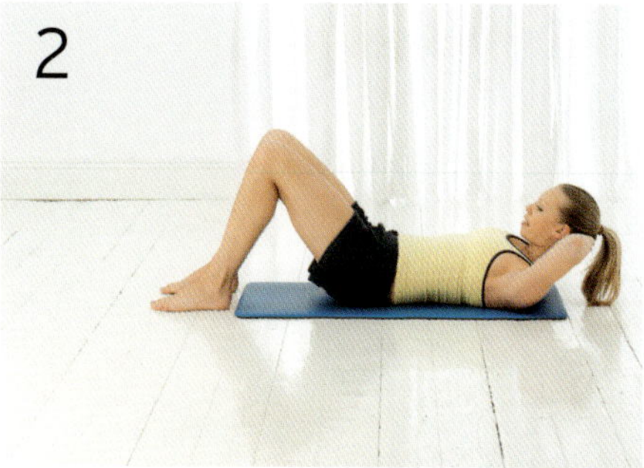

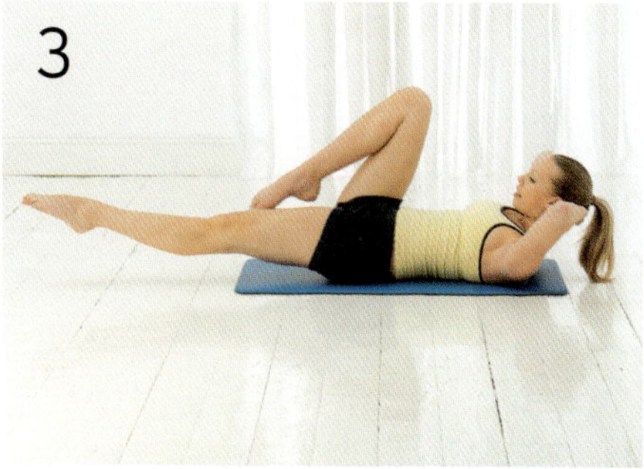

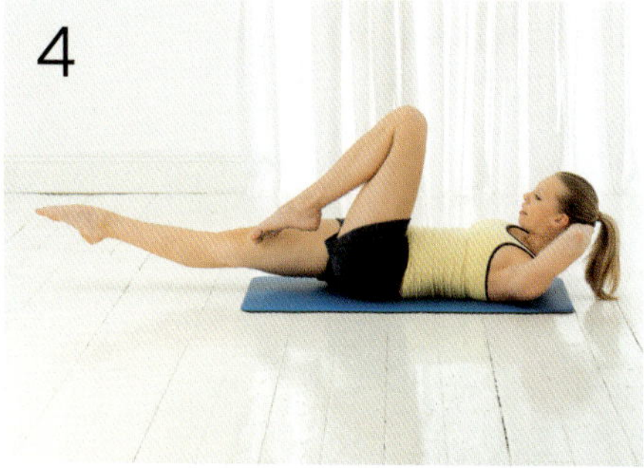

HINWEIS

Die Ellbogen während dieser Übung niemals vor dem Kopf zusammenführen.

DEHNÜBUNGEN

Wer intensiv trainiert hat, um seine Bauchmuskeln zu straffen und so einen flacherern Bauch zu erhalten, darf anschließend das Dehnen nicht vergessen, damit der Körper geschmeidig bleibt und die Verletzungsgefahr reduziert wird.

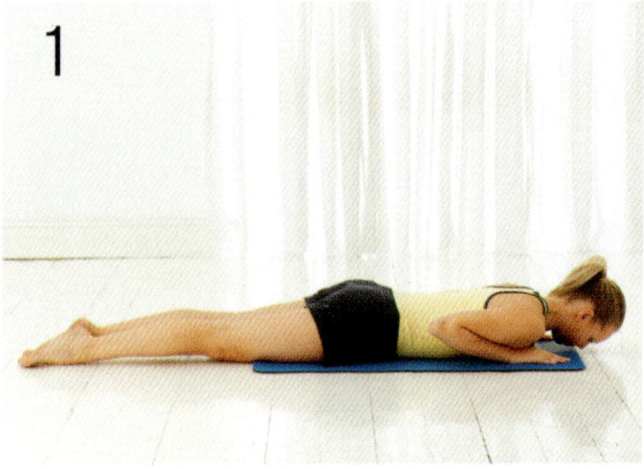

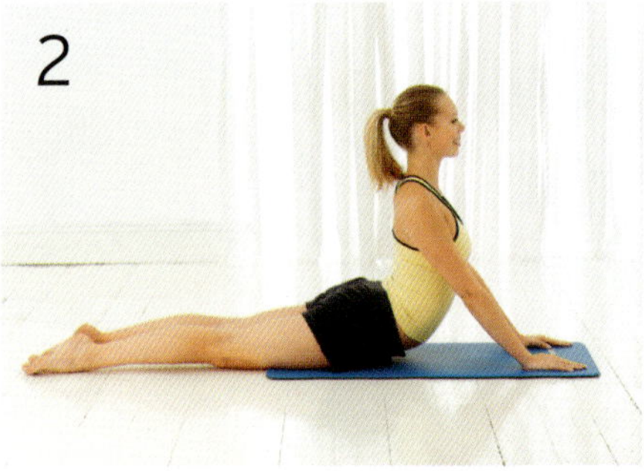

Kobra

Diese modifizierte Yoga-Stellung ist zur Dehnung der Bauchmuskulatur ideal.

1 Flach auf den Bauch legen, die Hände liegen unter den Schultern.

2 Einatmen und den Oberkörper langsam hochdrücken, bis die Arme gestreckt, aber die Ellbogen noch leicht gebeugt sind. Sie spüren nun eine deutliche Dehnung in den Bauchmuskeln. Die Hüften verbleiben während der gesamten Übung am Boden.

3 Die Spannung 10 Sekunden halten, dann in die Ausgangsposition zurückkehren.

HINWEIS

Nie so weit dehnen, dass es wehtut, sonst können die Rückenmuskeln überstreckt werden.

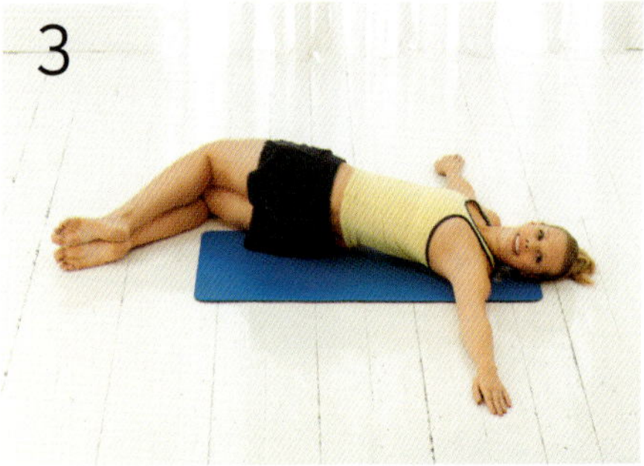

Twist im Liegen

1 Auf den Rücken legen, die Knie anwinkeln, die Füße flach auf den Boden stellen und die Arme seitlich ausstrecken.

2 Zur Vorbereitung einatmen. Dann ausatmen und die Bauchmuskeln nach innen ziehen. Beide Knie langsam nach links kippen und den Kopf nach rechts wenden.

3 Die Position 10 Sekunden halten. Dann in die Ausgangsposition zurückkehren und zur anderen Seite dehnen.

Twist sitzend

1 Auf den Boden setzen und die Beine gerade nach vorn ausstrecken. Das linke Bein anwinkeln, über das rechte kreuzen und den Fuß neben das Knie stellen.

2 Rumpf und Kopf so weit wie möglich nach rechts drehen, ohne dass es schmerzt, das Gesäß bleibt dabei immer am Boden.

3 Die Position 10 Sekunden halten, dann in die Ausgangsposition zurückkehren.

4 Die Übung zur anderen Seite hin wiederholen.

HINWEIS
Niemals so weit dehnen, dass es schmerzt.

1

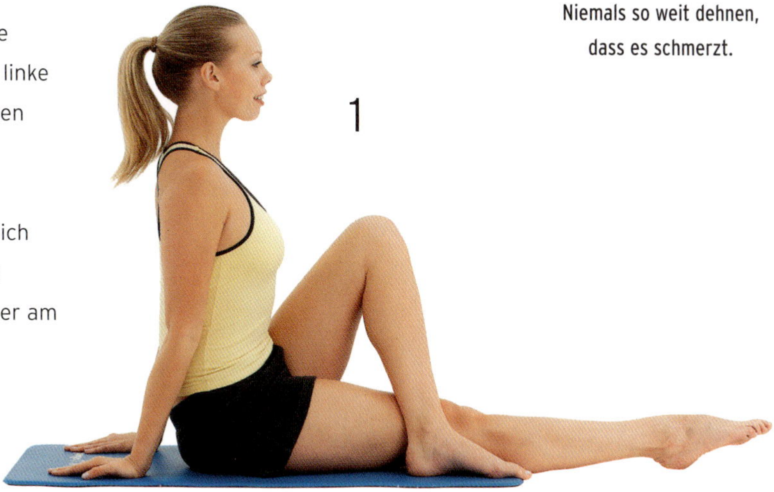

2

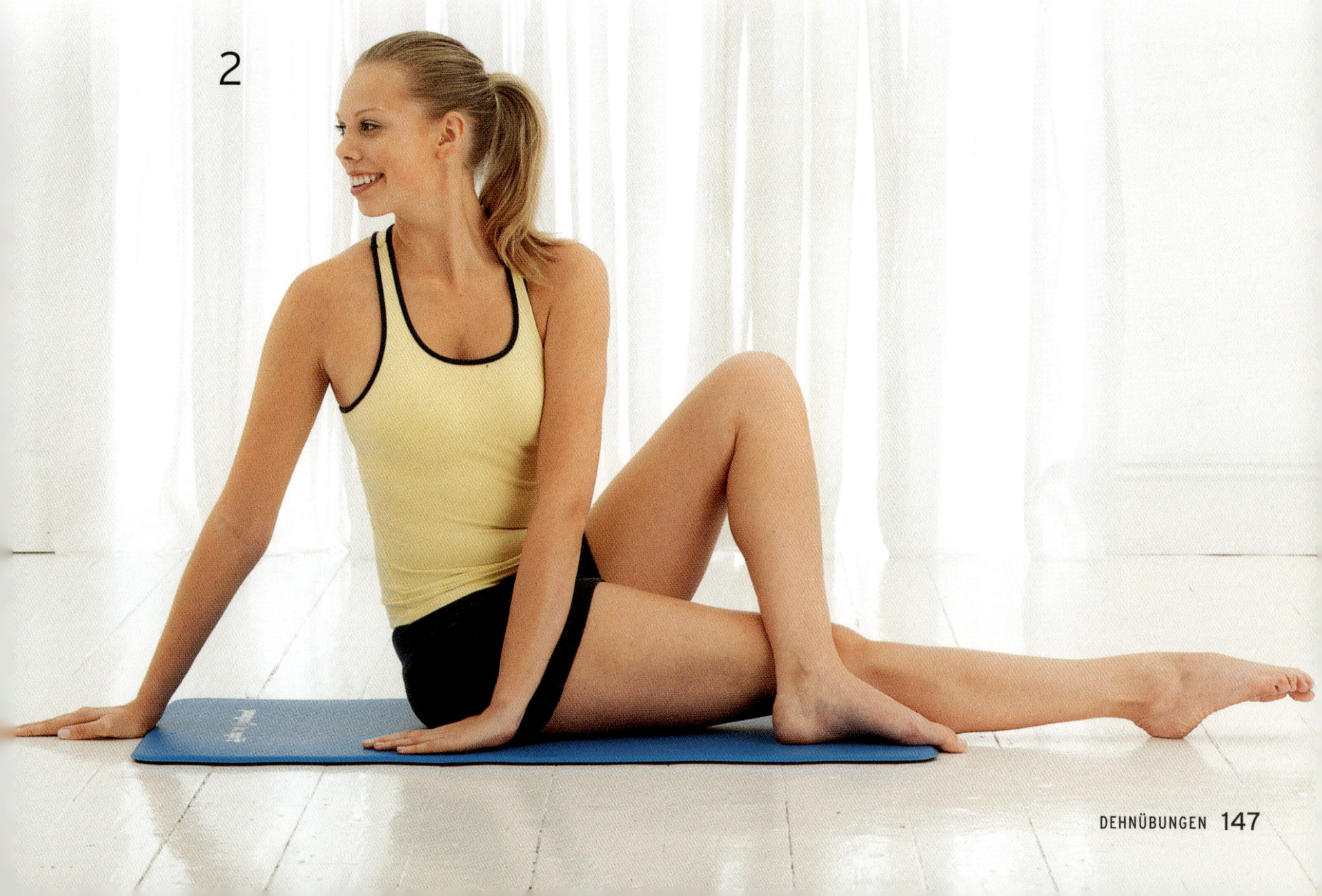

DEHNÜBUNGEN

Seiten dehnen

1 Auf das linke Bein knien, das rechte Bein seitlich ausstrecken.

2 Mit der linken Hand auf dem Boden abstützen und den rechten Arm über dem Kopf ausstrecken, bis ein Ziehen in der rechten Seite spürbar wird.

3 Die Dehnung 10 Sekunden halten, dann in die Ausgangsposition zurückkehren und die Übung auf der anderen Seite wiederholen.

Wichtige Tipps für Dehnübungen

- Dehnen Sie nur Muskeln, die aufgewärmt sind.
- Bringen Sie Ihre Muskeln behutsam in die gewünschte Position.
- Dehnen Sie Ihre Muskeln nie ruckartig.
- Überdehnen Sie Ihre Muskeln nicht – gegen ein leichtes Zerren ist nichts einzuwenden, aber sobald Sie Schmerzen verspüren, sollten Sie aufhören.
- Halten Sie nicht die Luft an – nur eine gleichmäßige Atmung versorgt alle Muskeln mit ausreichend Sauerstoff.

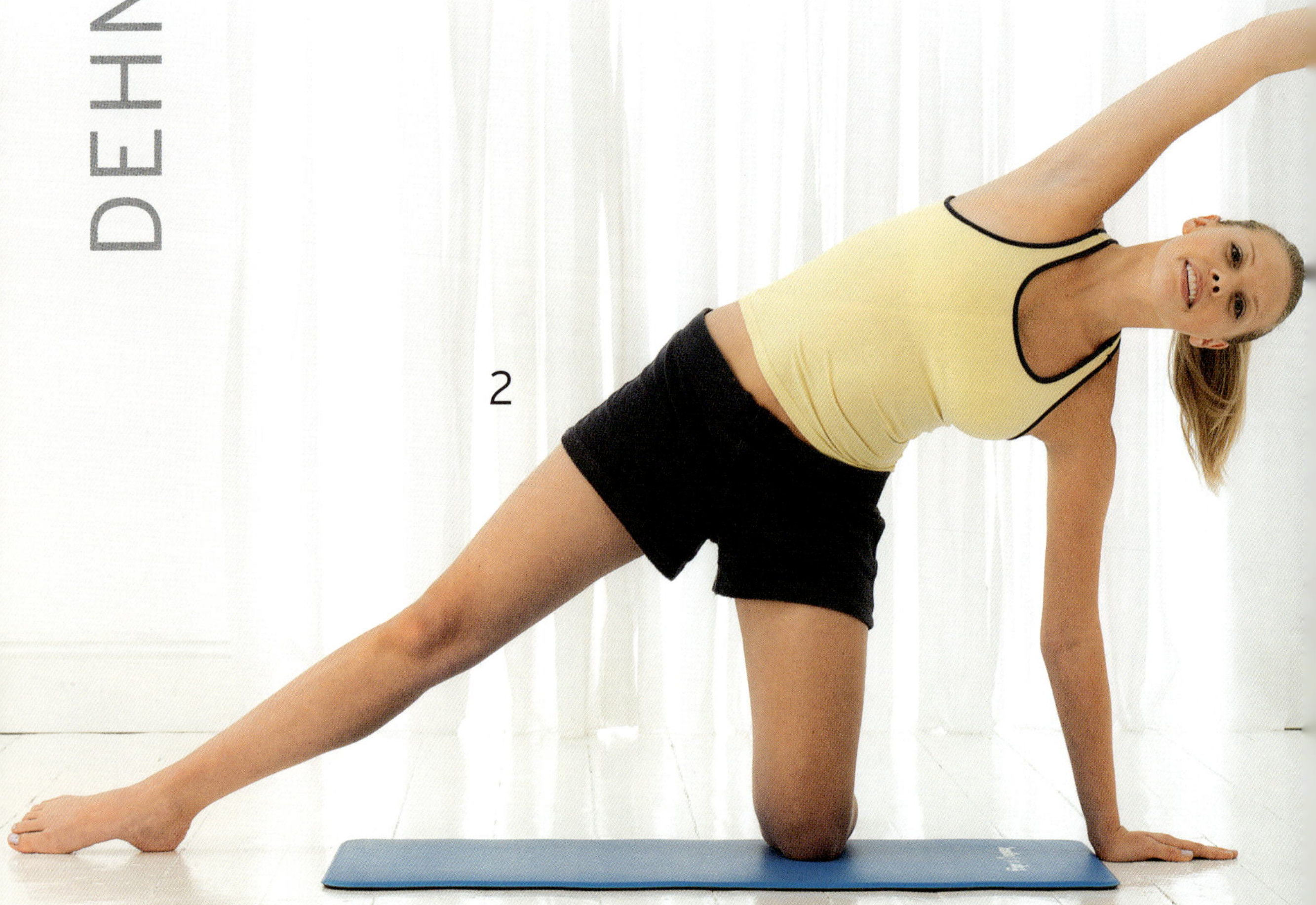

2

Taille dehnen im Stehen

1 Die Beine breit grätschen, dabei die Knie leicht gebeugt halten. Den rechten Fuß nach außen stellen und das Knie zur Seite beugen, ganz so als wolle man einen Seitschritt machen. Unterdessen das linke Bein gestreckt halten, die Zehen zeigen nach vorn, der Fuß steht flach auf dem Boden. Die rechte Hand ruht als Stütze auf dem rechten Oberschenkel.

2 Den linken Arm über den Kopf ausstrecken und den Oberkörper nach rechts beugen. Diese Position 10 Sekunden halten, anschließend in die Ausgangsposition zurückkehren und die Übung auf der anderen Seite wiederholen.

1

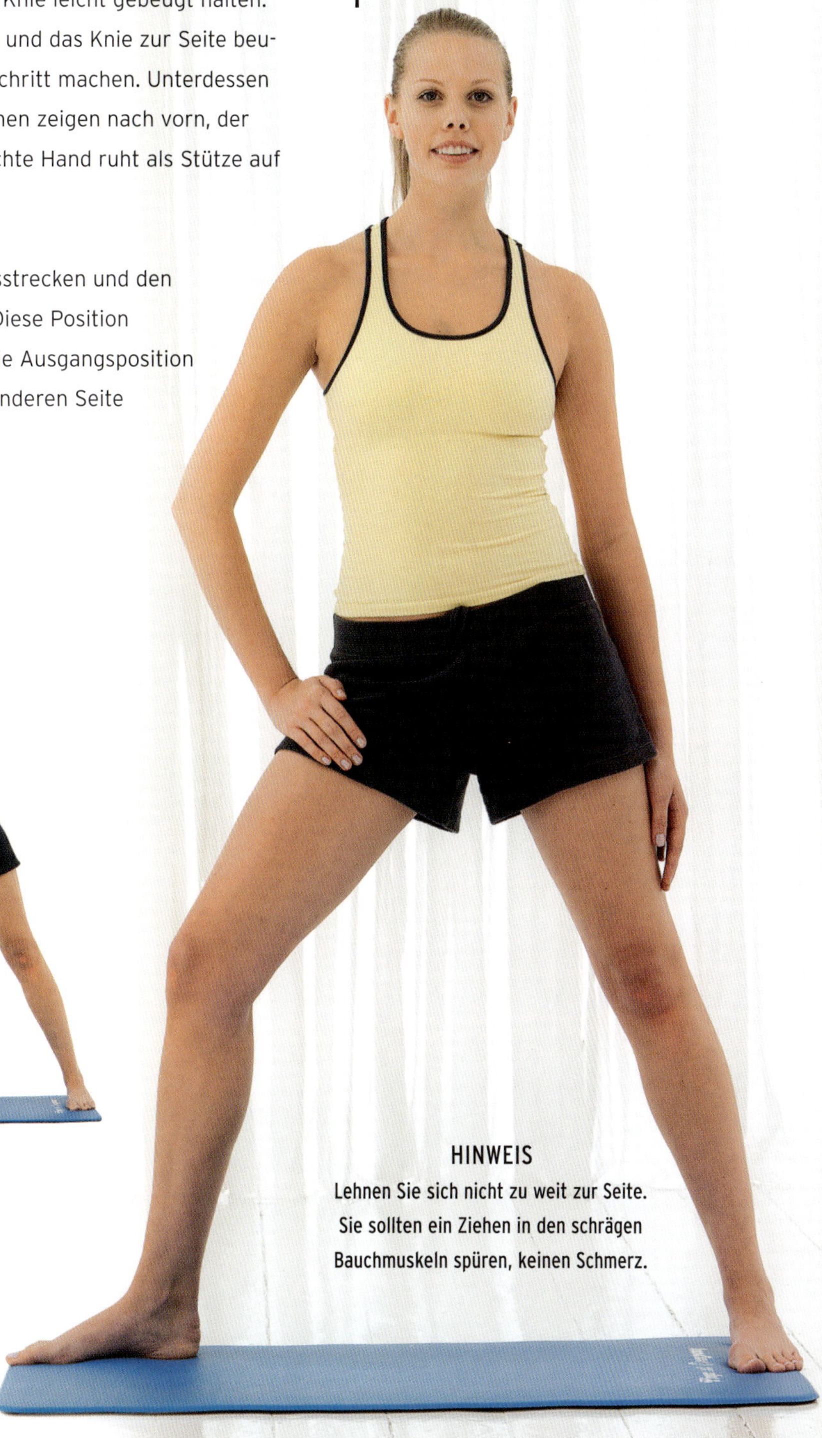

2

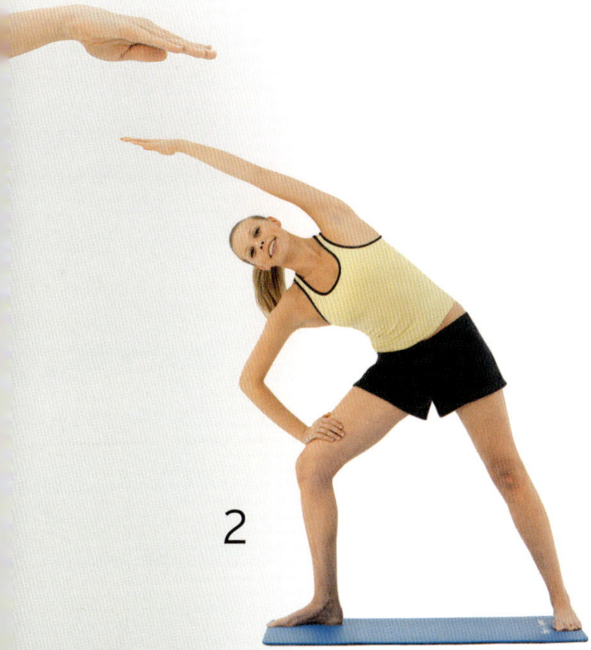

HINWEIS

Lehnen Sie sich nicht zu weit zur Seite. Sie sollten ein Ziehen in den schrägen Bauchmuskeln spüren, keinen Schmerz.

2-WOCHEN-PLAN

Betrachten Sie den folgenden Trainingsplan als Vorschlag. Die einzelnen Einheiten nehmen jeweils nicht mehr als 6 Minuten in Anspruch, doch als Anfänger müssen Sie sich nicht an diese Vorgaben gebunden fühlen – passen Sie Ihre Trainingszeit und die Wahl der Übungen an Ihre persönliche Konstitution an. Aber bedenken Sie: Die einzelnen Übungen werden zwar Ihre Bauchmuskeln trainieren, sie steigern allerdings weder Ihre Fitness noch reduzieren sie Ihr Gewicht.

Das richtige Pensum finden

Die folgenden Übungseinheiten sind auf eine Trainingszeit von 6 Minuten ausgelegt. Wer gänzlich untrainiert ist, wird es vielleicht angenehmer empfinden, zunächst nur jeden zweiten Tag zu trainieren, damit sich der Körper zwischen den Übungsphasen besser regenerieren kann. Aber auch wer nach dem Training länger anhaltende Schmerzen oder Muskelkater verspürt, sollte einen Tag verschnaufen. Die durchschnittliche Dauer der einzelnen Trainingseinheiten von 6 Minuten variiert natürlich je nach der Anzahl der Wiederholungen (Whd.), mit denen Sie arbeiten. Wer fitter ist, kann intensiver trainieren, wird dann aber auch mehr Zeit für sein Training benötigen. Die Intensität der Übungen steigert sich von Tag zu Tag. Daher sollte man die Übungen der ersten Woche eventuell einige Wochen lang wiederholen und erst, wenn man sich fit genug fühlt, zu den anspruchsvolleren Übungen der zweiten Woche übergehen.

1. Tag

Bauchmuskeln anspannen: *2-4 Wdh.* **S. 126**
Einfaches Beckenkippen: *1 Folge (8-12 Wdh.)* **S. 128**
Kleiner Curl-up: *1 Folge (6 Wdh.)* **S. 130**
Kissen-Übung: *1 Folge (6 Wdh.) pro Seite* **S. 140**
Kobra **S. 146**
Twist im Liegen: **S. 146**

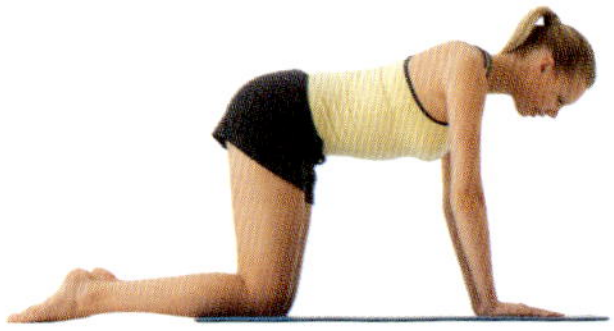

2. Tag

Bauchtraining sitzend: *2-4 Wdh.* **S. 122**
Knie sitzend anheben: *1 Folge (6 Wdh.)* **S. 124**
Hüfte anheben: *5 Wdh. pro Seite* **S. 123**
Mühlrad-Stellung: *2 Wdh.* **S. 127**
Kobra **S. 146**
Seiten dehnen **S. 148**

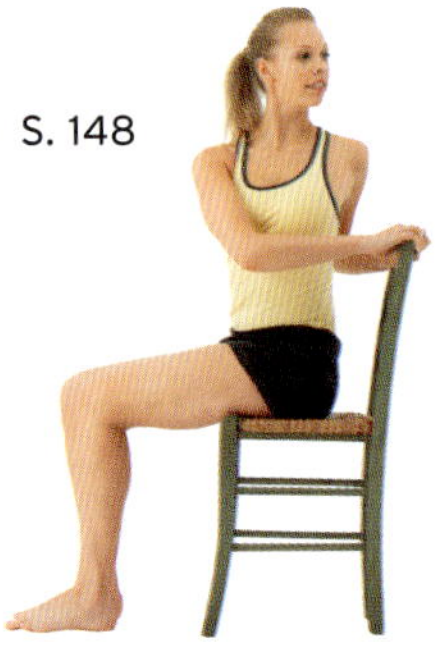

3. Tag

Beine schieben: *1 Folge (10 Wdh.) pro Bein* **S. 128**

Schräger Basis-Curl: *1 Folge (6–8 Wdh.)* **S. 132**

Umkehr-Curl: *1 Folge (6–8 Wdh.)* **S. 134**

Zehenspitzen-Übung: *1 Folge (6–8 Wdh.)* **S. 141**

Twist sitzend **S. 147**

Seiten dehnen **S. 148**

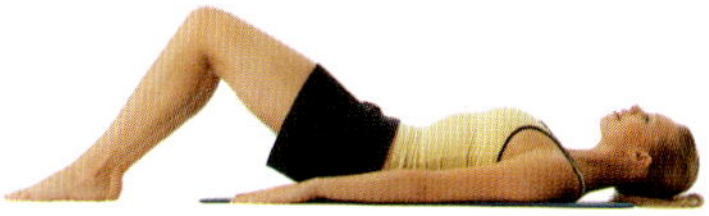

4. Tag

Kleiner Curl-up: *1 Folge (6–8 Wdh.)* **S. 130**

Beide Beine nach vorn: *1 Folge (10 Wdh.)* **S. 138**

Beine strecken: *1 Folge (10 Wdh.) pro Bein* **S. 143**

Seitliche Schere: *2–4 Wdh. pro Seite* **S. 144**

Taille dehnen im Stehen **S. 149**

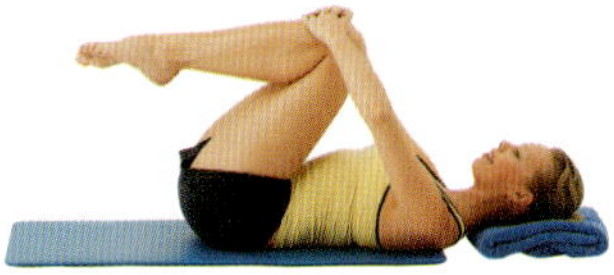

5. Tag

Beine schieben: *1 Folge (10 Wdh.) pro Bein* **S. 128**

Beine zur Decke: *1 Folge (10 Wdh.) pro Bein* **S. 142**

Die Hundert: *5 Wdh.* **S. 137**

Hand ausstrecken: *2 Wdh. pro Seite* **S. 136**

Kobra **S. 146**

Taille dehnen im Stehen **S. 149**

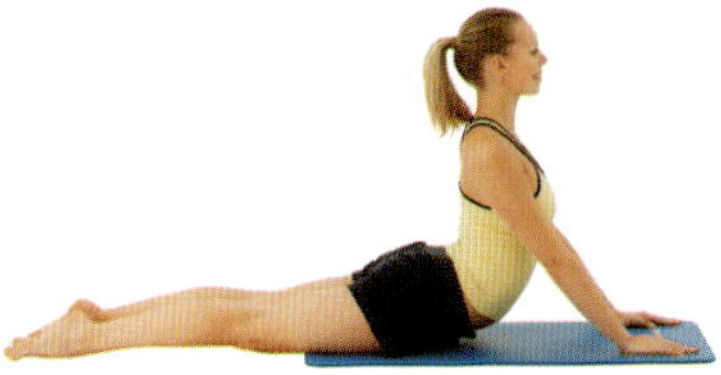

6. Tag

Bauchmuskeln anspannen: *4 Wdh.* **S. 126**

Beine heben: *1 Folge (6–8 Wdh.)* **S. 129**

Umkehr-Curl: *1 Folge (6–8 Wdh.)* **S. 134**

Kissen-Übung: *1 Folge (6–10 Wdh.) pro Seite* **S. 140**

Twist sitzend **S. 147**

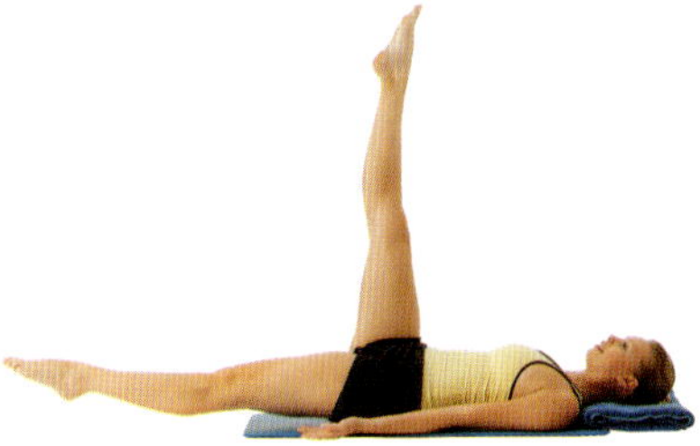

7. Tag

Mühlrad-Stellung: *2–4 Wdh.* **S. 127**

Einfaches Beckenkippen: *2 Folgen (16–20 Wdh.)* **S. 128**

Zehenspitzen-Übung: *1 Folge (6–8 Wdh.) pro Bein* **S. 141**

Beine strecken: *1 Folge (10 Wdh.) pro Bein* **S. 143**

Kobra **S. 146**

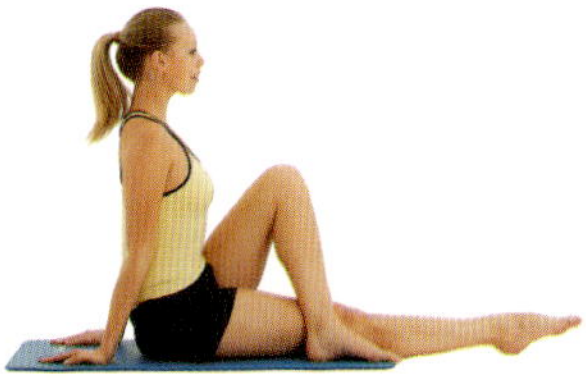

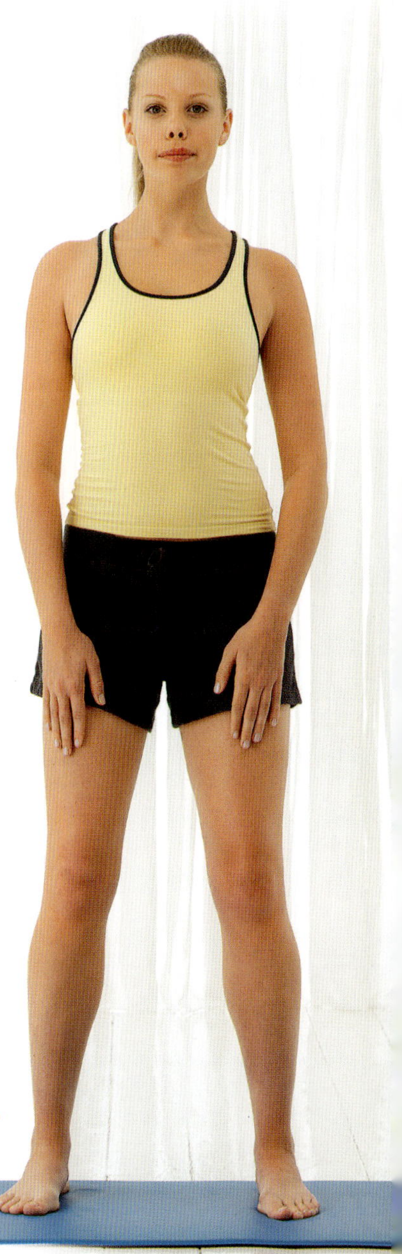

2-WOCHEN-PLAN

8. Tag

Bauchmuskeln anspannen: *4 Wdh.* **S. 126**

Einfaches Beckenkippen: *2 Folgen (16–20 Wdh.)* **S. 128**

Kleiner Curl-up: *1 Folge (8–12 Wdh.)* **S. 130**

Schräger Basis-Curl: *1 Folge (8–12 Wdh.) pro Seite* **S. 132**

Twist im Liegen **S. 146**

Twist sitzend **S. 147**

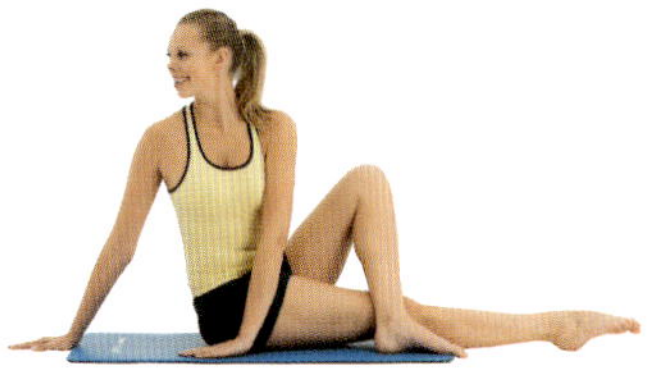

10. Tag

Bauchmuskeln anspannen: *4 Wdh.* **S. 126**

Großer Curl-up: *1–2 Folgen (6–20 Wdh.)* **S. 131**

Curl mit ausgestreckten Armen: *1 Folge (6–8 Wdh.) pro Seite* **S. 137**

Die Hundert: *1 Folge (6–10 Wdh.)* **S. 137**

Twist sitzend **S. 147**

Kobra **S. 146**

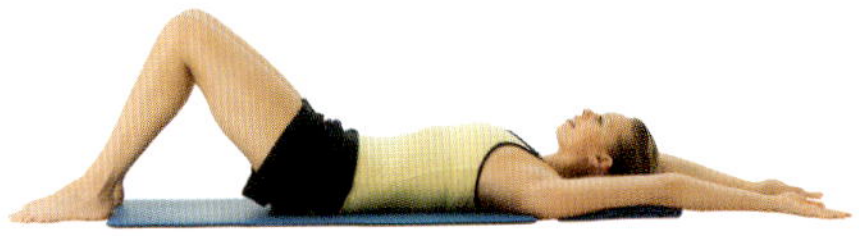

9. Tag

Bauchtraining sitzend: *4 Wdh.* **S. 122**

Knie sitzend anheben: *1 Folge (6–8 Wdh.)* **S. 124**

Schräger Intensiv-Curl: *1 Folge (6–8 Wdh.)* **S. 133**

Kobra **S. 146**

Seiten dehnen **S. 148**

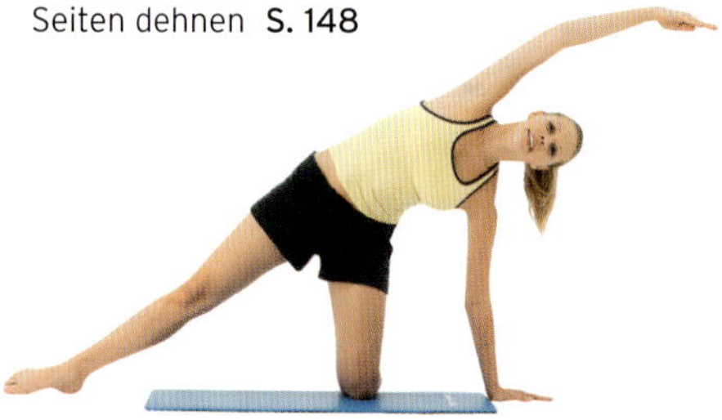

11. Tag

Mühlrad-Stellung: *4 Wdh.* **S. 127**

Intensiver Umkehr-Curl: *1–2 Folgen (10–20 Wdh.)* **S. 135**

Kick-up: *1 Folge (6–10 Wdh.) pro Seite* **S. 139**

Seitliche Schere: *4–6 Wdh. pro Seite* **S. 144**

Taille dehnen im Stehen **S. 149**

Seiten dehnen **S. 148**

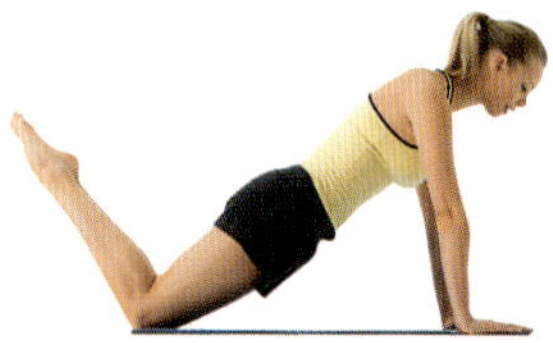

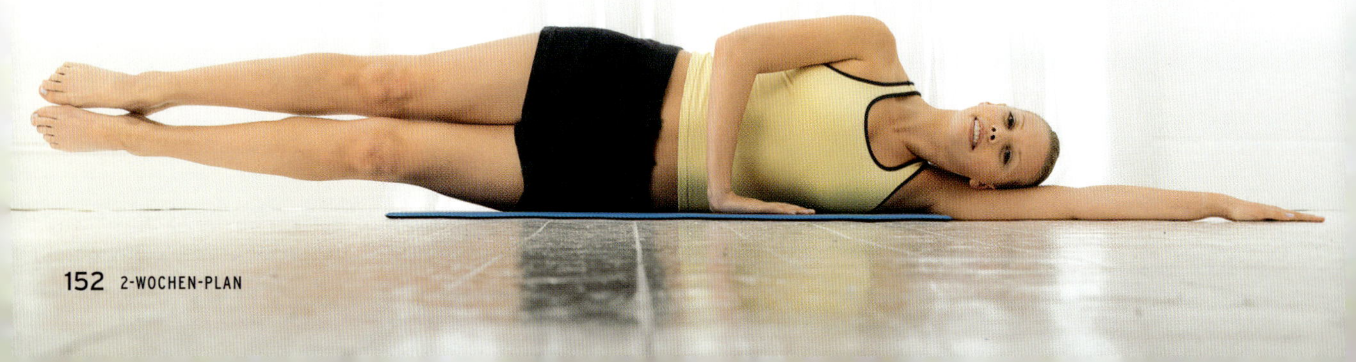

12. Tag

Beine heben: *1 Folge* **S. 129**

Kleiner Curl-up: *2 Folgen (12–20 Wdh.)* **S. 130**

Curl mit ausgestreckten Armen: *1–2 Folgen (10–20 Wdh.)* **S. 137**

Fahrrad: *1 Folge (6–10 Wdh.) pro Bein* **S. 145**

Kobra **S. 146**

Twist im Liegen **S. 146**

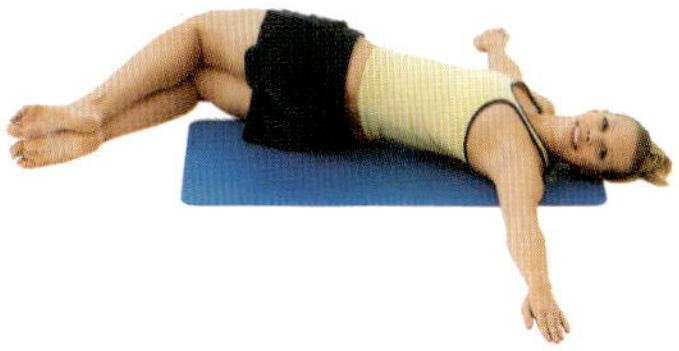

Fortsetzung folgt ...

Die Übungen in diesem Buch trainieren Ihre Bauchmuskeln, wer jedoch seine gesamte Fitness steigern möchte, kommt um ein zusätzliches Ausdauertraining, das mindestens 15 Minuten dauern sollte, nicht herum. Hierzu bieten sich Sportarten wie Schwimmen, Fahrradfahren, Walken, Joggen, Aerobic-Kurse oder auch Tennis an.

So ziehen Sie das meiste aus den Übungen:

- Wärmen Sie sich vor jedem Training auf.
- Denken Sie an Ihre Ziele, und achten Sie bewusst darauf, wie Ihr Körper auf die einzelnen Bewegungen reagiert.
- Achten Sie stets darauf, Ihre Bauchmuskeln anzuspannen.
- Halten Sie den Rücken gerade.
- Atmen Sie ein, während Sie eine Bewegung vorbereiten, und aus, während Sie sie ausführen.
- Bewegen Sie sich langsam und geschmeidig.
- Vergessen Sie nicht die Entspannungsübungen nach dem Training, um Ihren Körper wieder in den Normalzustand zu versetzen.

13. Tag

Bauchmuskeln anspannen **S. 126**

Schräger Intensiv-Curl: *1 Folge (6–10 Wdh.) pro Seite* **S. 133**

Hand ausstrecken: *1 Folge (6–10 Wdh.) pro Seite* **S. 136**

Kick-up: *1 Folge (10 Wdh.) pro Bein* **S. 139**

Twist sitzend **S. 147**

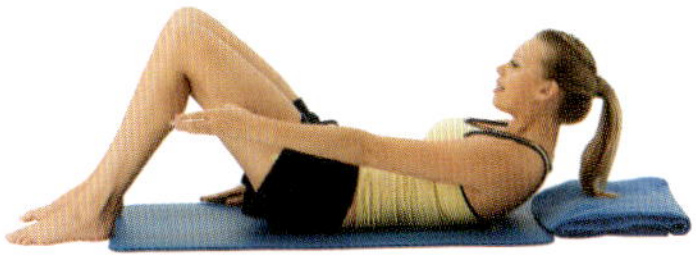

14. Tag

Großer Curl-up: *1–2 Folgen (10–20 Wdh.)* **S. 131**

Umkehr-Curl: *1–2 Folgen (10–20 Wdh.)* **S. 134**

Beide Beine nach vorn: *1–2 Folgen (10–20 Wdh.)* **S. 138**

Zehenspitzen-Übung: *1 Folge (6–10 Wdh.) pro Bein* **S. 141**

Seitliche Schere: *1 Folge (6–8 Wdh.) pro Seite* **S. 144**

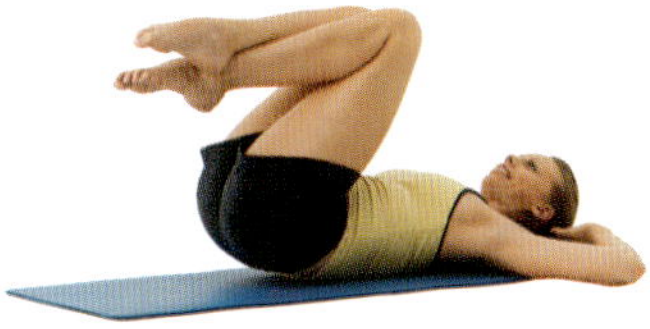

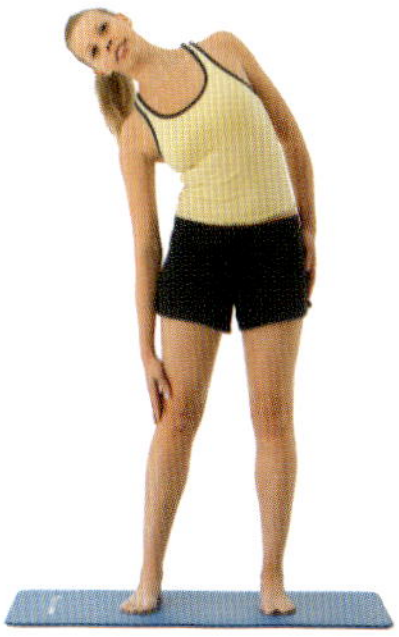

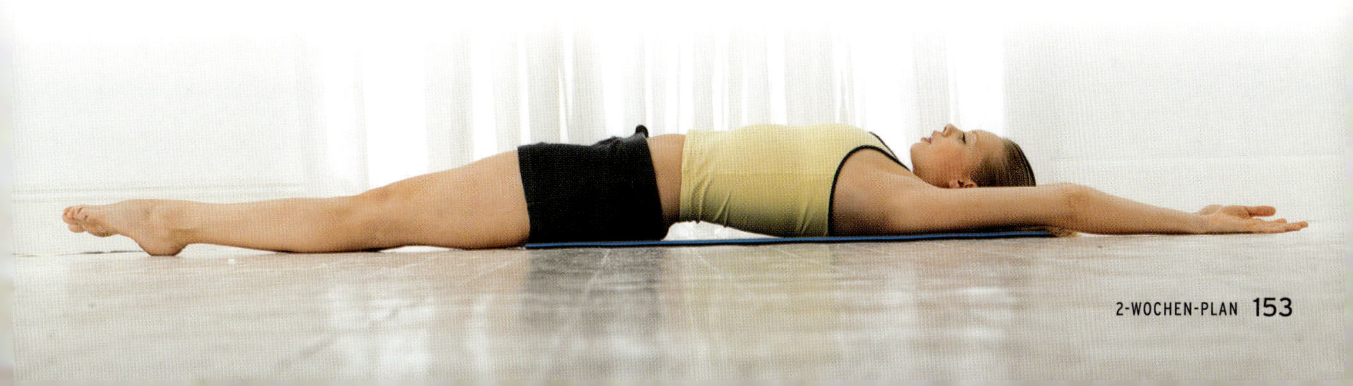

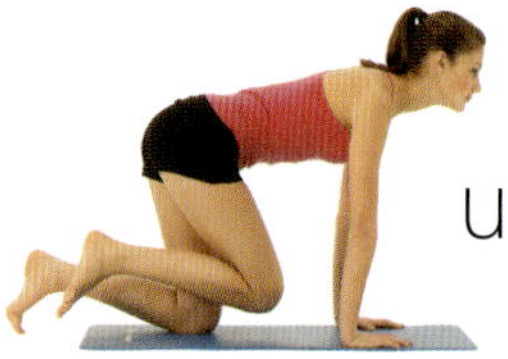

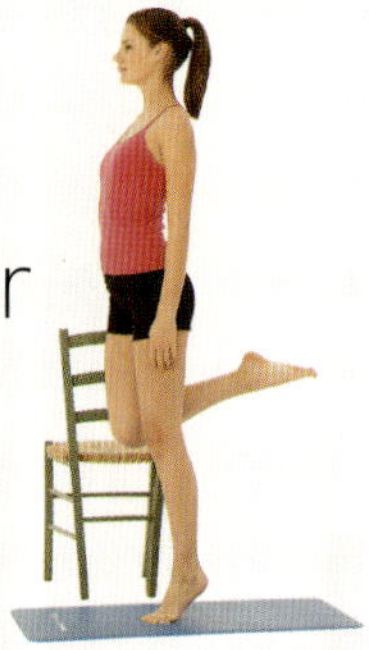

Eine trainierte Hüften- und Oberschenkelmuskulatur unterstützt und stabilisiert Becken- und Hüftbereich. So wirkt Ihre Silhouette deutlich schlanker.

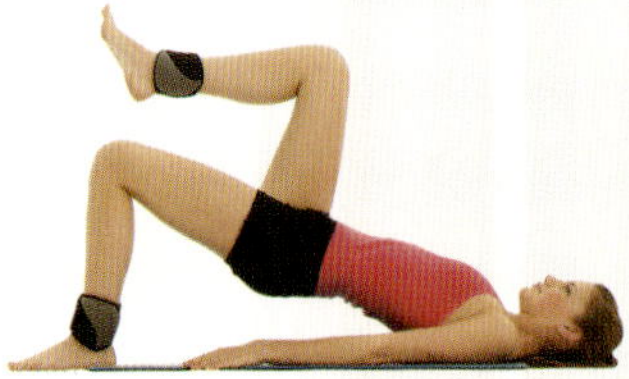

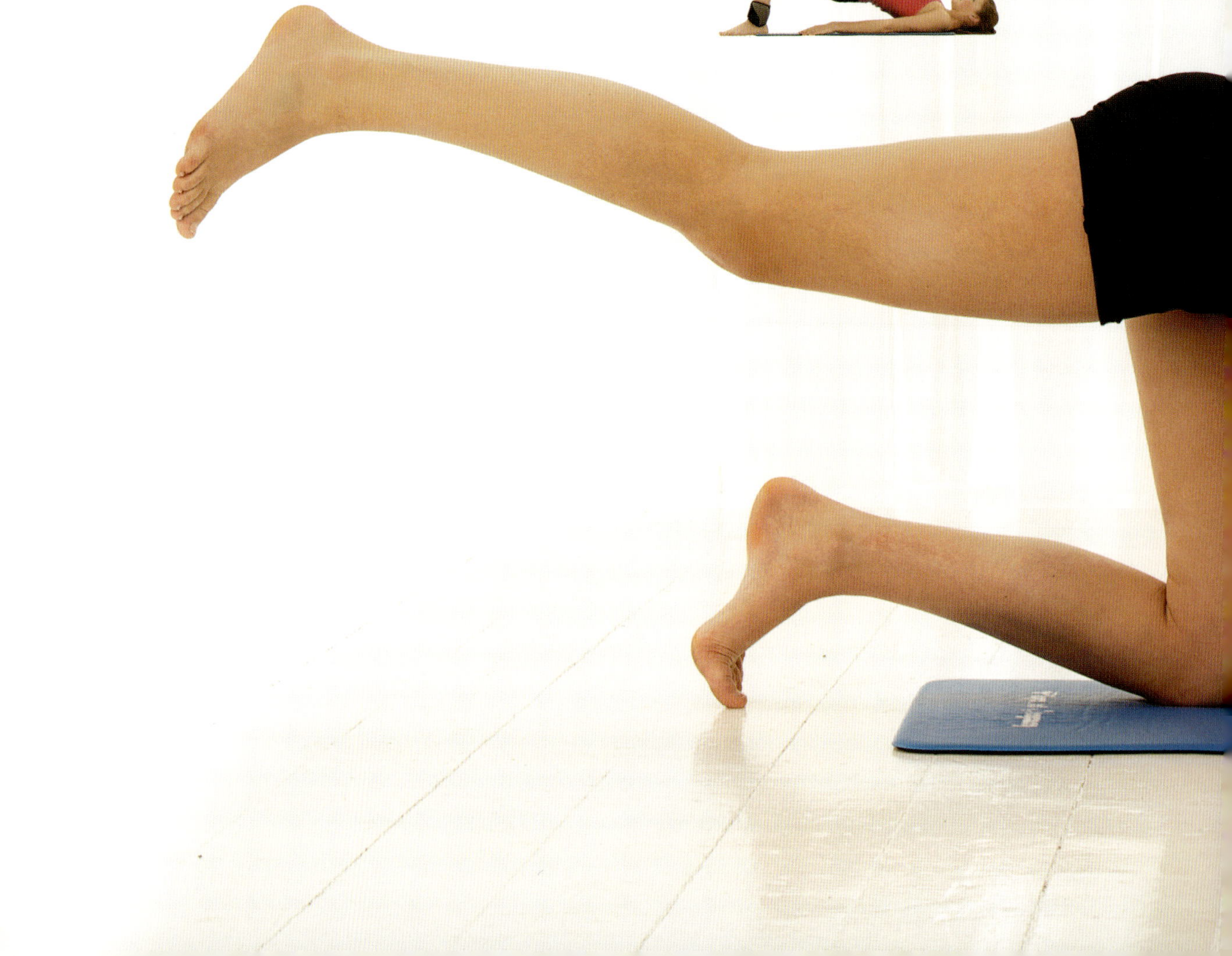

Beintraining

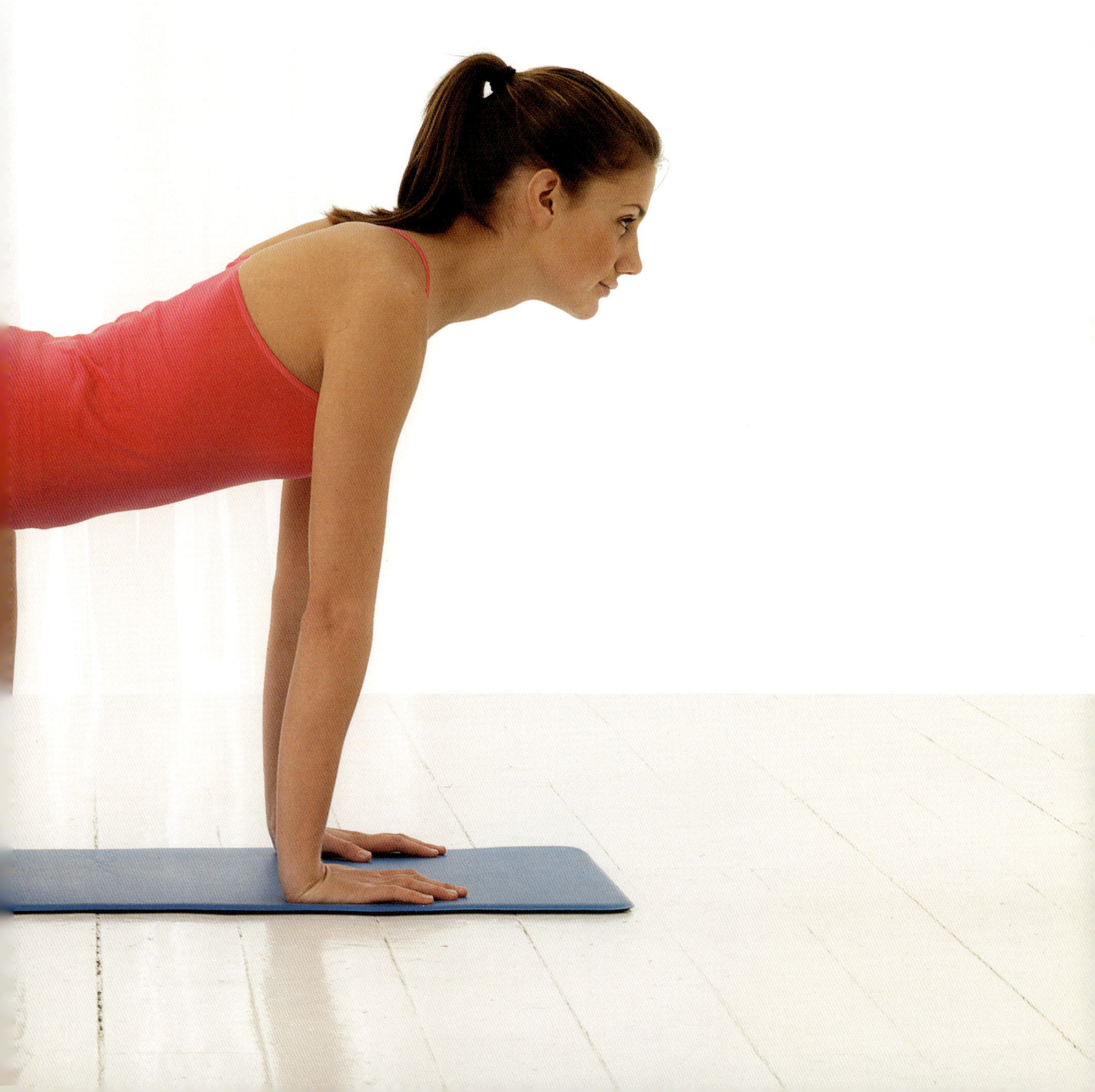

EINLEITUNG

Nobody is perfect. Aber wenn wir uns an der ein oder anderen Stelle etwas zu dick finden, ist Abhilfe gefragt. Leider kann man die „Problemzonen" Hüfte und Oberschenkel nur schwer trainieren. Die Muskeln in den Beinen zum Beispiel sind viel größer als die in den Armen – es ist also auch größerer Einsatz nötig.

So profitieren Sie

Joggen allein hilft oft nicht, um den Problemzonen zu Leibe zu rücken. Mit den Übungen in diesem Kapitel konzentrieren Sie sich allerdings intensiv auf all diejenigen Muskeln, die Hüften und Oberschenkeln zu einem schlankeren Aussehen verhelfen.

Bei den meisten Übungen ist Beinarbeit gefragt. Bei Untrainierten kann es eine Weile dauern, bis genügend Muskulatur aufgebaut ist, um die Übungen im 2-Wochen-Plan auszuführen, doch Übung macht den Meister.

Sie sollten zu Beginn und am Ende der zwei Wochen Hüft- und Oberschenkelumfang zu messen. Ein verkleinerter Umfang ist ein tolles Erfolgserlebnis und wird Sie zusätzlich motivieren.

Effektives Training

Die meisten Übungen für den Muskelaufbau sind auf Wiederholungen ausgelegt. Wiederholen Sie Übungen, die 30 Sekunden lang ausgeführt werden sollen, einfach so oft und in Ihrem Tempo, bis die Zeit verstrichen ist. Durch die Wiederholungen ermüden die Muskeln. Dadurch werden sie gestrafft und leistungsstärker. Für die bestmögliche Wirkung sollten Pausen zwischen den Übungen nicht länger als eine Minute dauern. Ein nur kurzes Verschnaufen fördert das Wachstum und auch die Muskelausdauer besser. Halten Sie also durch!

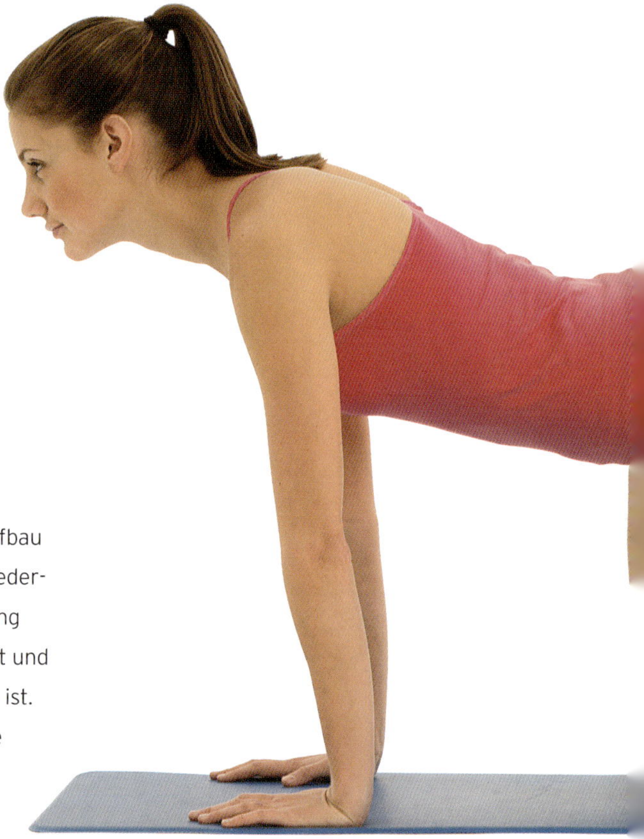

Hüft- und Oberschenkelmuskulatur

Körperrückseite

GESÄSS: Das Gesäß wird aus drei Muskeln, *Musculus gluteus maximus, medius* und *minimus* gebildet. Sie halten das Becken in Position, stabilisieren die Hüften und halten den Hüftbereich im Gleichgewicht. Die Gesäßmuskeln stützen unsere aufrechte Haltung und führen das Bein beim Gehen heran.

HINTERE OBERSCHENKELMUSKULATUR: Diese besteht aus drei langen Muskeln unter der Gesäßmuskulatur, die sich von der Rückseite des Hüftknochens bis zur Rückseite des Knies erstrecken. Gemeinsam mit dem großen Gesäßmuskel unterstützen die hinteren Oberschenkelmuskeln das Beugen des Knies und die Drehung der Hüfte.

Körpervorderseite

HÜFTBEUGEMUSKULATUR: Eine Muskelgruppe, die von den Hüften bis zur Wirbelsäule und an verschiedenen Punkten entlang des Oberschenkelknochens verläuft. Sie schließt auch die Adduktoren (Hinführer) und Abduktoren (Abspreizer) mit ein. Diese erlauben die Bewegung der Hüfte und das Anheben von Oberschenkeln und Knien.

QUADRIZEPS: Vierköpfiger Muskel an der Vorderseite der Oberschenkel. Er ermöglicht das Ausstrecken der Beine und Beugen der Hüfte.

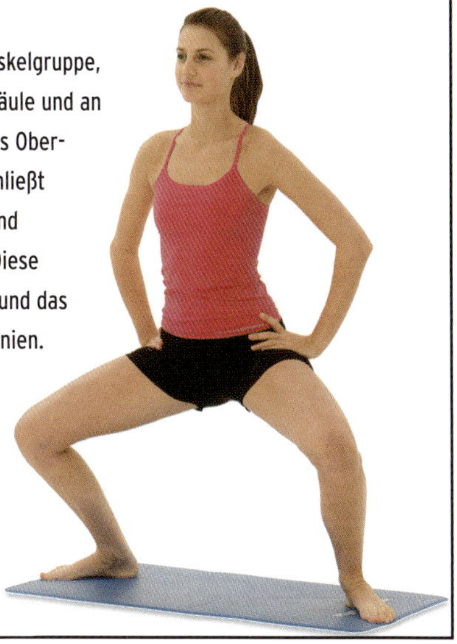

Das brauchen Sie

Für die Übungen in diesem Kapitel benötigen Sie eine rutschfeste Matte oder Sportschuhe, einen Stuhl, zwei Tennisbälle, eine erhöhte Plattform oder die erste Stufe einer Treppe, Fußgelenkgewichte (nach Belieben) und ein Kissen. Aufwärm- und Entspannungsübungen nicht vergessen! Jetzt kann's losgehen!

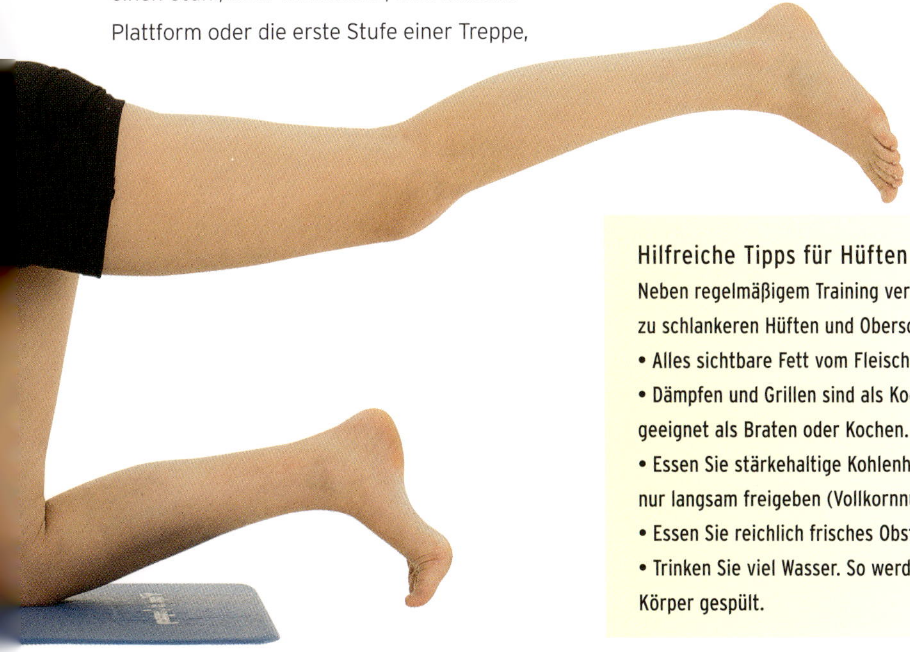

Hilfreiche Tipps für Hüften und Oberschenkel

Neben regelmäßigem Training verhilft fettarme Ernährung zu schlankeren Hüften und Oberschenkeln.

- Alles sichtbare Fett vom Fleisch entfernen.
- Dämpfen und Grillen sind als Kochmethoden besser geeignet als Braten oder Kochen.
- Essen Sie stärkehaltige Kohlenhydrate, die ihre Energie nur langsam freigeben (Vollkornnudeln, Reis oder Müsli).
- Essen Sie reichlich frisches Obst und Gemüse.
- Trinken Sie viel Wasser. So werden Giftstoffe aus Ihrem Körper gespült.

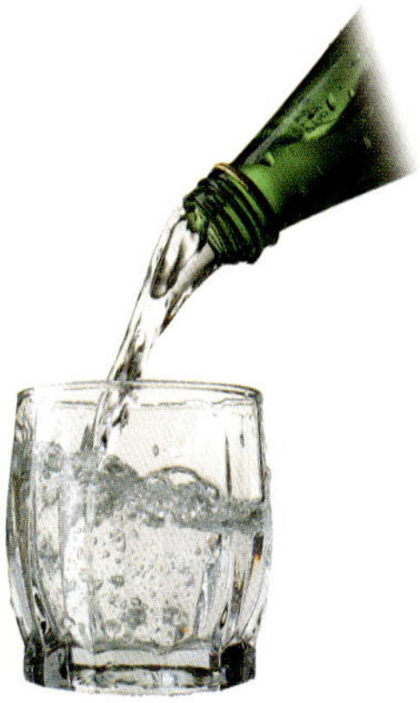

RICHTIGE HALTUNG

Die folgenden Übungen sollen Ihnen helfen, Ihre Haltung zu verbessern. Achten Sie dabei auf sanfte, fließende Bewegungen.

1

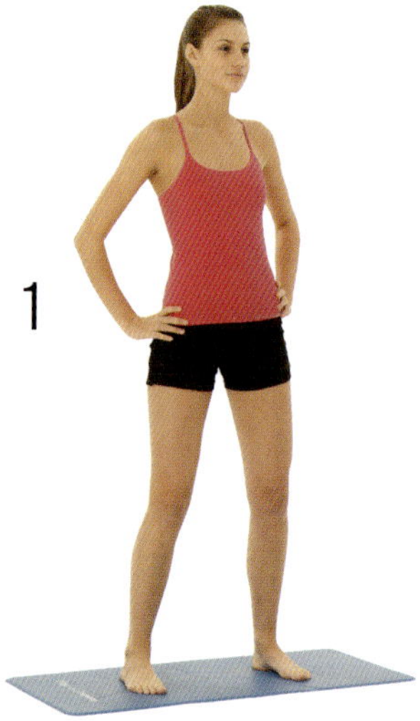

4

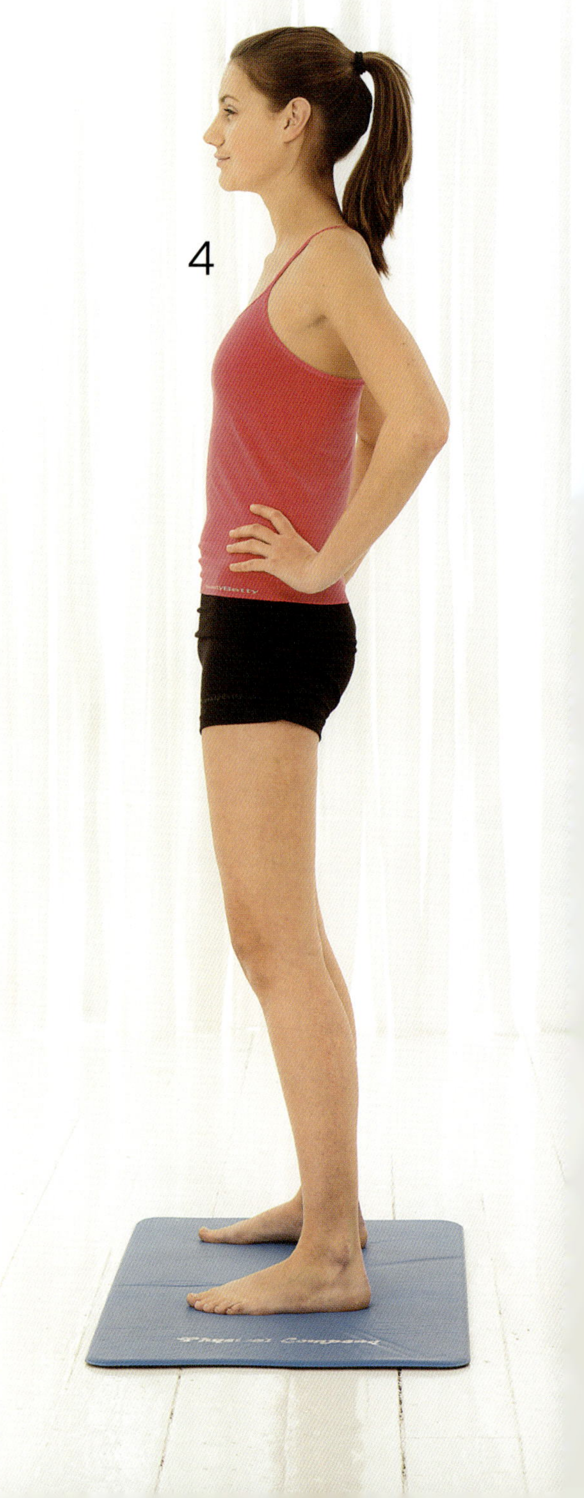

Beckenwippe

Diese Übung stärkt den Musculus glutaeus maximus und verbessert die Körperhaltung.

1 Aufrecht hinstellen, die Knie sind leicht gebeugt, die Füße stehen hüftbreit auseinander, die Hände ruhen auf den Hüften.

2 Den Bauchnabel leicht in Richtung Rückgrat ziehen, um die Bauchmuskulatur anzuspannen, dabei jedoch nicht den Bauch einziehen oder die Luft anhalten.

3 Das Becken langsam nach vorn kippen, dann wieder zurückführen. Die Bewegung dabei ausschließlich aus den Gesäßmuskeln heraus führen.

4 Das Becken langsam nach hinten kippen, dann wieder zurückführen.

Auf und ab

Diese Übung verbessert Ihre Haltung und stärkt die vorderen Oberschenkelmuskeln. Für die Durchführung benötigen Sie zwei kleine Bälle, am besten Tennisbälle.

1 Hinter einen Stuhl stellen. Einen Ball zwischen die Fußgelenke klemmen, den anderen zwischen die Oberschenkel kurz oberhalb des Kniegelenks.

2 Den Körper aufrichten und dann langsam auf die Zehenspitzen stellen.

3 Sobald man auf den Zehenspitzen steht, die Füße wieder abrollen. Wenn die Fersen den Boden berühren, vorsichtig die Knie beugen und den Oberkörper senken, die Fersen bleiben dabei am Boden. In die Ausgangsposition zurückkehren.

So halten Sie sich richtig

Wer sich richtig hält, wirkt entspannt und natürlich, nicht verkrampft oder schlaksig. Stellen Sie Ihre Füße hüftbreit auseinander, die Beine sind gestreckt, aber die Knie leicht gebeugt. Halten Sie die Wirbelsäule gerade, ziehen Sie die Bauchmuskeln leicht ein und stehen Sie aufrecht. Die Schultern bleiben locker, der Hals wirkt so lang wie möglich. Achten Sie darauf, Ihr Gewicht gleichmäßig auf beide Füße zu verteilen.

2

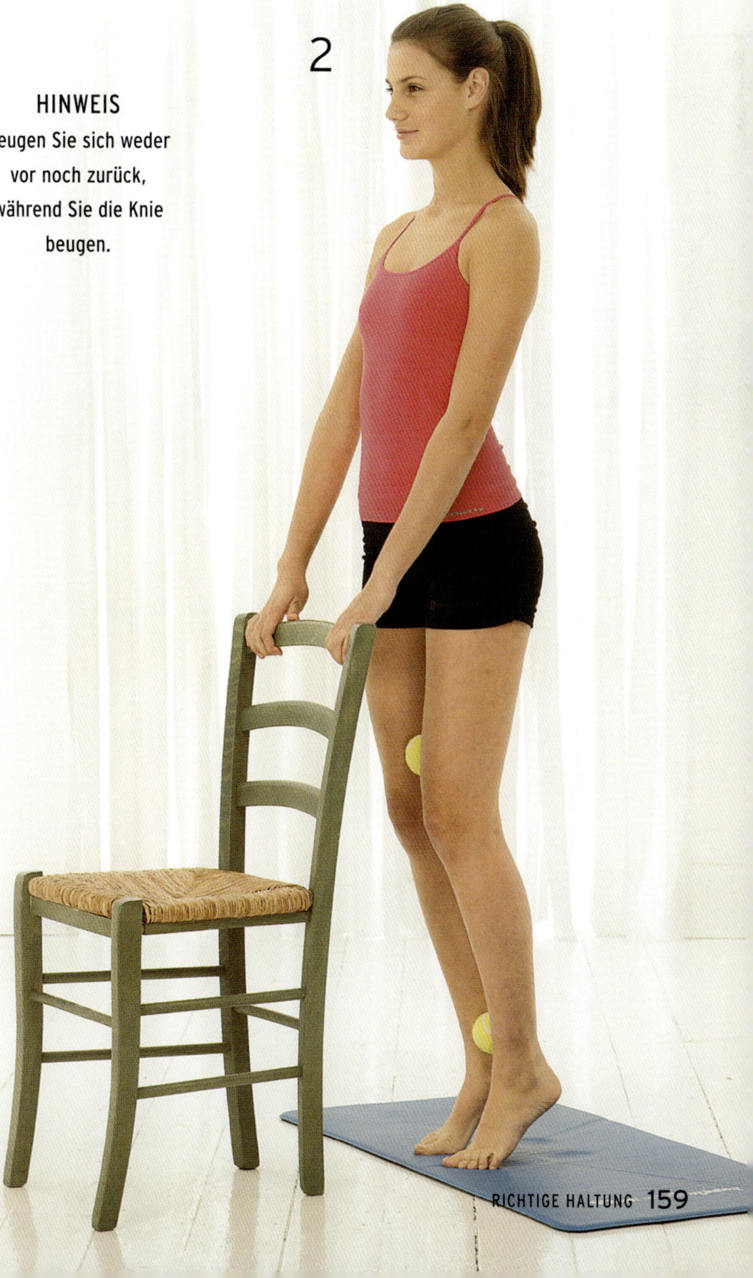

HINWEIS

Beugen Sie sich weder vor noch zurück, während Sie die Knie beugen.

3

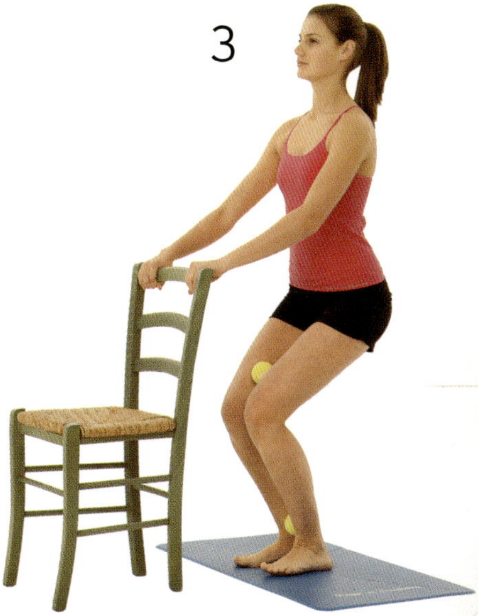

ÜBUNGEN IM STEHEN

Die folgenden Übungen straffen und kräftigen die Oberschenkel- und Hüftmuskulatur besonders nachhaltig, denn sie stärken die Hüftmuskeln sowie die vorderen und hinteren Oberschenkelmuskeln gleichzeitig. Oft sind schlaffe Oberschenkelmuskeln die Ursache für Haltungsfehler und Schmerzen im unteren Rückenbereich.

Einfache Hocke

Diese Übung trainiert vor allem die Gesäßmuskeln und die höher gelegene Oberschenkelmuskulatur. Die Knie müssen während der gesamten Übung leicht gebeugt sein.

1 Aufrecht hinstellen, dabei auf eine korrekte Haltung achten. Die Füße stehen hüftbreit auseinander, die Hände ruhen auf den Hüften.

2 Den Bauchnabel leicht in Richtung Rückgrat ziehen, um die Bauchmuskulatur anzuspannen.

3 Die Knie beugen und langsam in die Hocke gehen, als ob Sie sich hinsetzen wollten. Die Beine jedoch nur so weit beugen wie möglich; verlieren Sie bei dieser Übung nicht das Gleichgewicht.

4 Das Gewicht auf die Fersen verlagern und langsam wieder aufrichten, die Knie allerdings nicht ganz durchdrücken, sondern auch in aufrechter Haltung leicht gebeugt halten.

3

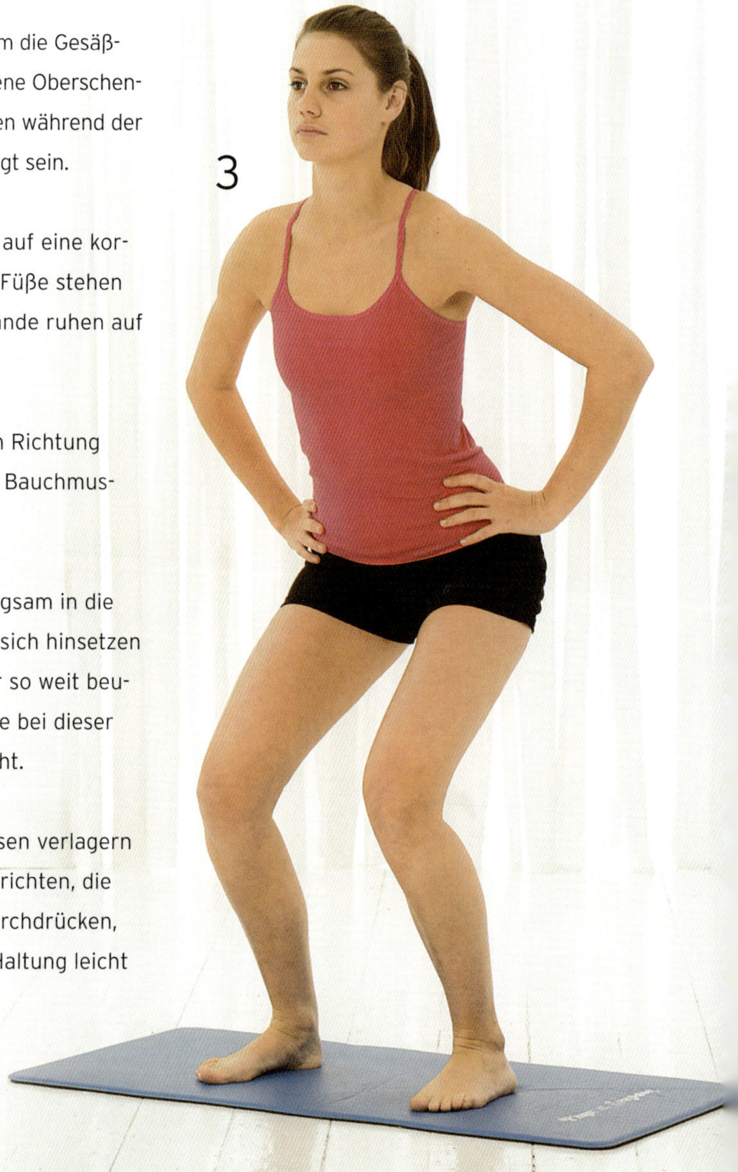

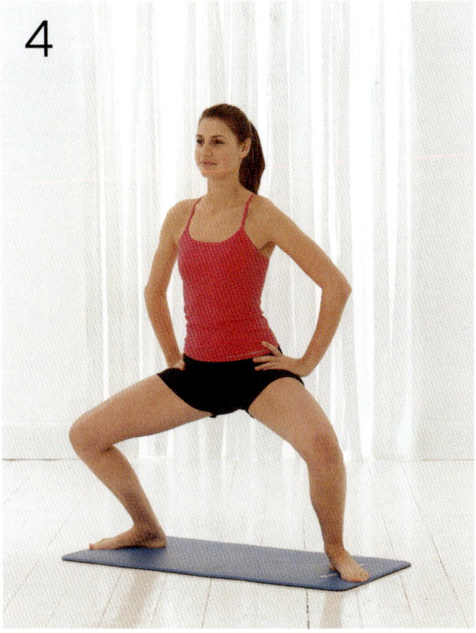

Gegrätschte Hocke

Dieser Übung trainiert hauptsächlich die innere, die obere und die hintere Oberschenkelmuskulatur.

1 Aufrecht hinstellen. Die Beine weit auseinander grätschen. Die Fußspitzen zeigen nach außen, die Hände ruhen auf den Hüften.

2 Den Bauchnabel leicht in Richtung Rückgrat ziehen, um die Bauchmuskulatur anzuspannen.

3 Die Knie beugen und langsam in die Hocke gehen.

4 So weit in die Hocke gehen wie möglich, ohne das Gleichgewicht zu verlieren. Dann das Gewicht auf die Fersen verlagern und langsam wieder aufrichten. Die Knie dabei leicht gebeugt halten.

Einbeinige Hocke

Diese fortgeschrittene Beugeübung trainiert nicht nur Hüften und Oberschenkel, sondern auch den Gleichgewichtssinn.

1 Aufrecht hinstellen. Die Füße stehen nebeneinander, die Arme hängen locker neben dem Körper herab. Nun das Gewicht auf den rechten Fuß verlagern. Der linke Fuß berührt den Boden nur noch mit den Zehenspitzen.

2 Den Rücken gerade halten. Die Knie beugen und mit dem rechten Bein langsam in die Hocke gehen, dabei die Arme nach vorn ausstrecken. Beugen Sie Ihr Bein nur so weit wie möglich, und achten Sie darauf, das Gleichgewicht nicht zu verlieren. Die zuletzt erreichte Position 1–2 Sekunden halten.

3 Das Gewicht auf die rechte Ferse verlagern und langsam wieder aufrichten.

4 Die Übung auf dem linken Bein wiederholen.

HINWEIS
Halten Sie Ihre Bauchmuskulatur während aller Beugeübungen angespannt.

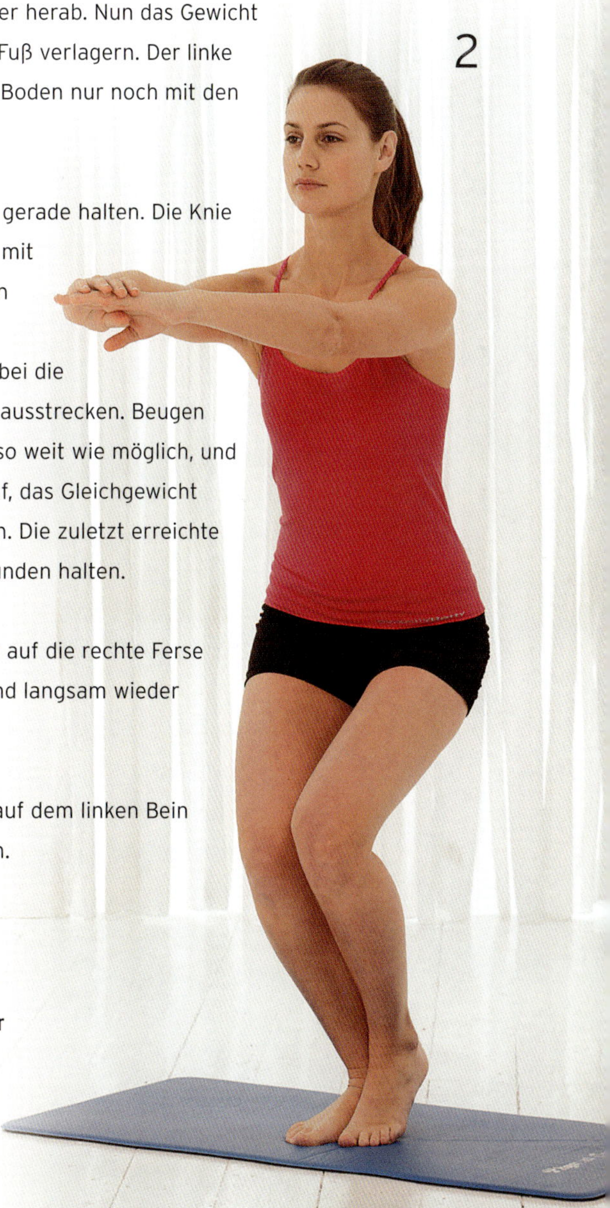

ÜBUNGEN IM STEHEN

Mit Ausfallschritten werden die Hüftmuskeln sowie die vorderen und hinteren Oberschenkelmuskeln gemeinsam trainiert. Zudem verbessern Übungen mit Ausfallschritten die Balance. Wenn Sie die Übungen beherrschen, können Sie ihre Wirkung noch steigern, indem Sie während der Ausführung Gewichte in beiden Händen halten. Wer in der Lage ist, sich dabei zu wenden, kann den Ausfallschritt auch im Gehen ausführen.

Einfacher Ausfallschritt

Der Ausfallschritt kann je nach persönlicher Trainingsform für längere Zeit gehalten werden. Halten Sie den Rücken gerade und achten Sie auf weiche, fließende Bewegungen.

1 Aufrecht hinstellen, die Hände ruhen auf den Hüften. Den Bauchnabel leicht in Richtung Rückgrat ziehen, um die Bauchmuskulatur anzuspannen, gleichzeitig die Gesäßmuskeln anspannen.

2 Einen großen Ausfallschritt nach vorn machen. Das hintere Bein sollte weit nach hinten ragen, das Knie bleibt leicht gebeugt, die Ferse berührt nicht den Boden. Das Knie des vorderen Beins befindet sich mit dem Fußgelenk auf gleicher Höhe.

3 Den Unterkörper so weit wie möglich absenken. Die Position 1-2 Sekunden halten.

4 Den Körper mit der Kraft aus dem vorderen Bein in die Ausgangsposition zurückbringen. Die Übung so oft wie gewünscht wiederholen. Dann das Bein wechseln.

HINWEIS

Senken Sie Ihren Oberkörper nicht zu weit hinab. Sobald Ihr Knie über die Linie, die Ihre Zehen bilden, hinausragt, belasten Sie das Kniegelenk stärker, als es ihm gut tut.

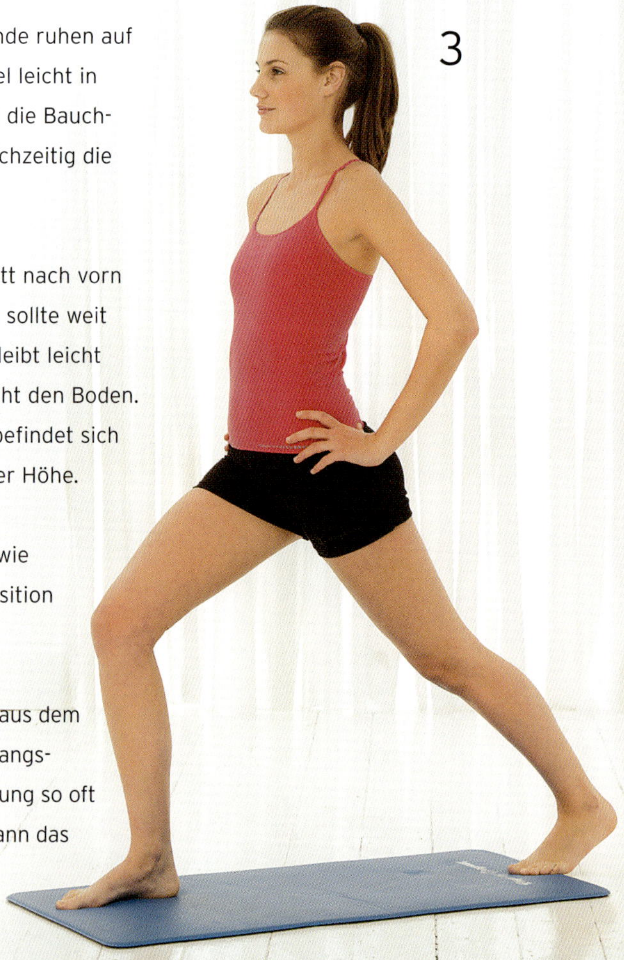

Erhöhter Ausfallschritt

Diese modifizierte Variante des Ausfallschritts formt Oberschenkel- und Gesäßmuskulatur so, dass Sie bald größer und schlanker erscheinen werden.

1 Aufrecht hinstellen. Die Hände ruhen auf den Hüften. Die Bauch- und Gesäßmuskeln anspannen.

2 Einen großen Ausfallschritt nach vorn auf ein etwa 15–30 cm hohes Trainingspodest machen. Das hintere Bein sollte weit nach hinten ragen, das Knie bleibt dabei leicht gebeugt, die Ferse berührt nicht den Boden. Das vordere Knie befindet sich mit dem Fußgelenk auf einer Höhe.

3 Den Oberkörper so weit wie möglich absenken.

4 Den Körper mit der Kraft aus dem vorderen Bein in die Ausgangsposition zurückbringen. Die Übung so oft wie gewünscht mit demselben Bein wiederholen. Dann die Beine wechseln.

HINWEIS

Halten Sie Ihren Oberkörper gerade. Wenn Sie sich vorbeugen, belasten Sie Ihren Rücken und laufen Gefahr, das Gleichgewicht zu verlieren.

3

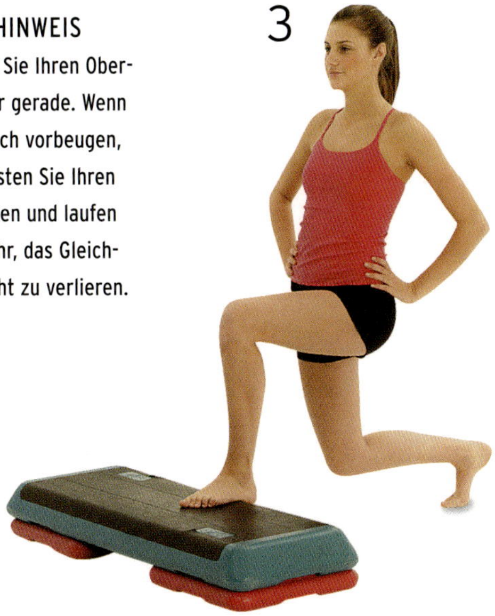

2

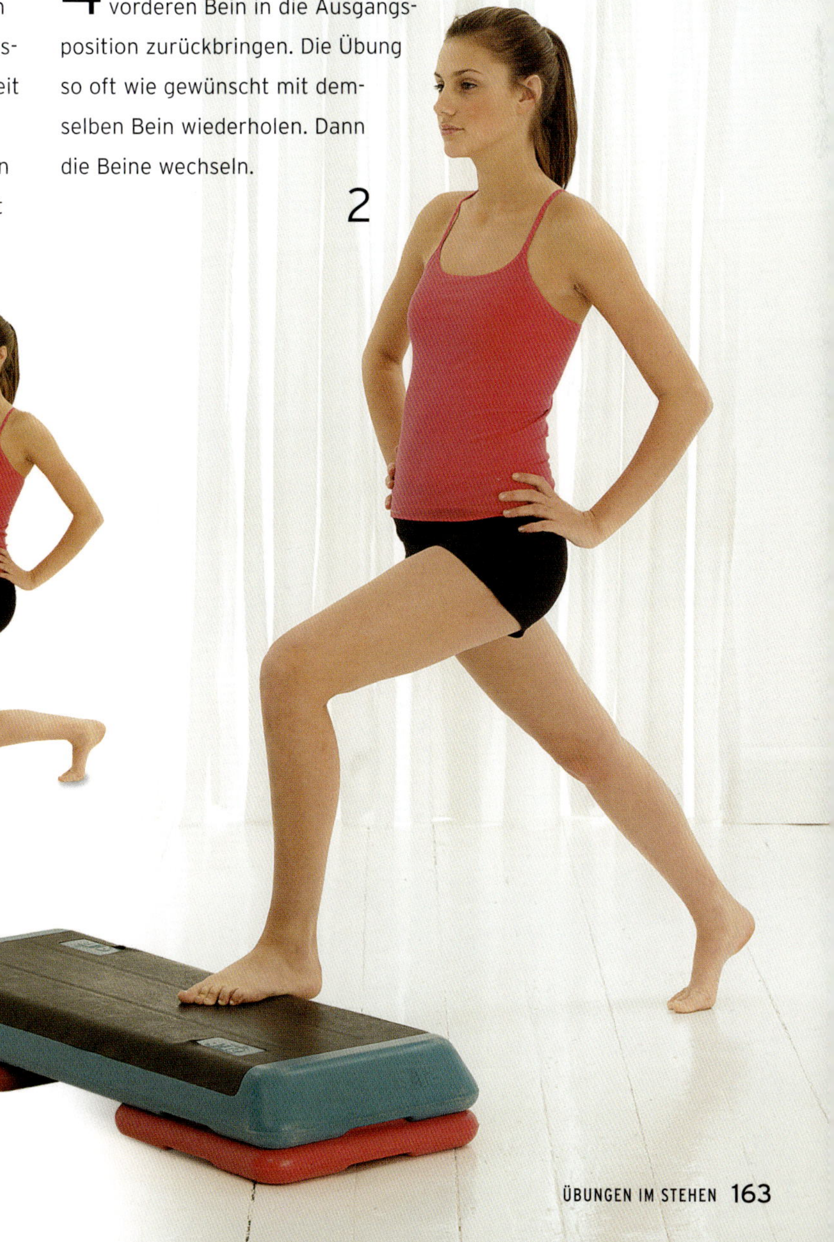

ÜBUNGEN IM SITZEN

Auch im Büro oder auf Reisen müssen Sie nicht auf ein wirksames Training für Ihre Hüft- und Oberschenkelmuskeln verzichten. Für die folgenden Übungen benötigen Sie einen standfesten Stuhl (ohne Rollen) mit gerader Rückenlehne.

Beinstreckung im Sitzen

Diese Übung strafft vor allem die vorderen Oberschenkelmuskeln. Wer die Wirkung verstärken möchte, kann die Fußgelenke mit Gewichtsmanschetten beschweren.

1 Aufrecht hinsetzen. Den Bauchnabel leicht in Richtung Rückgrat ziehen, um die Bauchmuskulatur anzuspannen (dadurch wird die Rückenmuskulatur gestützt).

2 Die Knie gegeneinander drücken, dann ein Bein nach vorn ausstrecken. Die Position kurz halten, dann in die Ausgangsposition zurückkehren. Die Übung so oft wie gewünscht wiederholen. Anschließend die Beine wechseln.

1

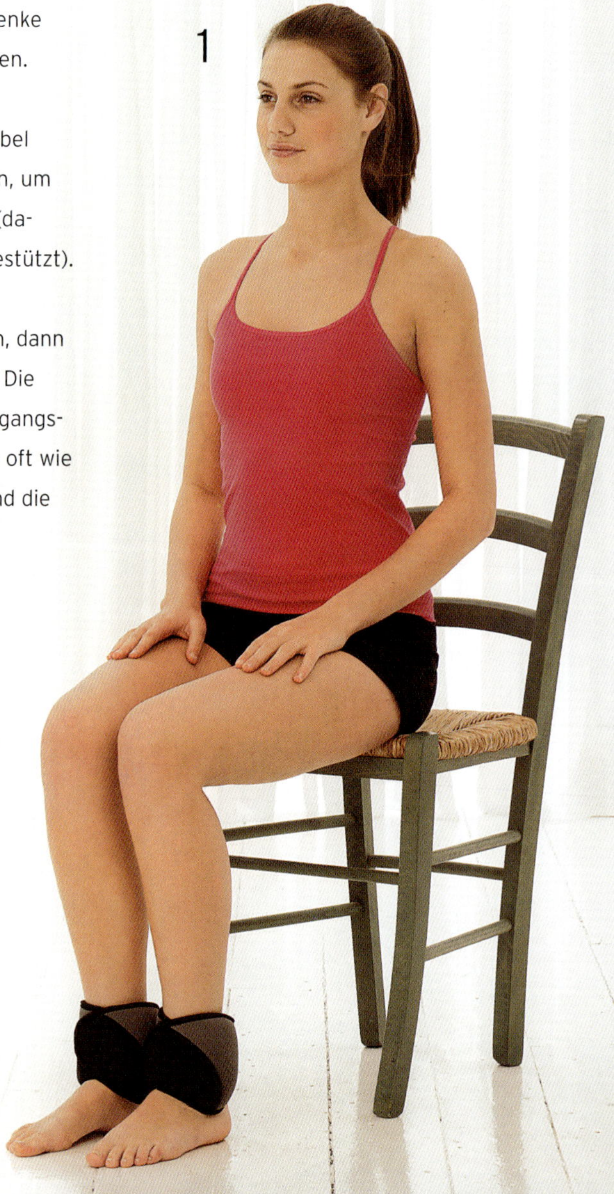

2

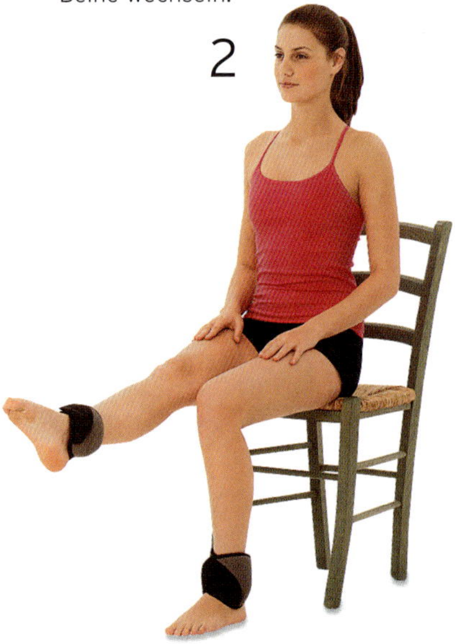

Das richtige Maß

Wer so lange trainiert, bis es schmerzt, kann sich ernsthaft verletzten, wer hingegen seine Kraft nicht weit genug ausreizt, wird keine sichtbaren Veränderungen erzielen. Während der letzten Wiederholungen sollten die Muskeln fühlbar ermüden, eventuell stellt sich ein leichtes Brennen ein, doch das legt sich während der Entspannungsphase wieder. Ein leichter Muskelkater ist kein Grund zur Sorge. Sollten Sie sich gar nicht mehr bewegen können, haben Sie sich definitiv übernommen. Setzen Sie in diesem Fall einen Tag mit dem Training aus und reduzieren Sie die Intensität der Übungen, wenn Sie wieder beginnen.

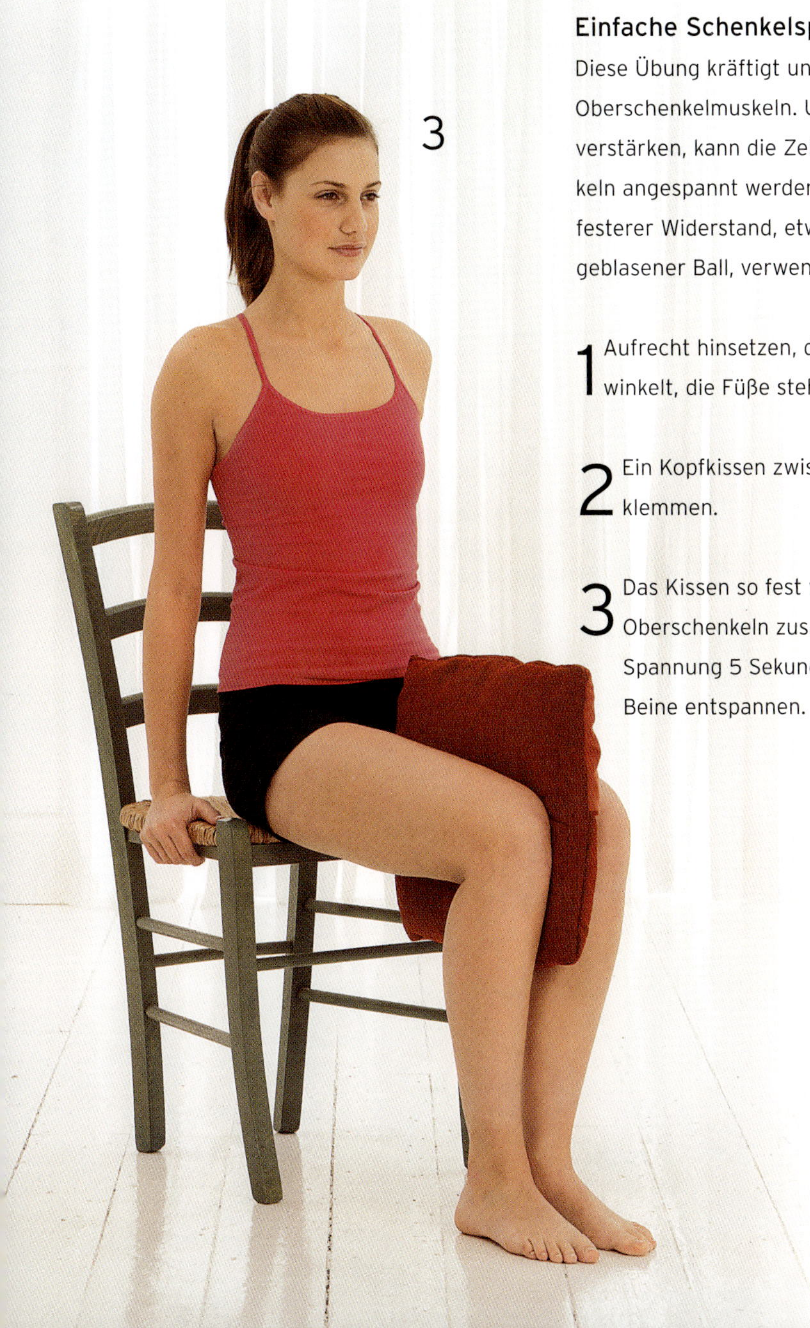
3

Einfache Schenkelspannung

Diese Übung kräftigt und stärkt die inneren Oberschenkelmuskeln. Um die Wirkung zu verstärken, kann die Zeit, in der die Muskeln angespannt werden, erhöht und ein festerer Widerstand, etwa ein halb aufgeblasener Ball, verwendet werden.

1 Aufrecht hinsetzen, die Knie sind angewinkelt, die Füße stehen nebeneinander.

2 Ein Kopfkissen zwischen die Knie klemmen.

3 Das Kissen so fest wie möglich mit den Oberschenkeln zusammendrücken. Die Spannung 5 Sekunden halten, dann die Beine entspannen.

BODENÜBUNGEN 1

Brückenübungen kräftigen nicht nur die Gesäßmuskulatur und die hinteren Oberschenkelmuskeln, sondern stabilisieren auch das Becken und die Muskulatur des Rumpfs. Der Rücken darf weder zu stark gewölbt sein noch durchhängen. Atmen Sie gleichmäßig und kontrolliert.

Einfache Brücke

Erst wenn Sie diese einfache Übung, die Ihre Rumpfmuskulatur stärkt, sicher ausführen können, sollten Sie sich an den fortgeschrittenen Brückenübungen versuchen.

1 Auf den Rücken legen und die Knie anwinkeln, die Füße stehen hüftbreit auseinander flach auf den Boden. Die Arme liegen ausgestreckt neben dem Körper, die Handflächen zeigen zu Boden.

2 Den Bauchnabel leicht in Richtung Rückgrat ziehen, um die Bauchmuskulatur anzuspannen (dadurch wird die Rückenmuskulatur gestützt).

3 Den unteren Teil des Rückens zu Boden drücken und das Becken nach vorn kippen, sodass das Schambein angehoben wird.

4 Das Becken mithilfe von Hüft-, Rumpf- und Oberschenkelmuskulatur anheben, bis der Körper von den Schultern bis zu den Knien eine gerade Linie bildet. Diese Position 5 Sekunden lang halten, dann in die Ausgangsposition zurückkehren.

4

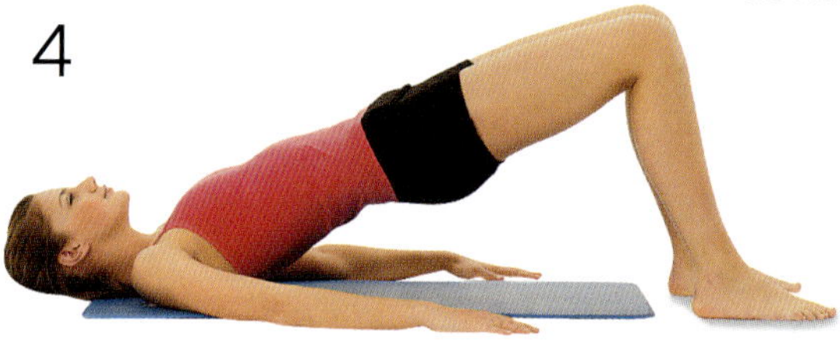

3

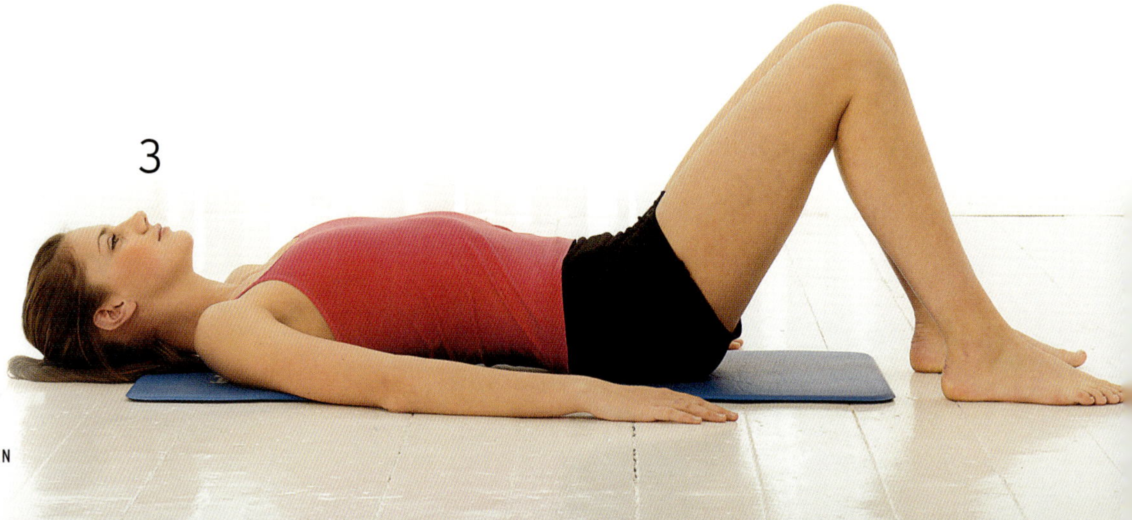

Brücke mit Gesäßmuskelspannung

Diese Übung trainiert den *Musculus glutaeus maximus*. Während die Brücke ausgeführt wird, soll dieser den Rückenbereich stützen. Wenn Sie eine starke Spannung in den hinteren Oberschenkelmuskeln oder eine hohe Belastung im unteren Rückenbereich verspüren, setzen Sie Ihre Gesäßmuskulatur nicht richtig ein.

1 Auf den Rücken legen und die Knie anwinkeln, die Füße stehen hüftbreit auseinander flach auf dem Boden. Die Arme liegen ausgestreckt neben dem Körper, die Handflächen zeigen zu Boden.

2 Den Bauchnabel leicht in Richtung Rückgrat ziehen, um die Bauchmuskulatur anzuspannen (dadurch wird die Rückenmuskulatur gestützt).

3 Das Becken anheben, bis der Körper von den Schultern bis zu den Knien eine gerade Linie bildet.

4 Diese Position 10 Sekunden halten und dabei die Gesäßmuskeln anspannen, um den Körper zu stabilisieren.

5 In die Ausgangsposition zurückkehren und die Übung wiederholen.

Bewegungsarten

Folgende Bewegungsarten kommen in diesem Buch des Öfteren vor:

ABDUKTION: Bewegung, die von der Körperachse fortführt, wie beim Anheben des Beins bei der seitlichen Beinhebung.

ADDUKTION: Bewegung, die zur Körperachse hinführt, wie beim Absenken des Beins bei der seitlichen Beinhebung.

STRECKUNG: Bewegung, bei der ein Körperglied oder die Wirbelsäule gestreckt wird.

BEUGUNG: Bewegung, bei der ein Körperglied oder die Wirbelsäule gebeugt wird.

KREISEN: das Drehen des Körpers oder eines Körperteils um die eigene Achse.

3

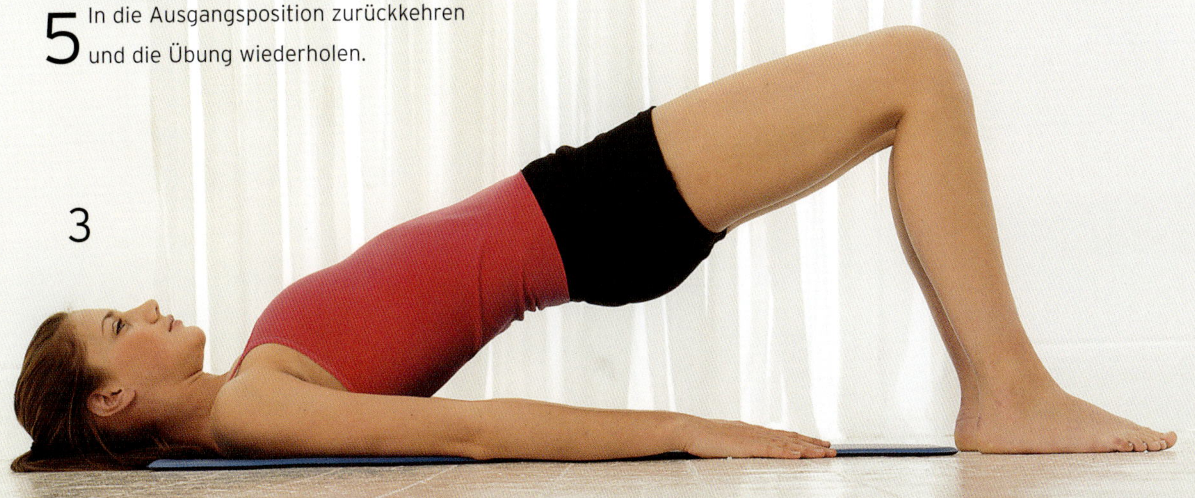

Brücke mit Beinstreckung

Diese Übung trainiert nicht nur die Gesäßmuskeln und die hintere Oberschenkelmuskulatur, sondern verbessert auch die Balance.

1 Auf den Rücken legen und die Knie anwinkeln, die Füße stehen hüftbreit auseinander flach auf dem Boden. Die Arme liegen ausgestreckt neben dem Körper, die Handflächen zeigen zu Boden.

2 Den Bauchnabel leicht in Richtung Rückgrat ziehen, um die Bauchmuskulatur anzuspannen.

3 Das Becken anheben, bis der Körper von den Schultern bis zu den Knien eine gerade Linie bildet.

4 Ein Bein nach vorn ausstrecken, sodass es die gerade Linie von der Schulter bis zum Knie fortführt. Anschließend das Bein in die Ausgangsposition zurückbringen. Die Übung so oft wie gewünscht mit demselben Bein wiederholen. Dann die Beine wechseln und die gleiche Anzahl Übungen mit dem zweiten Bein durchführen.

Um die Intensität der Übung zu steigern, das ausgestreckte Bein anheben, bis die Fußspitze steil nach oben zeigt. Dann das Knie zur Brust ziehen und das Bein in die Ausgangsposition zurückführen. Dabei können auch Gewichtsmanschetten angelegt werden.

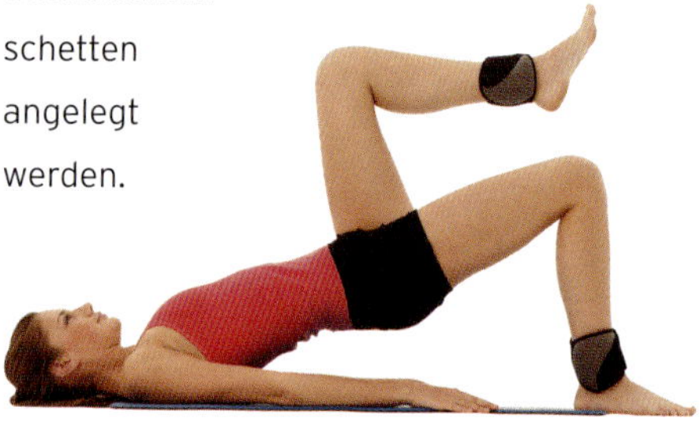

Bewegungskontrolle

Führen Sie alle Übungen langsam, vorsichtig und aufmerksam aus. Konzentrieren Sie sich auf das, was Sie tun, und beachten Sie, wie Ihr Körper auf die jeweiligen Bewegungen reagiert. Wenn Sie Schmerzen verspüren oder sich zu schnell bewegen, führen Sie die Übung nicht richtig aus. Ihre Bewegungen sollen sanft, fließend und kontrolliert sein. Nur so können sich Ihre Muskeln auf natürliche Weise strecken.

4

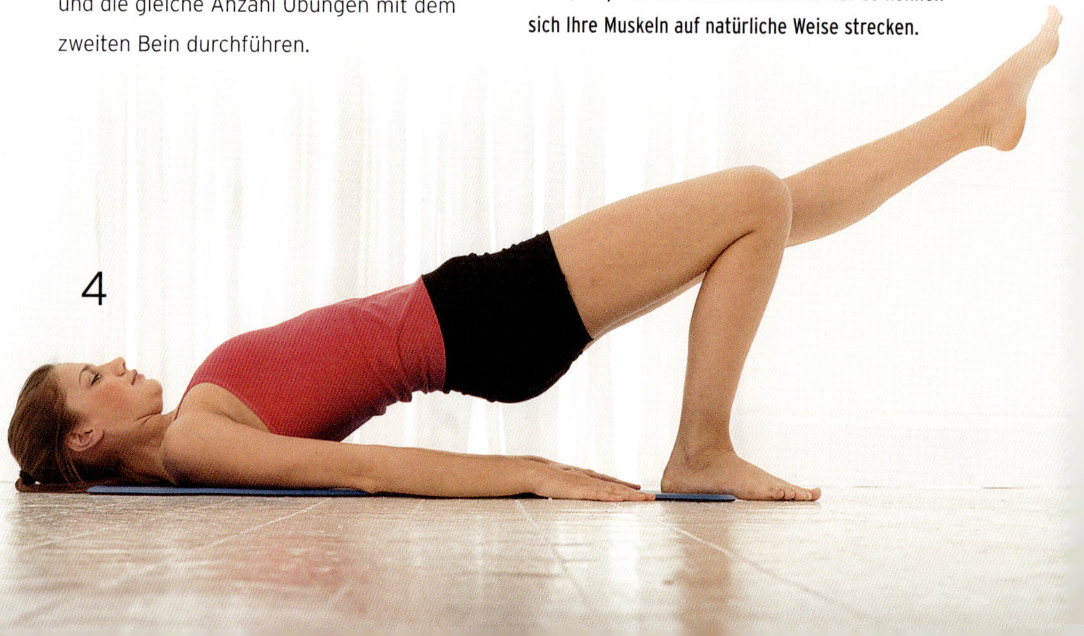

Einbeinige Brücke mit Gesäßmuskelspannung

Diese fortgeschrittene Übung bietet ein besonders intensives Training für die Gesäßmuskeln.

1 Auf den Rücken legen und die Knie anwinkeln, die Füße stehen hüftbreit auseinander. Die Arme liegen neben dem Körper, die Handflächen zeigen zu Boden.

2 Den linken Fuß auf den rechten Oberschenkel legen.

3 Die Bauchmuskeln leicht anspannen, um den Rücken zu stützen.

4 Den unteren Teil des Rückens zu Boden drücken und das Becken nach vorn kippen, sodass das Schambein angehoben wird. Nun das Becken anheben und die Gesäßmuskeln anspannen, anschließend wieder entspannen.

5 Die Übung so oft wie gewünscht wiederholen. Dann die Beinhaltung wechseln und die gleiche Anzahl Übungen mit dem zweiten Bein durchführen.

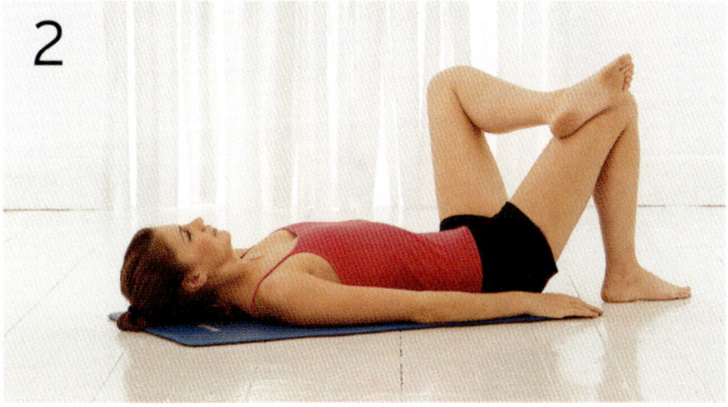

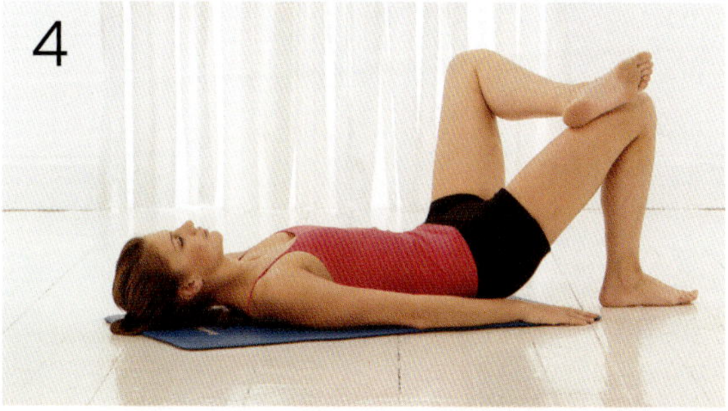

Sitzgang

Diese Übung strafft und kräftigt die Gesäßmuskeln. Direkt auf dem Boden ausgeführt, wirkt sie intensiver. Doch Vorsicht: Teppiche können bei starker Reibung Verbrennungen verursachen und alte Holzböden können splittern.

1 Aufrecht hinsetzen und die Arme nach vorn ausstrecken. Dann die Arme vor dem Oberkörper kreuzen und die Hände auf die Schultern legen.

2 Einatmen und den Rücken strecken. Ausatmen und durch Anheben des Gesäßes und Vorschieben des Beckens je 10 „Schritte“ vorwärts, dann weitere 10 „Schritte“ rückwärts ausführen; ruhig und gleichmäßig weiteratmen. So oft wie möglich wiederholen.

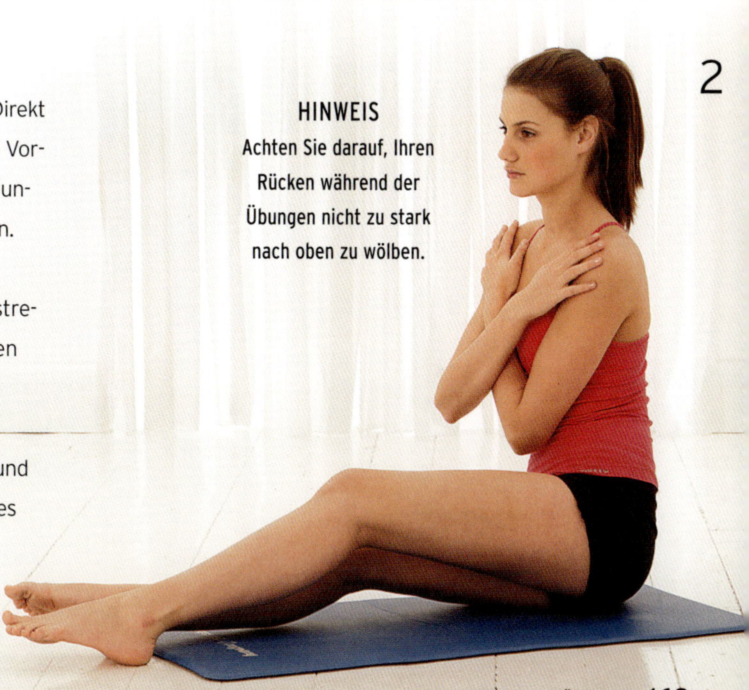

HINWEIS

Achten Sie darauf, Ihren Rücken während der Übungen nicht zu stark nach oben zu wölben.

ÜBUNGEN IM STEHEN 2

Zusätzlich zur Stärkung der Hüft- und Oberschenkelmuskulatur verbessern die folgenden Übungen die Balance. Stützen Sie sich dabei ab, zum Beispiel an einer Stuhllehne oder an einem Tisch, und achten Sie, wie immer, auf weiche, fließende Bewegungen.

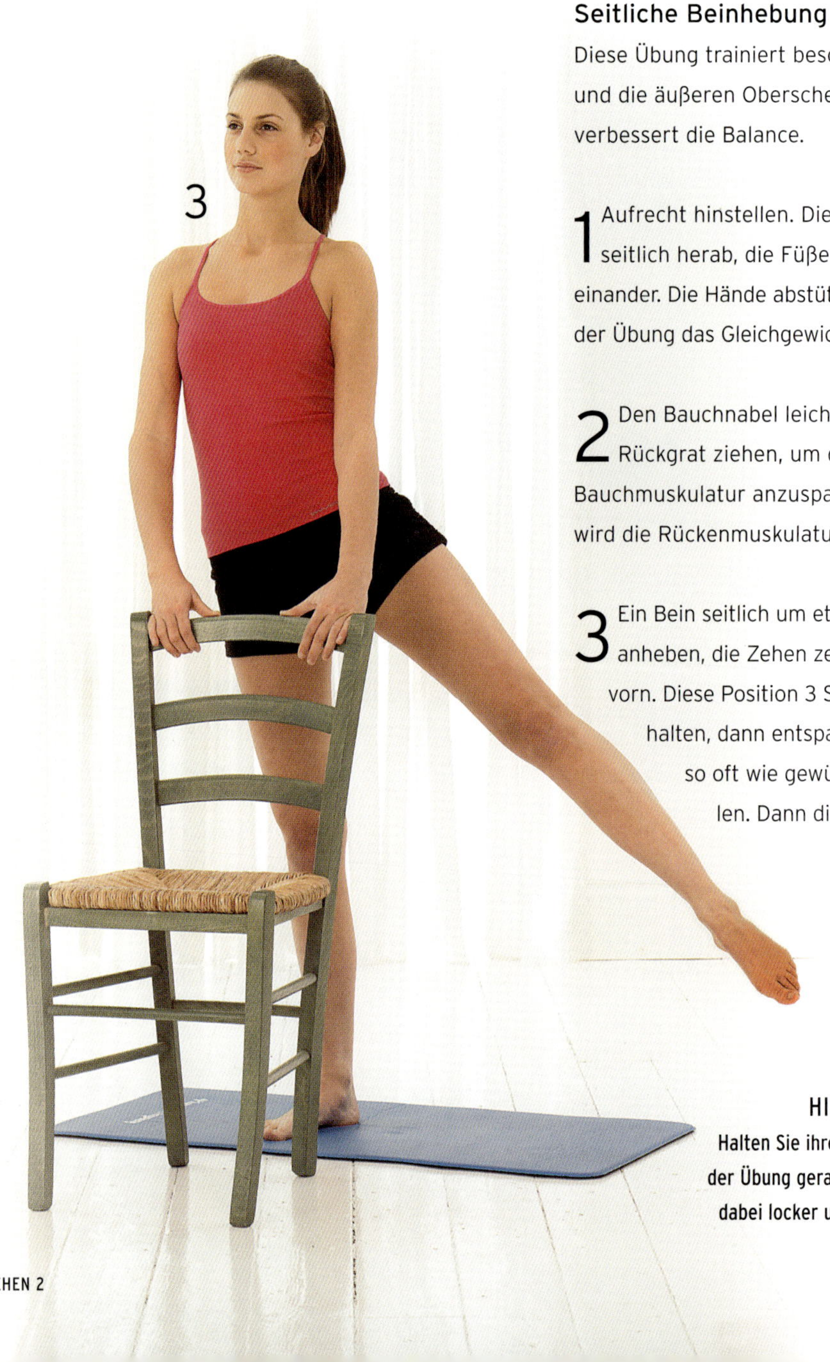

Seitliche Beinhebung im Stehen

Diese Übung trainiert besonders die Hüft- und die äußeren Oberschenkelmuskeln und verbessert die Balance.

1 Aufrecht hinstellen. Die Arme hängen seitlich herab, die Füße stehen nebeneinander. Die Hände abstützen, um während der Übung das Gleichgewicht zu halten.

2 Den Bauchnabel leicht in Richtung Rückgrat ziehen, um die Bauchmuskulatur anzuspannen (dadurch wird die Rückenmuskulatur gestützt).

3 Ein Bein seitlich um etwa 45 Grad anheben, die Zehen zeigen dabei nach vorn. Diese Position 3 Sekunden lang halten, dann entspannen. Die Übung so oft wie gewünscht wiederholen. Dann die Beine wechseln.

HINWEIS

Halten Sie ihren Körper während der Übung gerade, die Knie bleiben dabei locker und leicht gebeugt.

Vordere Beinhebung

Diese Übung kräftigt und strafft die vordere Oberschenkelmuskulatur und fördert die Beweglichkeit der Hüfte. Darüber hinaus verbessert sie die Balance.

1 Aufrecht hinstellen. Die Füße stehen nebeneinander, die linke Hand ruht auf der Rückenlehne eines links neben dem Körper stehenden Stuhls. Nun die Bauchmuskeln leicht anspannen.

2 Das rechte Bein so weit wie möglich nach vorn anheben; dabei das linke Knie leicht gebeugt halten.

3 Diese Position 3 Sekunden lang halten.

4 Das Bein in die Ausgangsposition zurückführen. Die Übung so oft wie gewünscht wiederholen. Dann die Beine wechseln und die gleiche Anzahl Übungen mit dem linken Bein durchführen.

2

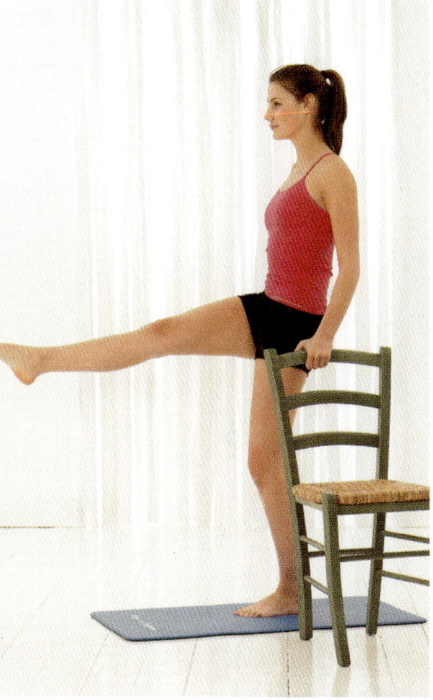

3

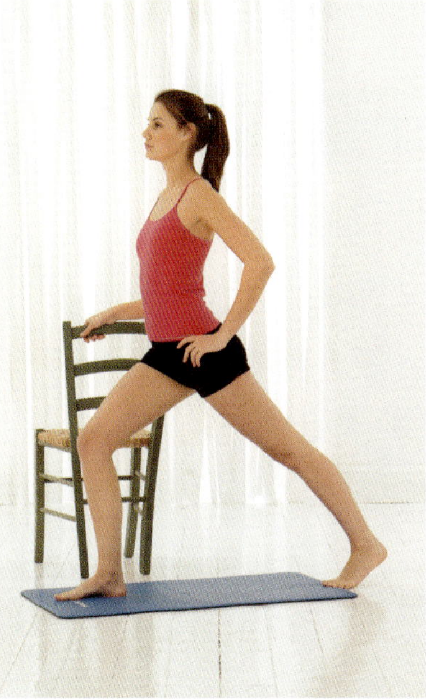

Beinstreckung rückwärts

Die Übung stärkt und festigt vor allem die Gesäßmuskulatur, den unteren Rückenbereich sowie die hinteren Hüft- und Oberschenkelmuskeln. Ein besonders gutes Trainingsergebnis erzielen Sie, wenn Sie die Gesäßmuskeln während der gesamten Übung anspannen.

1 Aufrecht, die Füße nebeneinander, hinstellen. Die rechte Hand ruht auf der Rückenlehne eines neben dem Körper stehenden Stuhls.

2 Die Bauchmuskeln leicht anspannen, um den Rücken zu stützen, und die Gesäßmuskeln anspannen.

3 Nun das linke Bein nach hinten ausstrecken, die Zehen berühren dabei den Boden. Diese Position 3 Sekunden lang halten, dann das Bein in die Ausgangsposition zurückführen. Die Übung so oft wie gewünscht wiederholen. Dann die Beine wechseln.

ÜBUNGEN IM STEHEN 2

Diese klassischen Ballettübungen trainieren hervorragend Beine und Gesäß. Achten Sie auch hier auf kontrollierte, gleichmäßige Bewegungen.

Doppelte Kniebeuge

Die doppelte Kniebeuge stärkt Waden, Oberschenkel und Gesäß und verleiht auch Ihnen schon bald die wohlgeformten Beine einer Tänzerin.

1 Aufrecht hinstellen, die Füße stehen etwas mehr als schulterbreit auseinander, die Fußspitzen zeigen leicht nach außen.

2 Die Bauchmuskeln leicht anspannen, um den Rücken zu stützen.

3 Nun die Knie langsam beugen und den Oberkörper senken. Die Bewegung sollte im Gesäß und den hinteren Oberschenkelmuskeln spürbar sein.

4 Den Körper langsam wieder aufrichten. Dann die Gesäßmuskeln anspannen, den Körper strecken und sich auf die Zehenspitzen stellen.

5 In die Ausgangsposition zurückkehren.

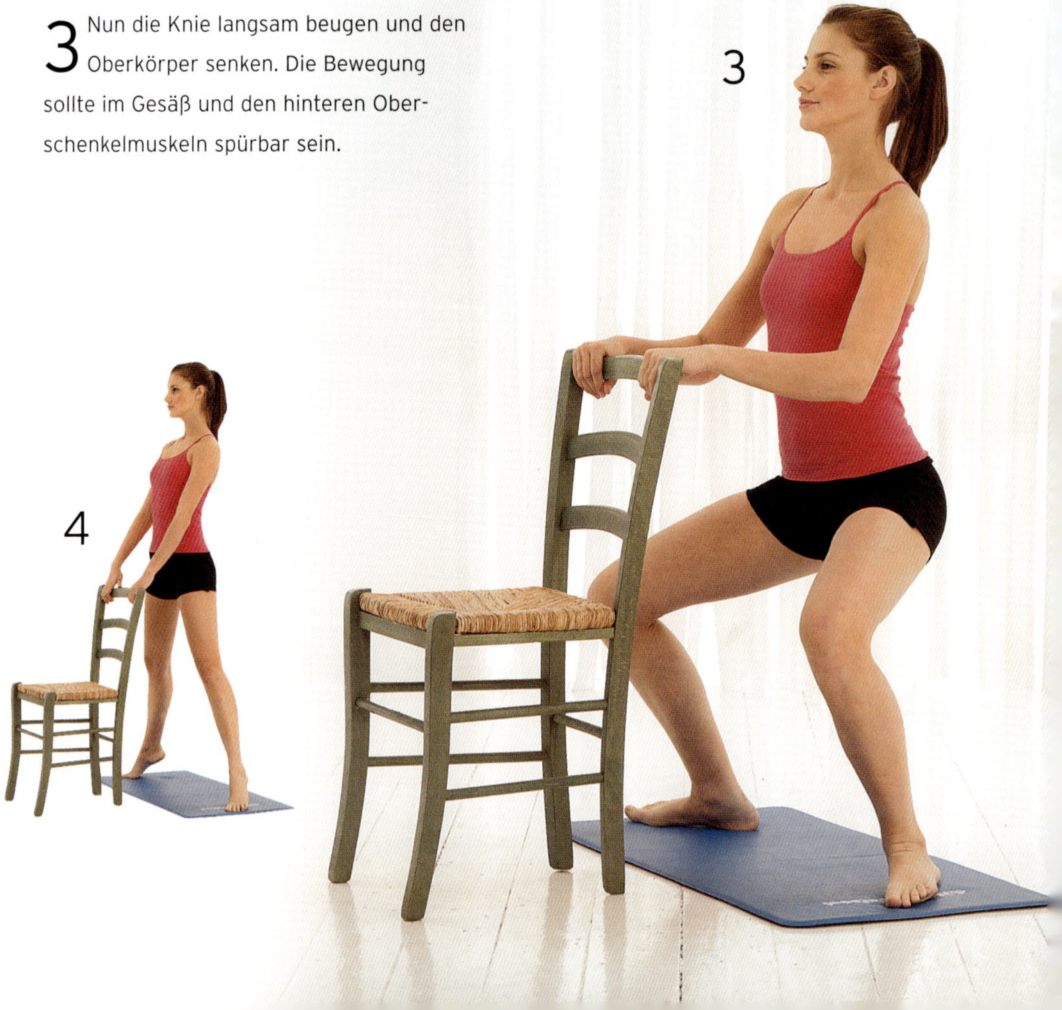

Einbeinige Kniebeuge

Diese Übung stärkt Gesäß-, Oberschenkel- und Wadenmuskulatur.

1 Aufrecht hinstellen, dabei auf eine korrekte Körperhaltung achten. Die rechte Hand ruht zur Stabilisierung des Gleichgewichts auf der Rückenlehne eines rechts neben dem Körper stehenden Stuhls. Nun das rechte Knie beugen und den Unterschenkel anheben, bis Fuß und Knie eine gerade Linie bilden.

2 Die Bauchmuskeln leicht anspannen, um den Rücken zu stützen.

3 Den linken Fuß langsam anheben, bis das Gewicht nur noch auf den Zehenspitzen ruht. 2 Sekunden halten.

4 Den linken Fuß langsam wieder abrollen.

5 Das linke Knie beugen, bis die Kniescheibe knapp über den Fuß hinausragt.

6 In die Ausgangsposition zurückkehren. Die Übung 5-mal wiederholen, dann umdrehen und das Bein wechseln.

Qualitätskontrolle

Konzentrieren Sie sich darauf, Ihre Technik zu perfektionieren, denn nur korrekt ausgeführte Bewegungen führen zum Ziel. Halten Sie immer den Rücken gerade und spannen Sie die Bauchmuskeln leicht an.

3

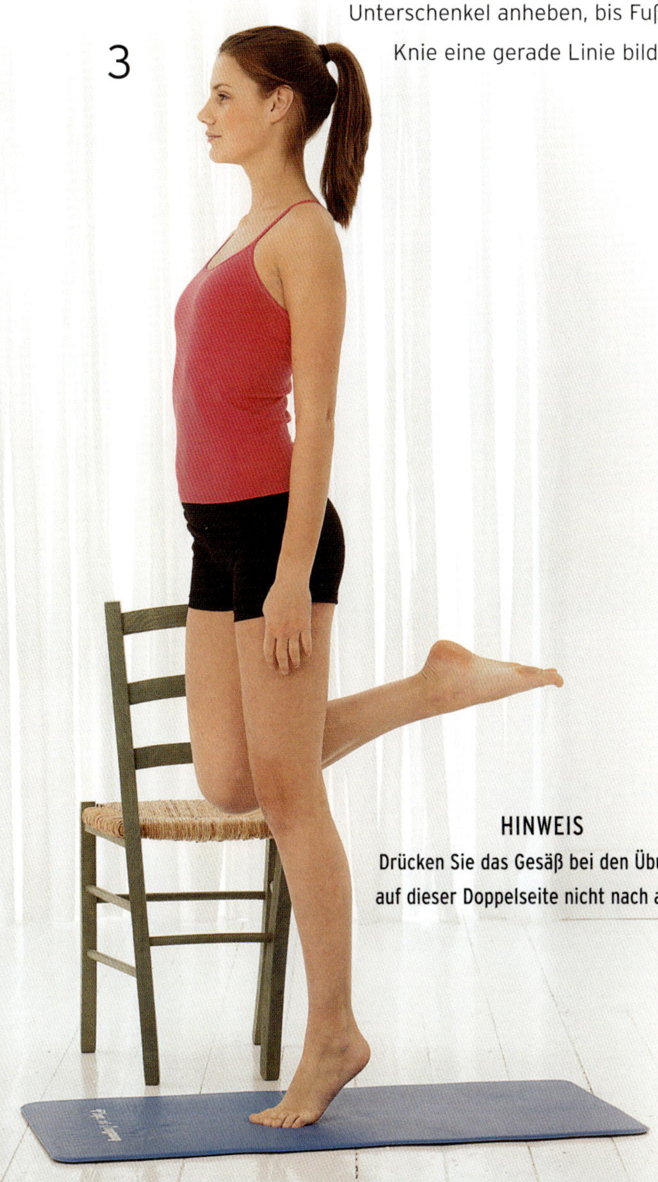

HINWEIS

Drücken Sie das Gesäß bei den Übungen auf dieser Doppelseite nicht nach außen.

5

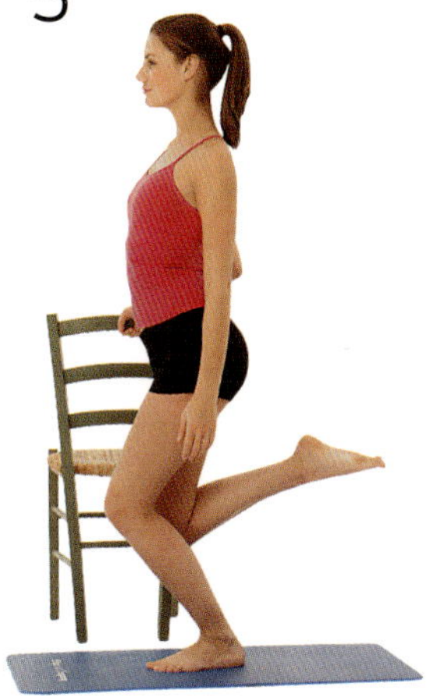

BODENÜBUNGEN 2

Auch diese Übungen trainieren die Oberschenkel- und Hüftmuskulatur. Achten Sie auf weiche, fließende Bewegungen und eine korrekte Atmung.

Seittritt

Der Seittritt trainiert Hüften, Gesäß und Beinmuskulatur.

1 Auf die linke Seite legen und die Knie leicht anwinkeln. Den Kopf mit der linken Hand stützen, die rechte Hand ruht vor dem Oberkörper auf dem Boden.

2 Die Bauchmuskeln leicht anspannen, um den Rücken zu stützen. Das Rückgrat in neutraler Position halten.

3 Das rechte Bein langsam anheben, bis das Knie mit der Hüfte auf einer Höhe ist. Nun das Bein langsam ausstrecken.

4 Das Bein in die Ausgangsposition zurückführen.

5 So oft wie gewünscht wiederholen. Dann umdrehen und die gleiche Anzahl Übungen mit dem linken Bein durchführen.

3

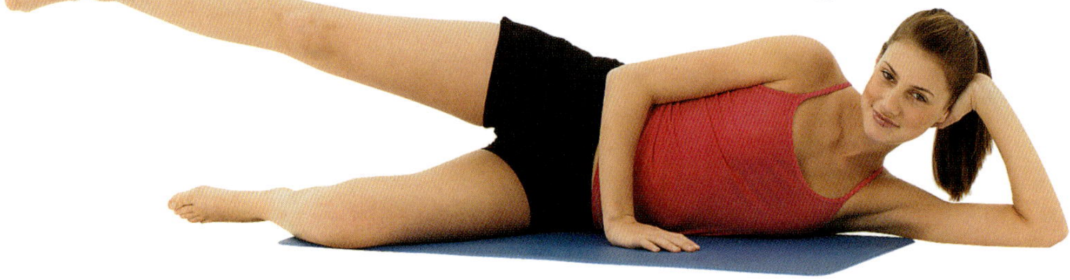

4

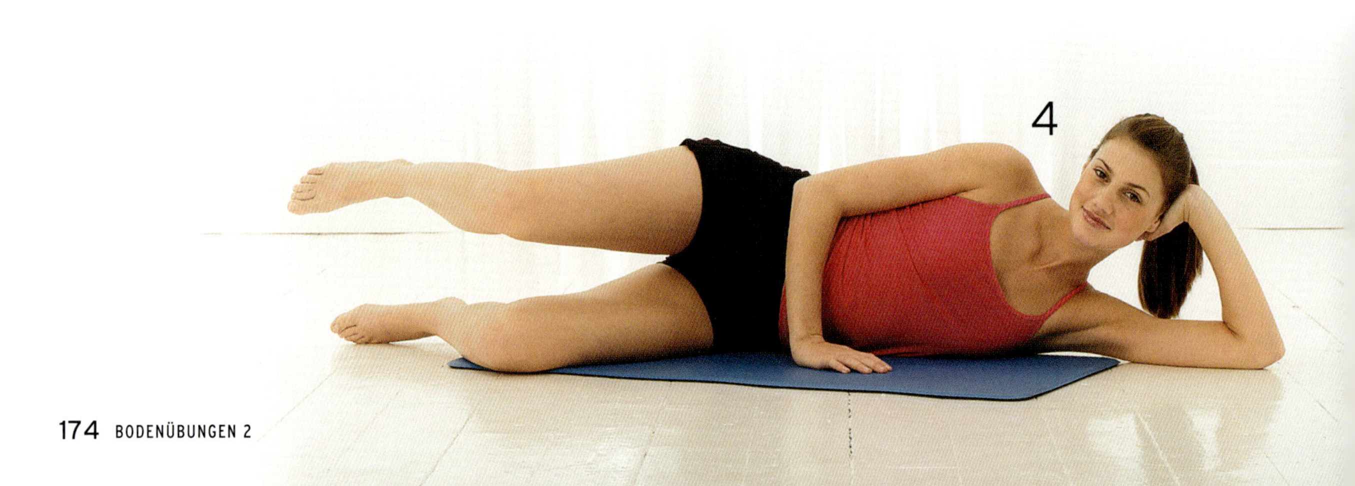

Oberschenkel-Innendehnung im Liegen

Diese Übung kräftigt und strafft die inneren Oberschenkelmuskeln. Spreizen Sie Ihre Beine dabei nicht so weit, dass es schmerzt.

1 Auf den Rücken legen und die Beine gerade nach oben ausstrecken.

2 Das Rückgrat in neutraler Position halten und die Bauchmuskeln leicht anspannen.

3 Die Beine zur Seite ausstrecken, sodass sie ein „V“ bilden – die inneren Oberschenkelmuskeln werden nun angespannt.

4 Die Beine in die Ausgangsposition zurückführen.

HINWEIS

Achten Sie darauf, dass Ihre Wirbelsäule beim Üben in der richtigen Position ist. Wenn Becken und Wirbelsäule zu fest gegen den Boden gespresst werden oder einen Bogen bilden, dann überstrapazieren Sie den unteren Teil des Rückens, und das Gleichgewicht der Muskeln ist gestört.

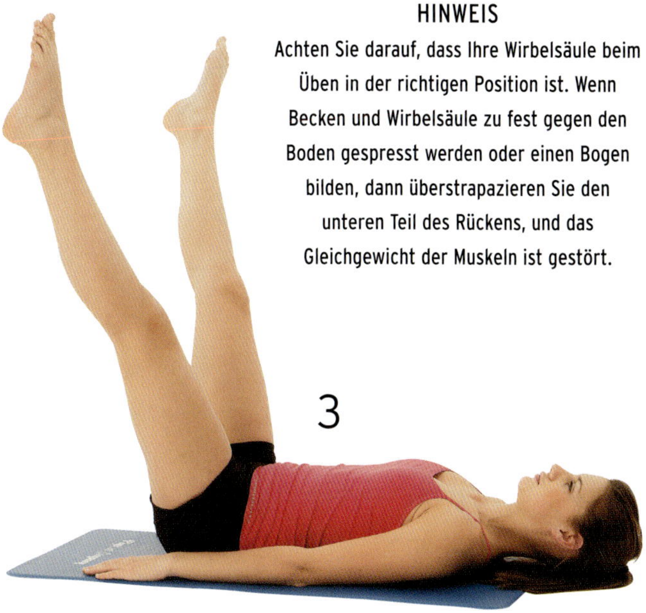

3

Beinschere

Dies ist eine hervorragende Übung zur Straffung der inneren Oberschenkel- und Bauchmuskulatur.

1 Auf den Rücken legen und die Beine gerade nach oben ausstrecken.

2 Das Rückgrat in neutraler Position halten und die Bauchmuskeln leicht anspannen.

3 Die Beine zu einem „V“ spreizen und in einer weichen, fließenden Bewegung das linke Bein über dem rechten kreuzen. Dann die Bewegung in entgegengesetzter Richtung ausführen.

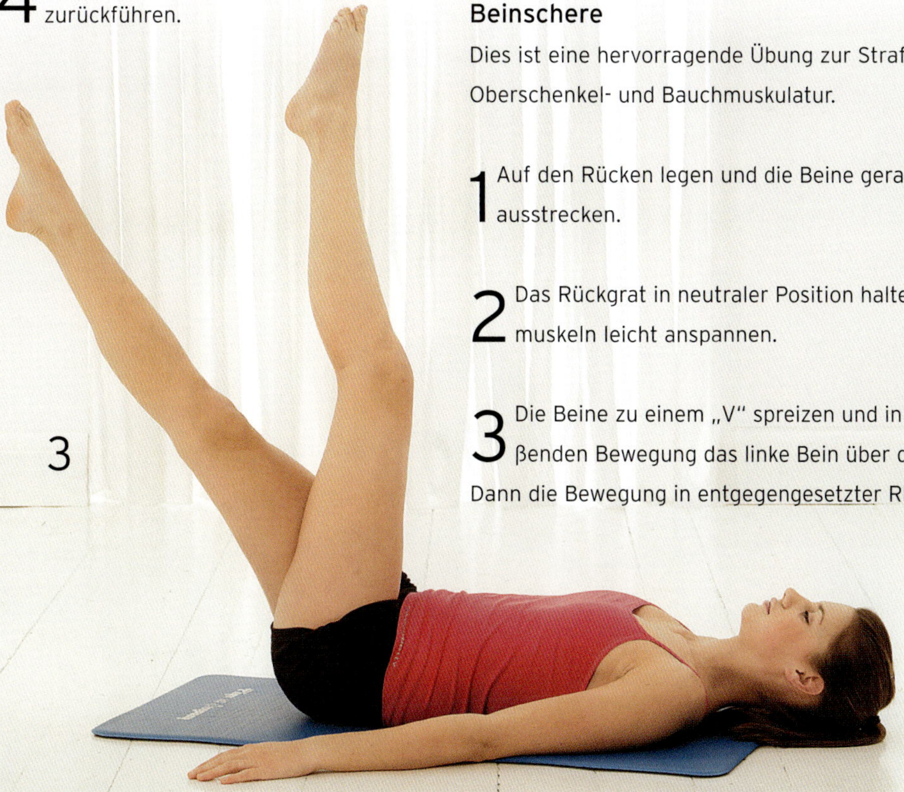

3

BODENÜBUNGEN 2

Übungen im Vierfüßlerstand trainieren die Muskeln besonders intensiv, da sie in dieser Position verstärkt gegen die Schwerkraft ankämpfen müssen.

Seitliche Beinhebung im Knien

Diese Hebeübung trainiert in der Hauptsache die äußeren Oberschenkelmuskeln.

1

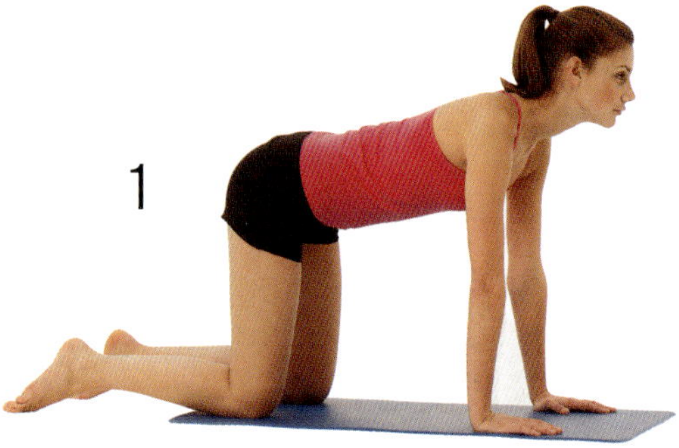

1 In den Vierfüßlerstand gehen, den Rücken dabei gerade halten. Die Bauchmuskulatur leicht anspannen, um den Rücken zu stützen.

2 Das rechte Bein so weit wie möglich seitwärts anheben – die Bewegung wird in der Hüft- und in der äußeren Oberschenkelmuskulatur deutlich spürbar sein. Die höchste erreichbare Position 2 Sekunden halten.

3 Das Bein in die Ausgangsposition zurückführen. Anschließend die Übung so oft wie gewünscht wiederholen. Dann umdrehen und die gleiche Anzahl Übungen mit dem linken Bein durchführen.

Trainieren Sie nicht, wenn Sie ...

- sich krank fühlen,
- verletzt sind – Sie könnten die Verletzung durch das Trainieren noch verschlimmern,
- chronisch krank sind oder sich in medizinischer Behandlung befinden – sprechen Sie mit Ihrem Arzt,
- gerade ausgiebig gegessen haben,
- Alkohol genossen haben.

2

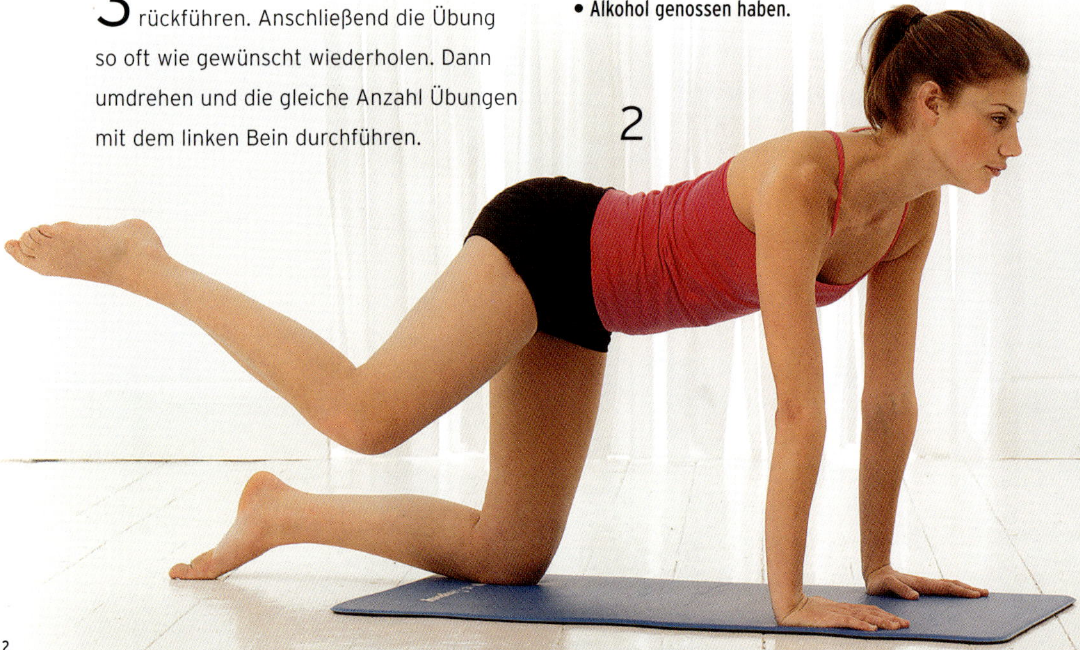

Rückwärtige Beinhebung im Knien

Diese Übung trainiert vor allem die Glutaeus-Muskeln.

1 In den Vierfüßlerstand gehen, den Rücken dabei gerade halten.

2 Die Bauchmuskulatur leicht anspannen, um den Rücken zu stützen, und die Gesäßmuskeln anspannen.

3 Das rechte Bein nach hinten anheben, bis der Oberschenkel parallel zum Boden steht; das Knie dabei gebeugt halten.

4 Nun den Oberschenkel etwa 5 cm anheben, dann wieder senken. Dann das Bein in die Ausgangsposition zurückführen. Die Übung so oft wie gewünscht wiederholen. Danach die gleiche Anzahl Übungen mit dem linken Bein durchführen.

4

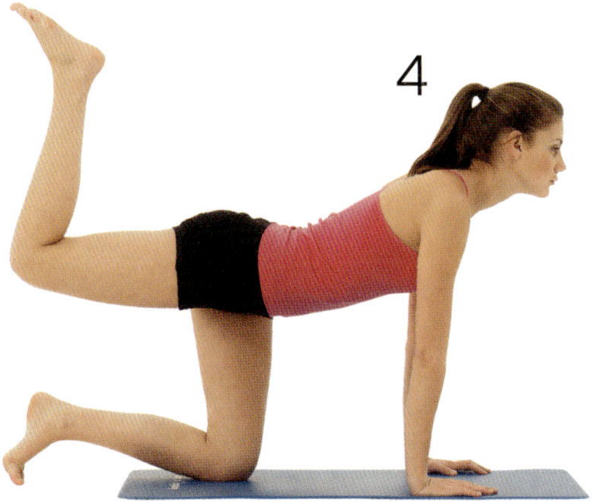

HINWEIS

Strecken Sie Ihr Bein beim Rückwärtstritt nicht mit voller Kraft nach hinten aus. Das wäre eine zu hohe Belastung für die untere Rückenmuskulatur.

Rückwärtstritt

Diese Übung stärkt die vorderen Oberschenkelmuskeln.

1 In den Vierfüßlerstand gehen, den Rücken gerade halten und die Bauchmuskulatur leicht anspannen, um den Rücken zu stützen.

2 Das rechte Bein anheben und das Knie nach vorn zur Schulter ziehen. Dann das Bein nach hinten ausstrecken, bis es mit dem Oberkörper eine gerade Linie bildet.

2

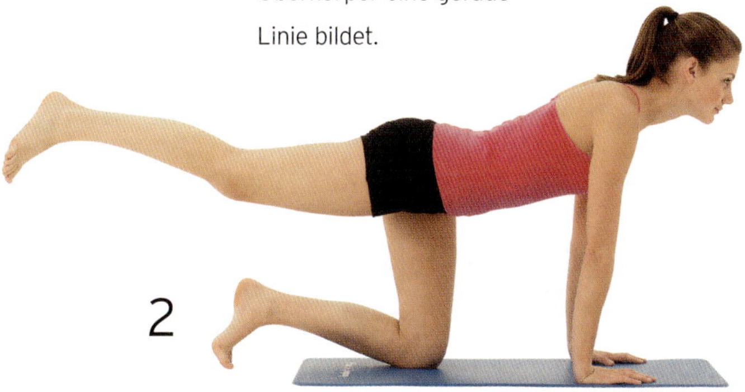

3 Das Bein erneut in Richtung Schulter ziehen, dann absetzen. So oft wie gewünscht wiederholen.

3

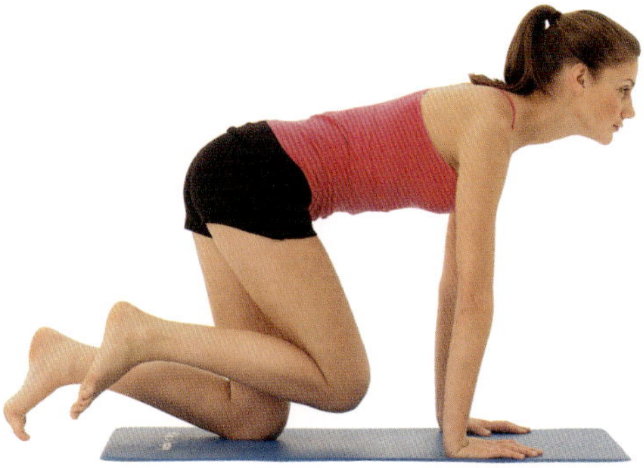

BODENÜBUNGEN 2

Mit diesen beiden Übungen trainieren Sie die äußeren seitlichen Oberschenkelmuskeln. Halten Sie Ihren Rücken dabei immer gerade, strecken Sie Ihr Becken nicht nach hinten und atmen Sie gleichmäßig.

Oberschenkel-Außenstraffung

Führen Sie jede Bewegung langsam und kontrolliert aus, um die Muskeln gezielt zu trainieren. Sie müssen Ihre Gesäßmuskulatur bei dieser Übung nicht anspannen, doch je öfter sie trainiert wird, umso besser.

1 Auf die rechte Seite legen, Oberkörper, Hüften und Füße bilden dabei eine gerade Linie. Den Kopf mit der rechten Hand abstützen, die linke Hand ruht vor dem Oberkörper auf dem Boden. Den Bauchnabel leicht in Richtung Rückgrat ziehen, um die Bauchmuskulatur anzuspannen (dadurch wird die Rückenmuskulatur gestützt).

HINWEIS

Halten Sie das Knie des angehobenen Beins auch während der Hebung angewinkelt.

2 Beide Knie leicht anwinkeln.

3 Das zuoberst liegende linke Bein anheben, dann absenken; dabei die Gesäßmuskeln anspannen.

4 Die Übung so oft wie gewünscht wiederholen. Dann umdrehen und die gleiche Anzahl Übungen mit dem rechten Bein durchführen.

3

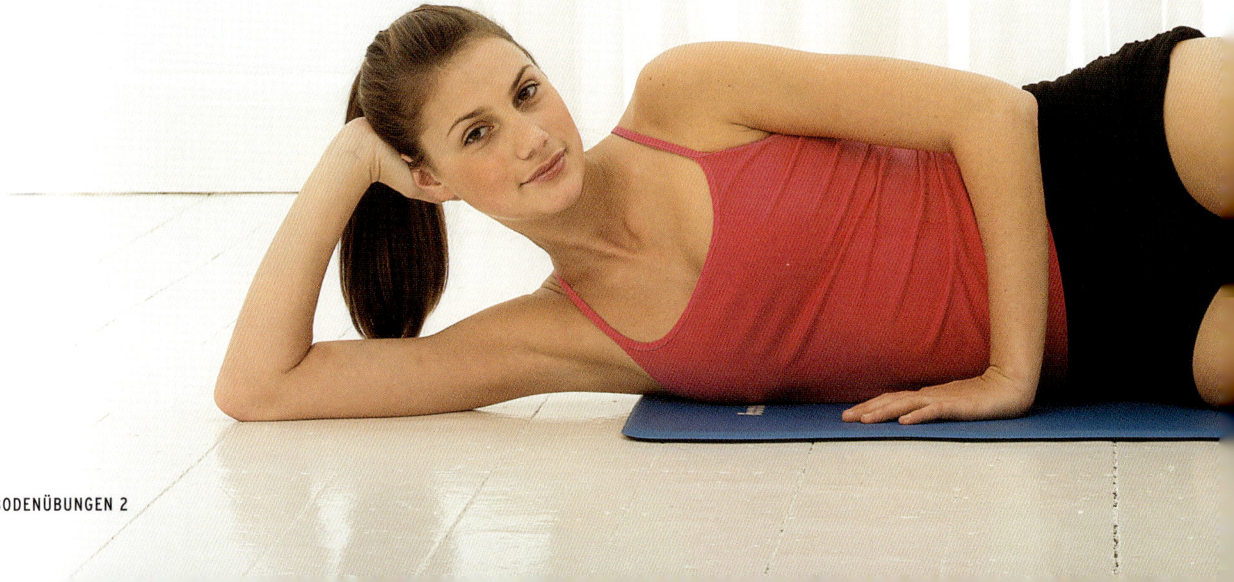

Gestreckte Oberschenkel-Außenstraffung

1 Auf die Seite legen, Oberkörper, Hüften und Füße bilden dabei eine gerade Linie. Das untere Bein anwinkeln, das obere gestreckt halten (das Knie sollte wie immer leicht gebeugt bleiben). Den Kopf mit der Hand des unten liegenden Arms abstützen, die andere Hand ruht vor dem Oberkörper auf dem Boden. Die Bauchmuskulatur leicht anspannen, um den Rücken zu stützen.

2 Das ausgestreckte obere Bein anheben, dann absenken; dabei die Gesäßmuskeln anspannen. Wird die Übung korrekt ausgeführt, sollten Sie das Bein um höchstens 45 Grad anheben können.

3 Die Übung so oft wie gewünscht wiederholen. Dann umdrehen und genauso oft mit dem anderen Bein durchführen.

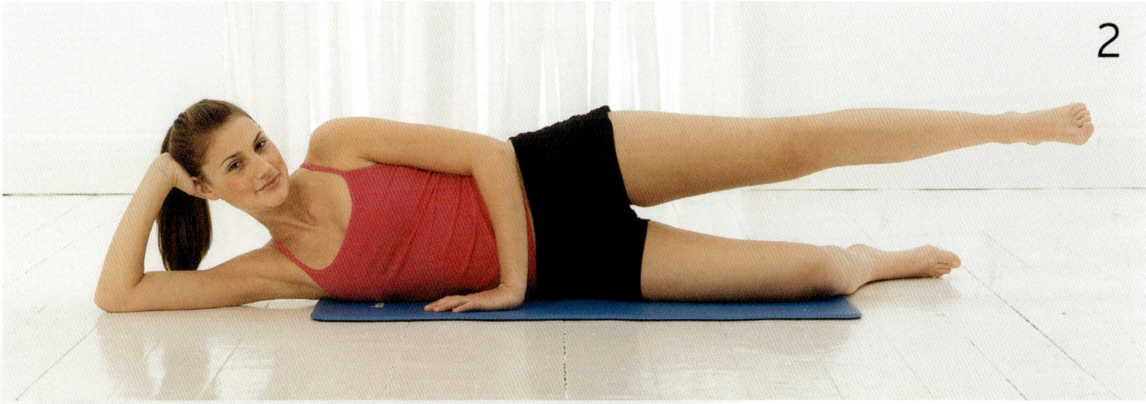

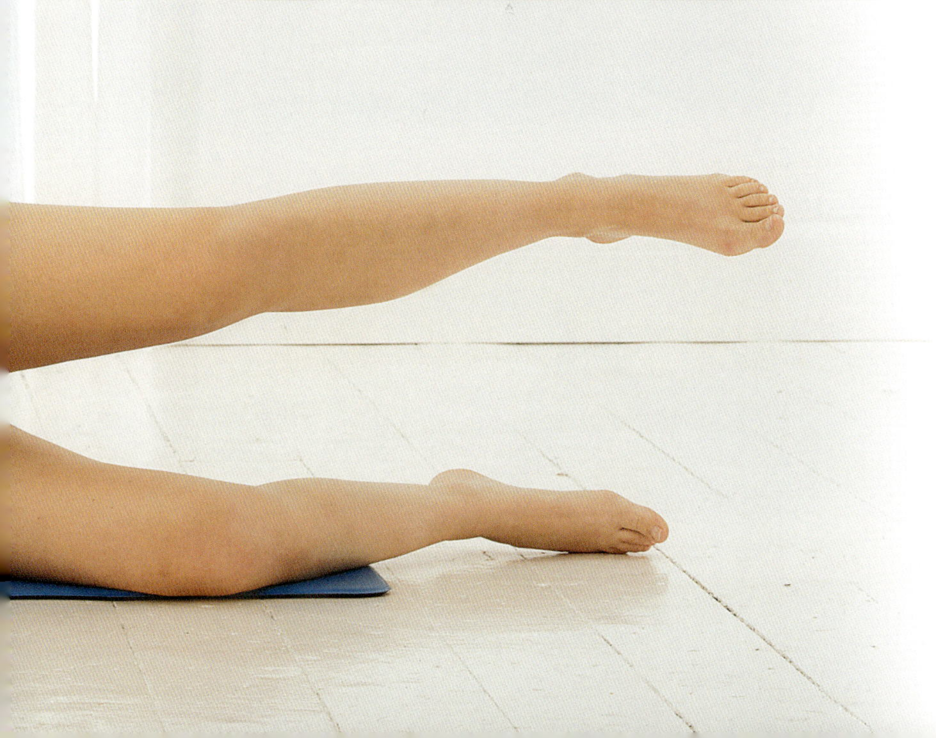

BODENÜBUNGEN 2

Diese ebenfalls auf der Seite liegend ausgeführten Übungen trainieren die innere Oberschenkelmuskulatur. Achten Sie auch hier darauf, den Rücken gerade und die Bauchmuskeln leicht gespannt zu halten.

Oberschenkel-Innenstraffung

1 Auf die Seite legen, Oberkörper, Hüften und Füße bilden dabei eine gerade Linie. Den Kopf mit der Hand des unten liegenden Arms abstützen, die andere Hand ruht vor dem Oberkörper auf dem Boden.

2 Den Bauchnabel leicht in Richtung Rückgrat ziehen, um die Bauchmuskulatur anzuspannen und den Rücken zu stützen.

3 Das oben liegende Bein anwinkeln, sodass das Knie vor dem Körper etwa in Höhe des Beckens auf dem Boden liegt.

4 Nun das untere noch ausgestreckte Bein anheben (das Knie dabei leicht gebeugt halten), dann wieder ablegen.

5 Die Übung so oft wie gewünscht wiederholen. Dann die Seite wechseln.

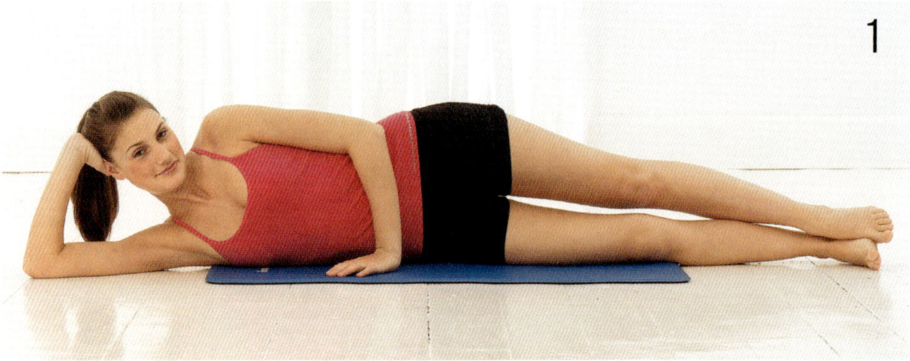
1

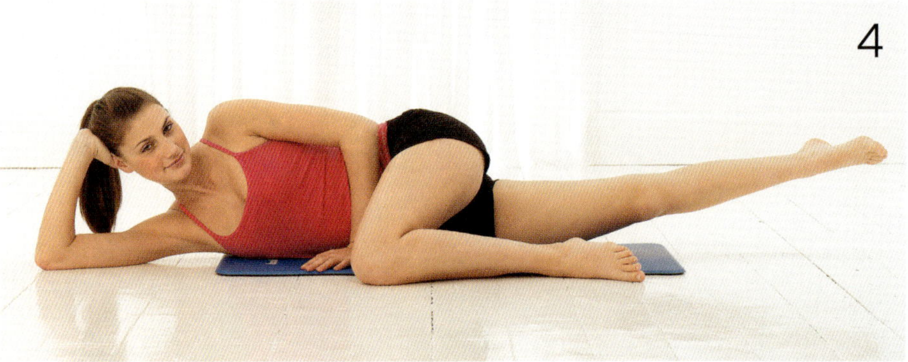
4

Gestreckte Oberschenkel-Innenstraffung

Diese Übung trainiert die innere Oberschenkelmuskulatur noch intensiver als die vorangegangene.

1 Auf die Seite legen, Oberkörper, Hüften und Füße bilden dabei eine gerade Linie. Den Kopf mit der Hand des unten liegenden Arms abstützen, die andere Hand ruht vor dem Oberkörper auf dem Boden.

2 Den Bauchnabel leicht in Richtung Rückgrat ziehen, um die Bauchmuskulatur anzuspannen und den Rücken zu stützen.

3 Das oben liegende Bein anwinkeln und den Fuß vor dem Knie des unten liegenden Beins flach auf den Boden stellen.

4 Das untere Bein so weit wie möglich anheben (wahrscheinlich wird dies nicht sehr weit sein), dann wieder ablegen.

5 Die Übung so oft wie gewünscht wiederholen. Dann umdrehen und die gleiche Anzahl Übungen mit dem anderen Bein durchführen.

Den eigenen Körper akzeptieren

Jeder von uns ist mit einem individuellen Körperbau und einer einzigartigen Körperform ausgestattet, die sich nicht verändern lassen. Einige Menschen sind von Natur aus schlank (ektomorphe Typen), andere sind üppiger gebaut und nehmen rasch zu (endomorphe Typen) und wieder andere stechen durch einen athletischen Körperbau hervor (mesomorphe Typen). Es ist wichtig, sich bewusst zu machen, zu welchem dieser Typen man gehört, bevor man mit einem Training beginnt, und sich zu vergegenwärtigen, dass man etwa als endomorpher Typ trotz noch so intensiver Diäten und Trainingsprogramme niemals das gertenschlanke Äußere eines Ektomorphen erreichen kann. Auch sollte man bedenken, dass Frauen zum Schutz der Fortpflanzungsorgane an Hüften und Oberschenkeln typischerweise mehr Fettpolster ansammeln als Männer – allerdings nur bis zur Menopause, danach sammeln sich, wie bei Männern, auch bei ihnen Fettdepots um die Taille herum an.

HINWEIS

Heben Sie das unten liegende Bein nicht so stark an – Sie laufen sonst Gefahr, Ihre Muskeln zu überdehnen.

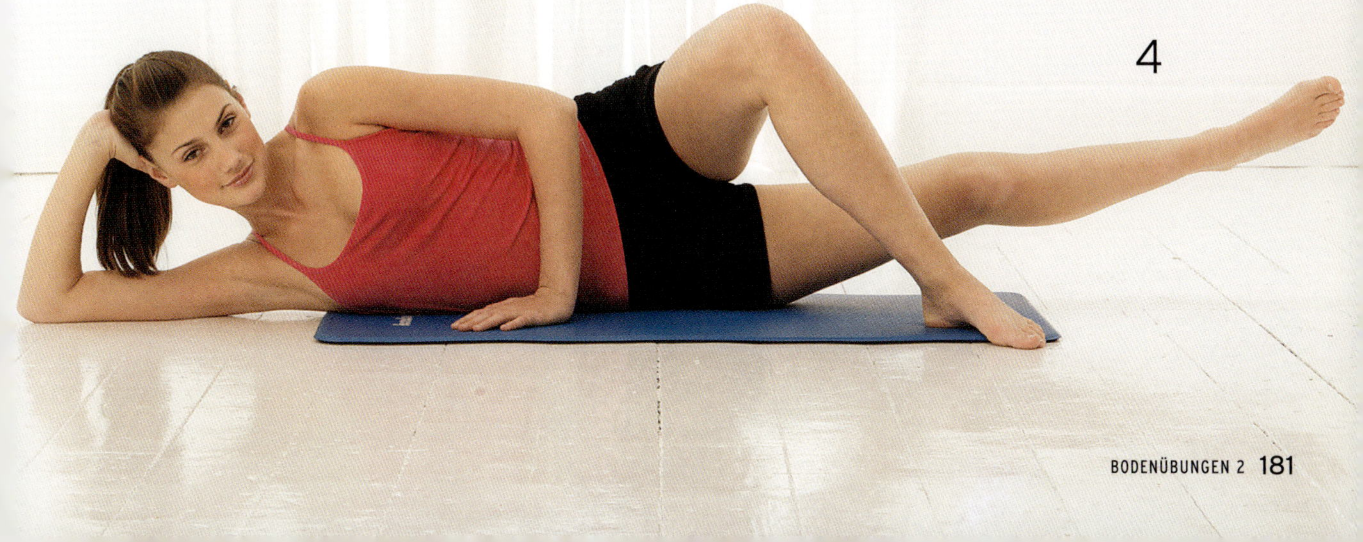

4

DEHNÜBUNGEN

Dehnübungen helfen den Muskeln, die während des Trainings aufgebaute Spannung zu lösen und sich zu lockern, damit sie anschließend wieder voll belastbar sind und nicht in einem halb angespannten Zustand verbleiben. Darüber hinaus fördern sie die Beweglichkeit und Geschmeidigkeit und verringern die Verletzungsgefahr. Sie sollten vor allem auch deswegen gegen Ende einer Trainingseinheit ausgeführt werden.

Gesäßmuskeldehnung

Diese Übung dehnt neben den Gesäßmuskeln auch die äußere Oberschenkelmuskulatur.

1 Auf den Rücken legen und die Knie anwinkeln. Das rechte Fußgelenk auf das linke Knie legen, dann das linke Bein anheben. Es wird eine Dehnung im Bereich des äußeren linken Oberschenkels und in den Gesäßmuskeln spürbar sein.

1

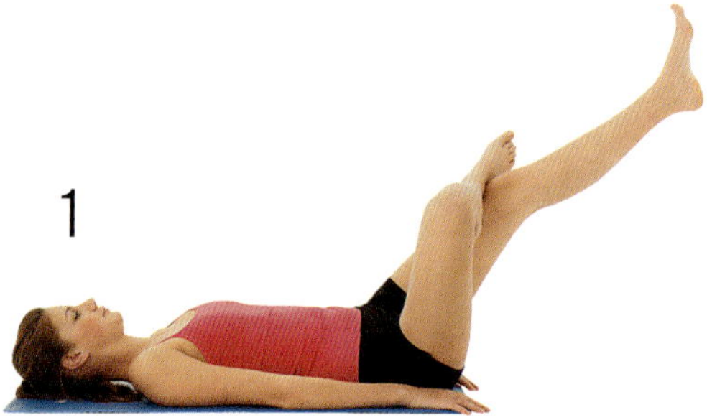

2 Den linken Oberschenkel mit beiden Händen umfassen und langsam nach hinten ziehen. Das Spannungsgefühl wird nun deutlicher hervortreten.

2

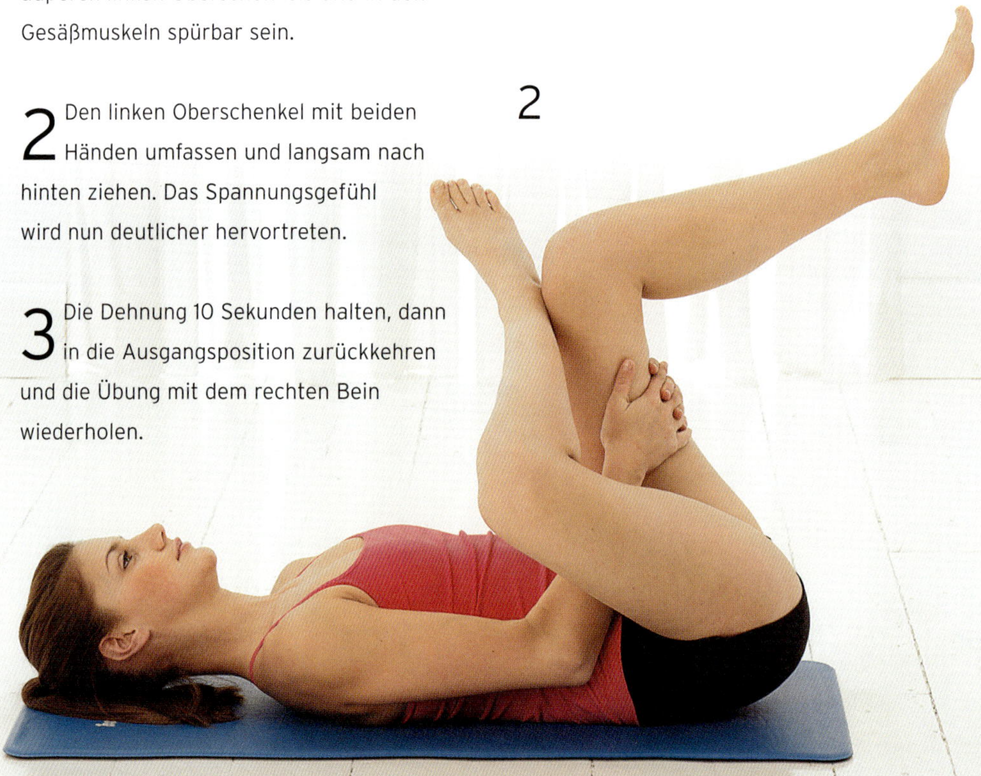

3 Die Dehnung 10 Sekunden halten, dann in die Ausgangsposition zurückkehren und die Übung mit dem rechten Bein wiederholen.

Vordere Oberschenkeldehnung

1 Auf den Bauch legen und ein Knie anwinkeln. Den Fuß mit einer Hand umfassen und sanft in Richtung Gesäß ziehen.

2 Das Becken unterdessen sanft zu Boden drücken (damit der vordere Oberschenkelmuskel, der das Hüftgelenk kreuzt, optimal gedehnt wird).

3 Die Dehnung 10 Sekunden halten, dann in die Ausgangsposition zurückkehren und die Übung mit dem anderen Bein wiederholen.

2

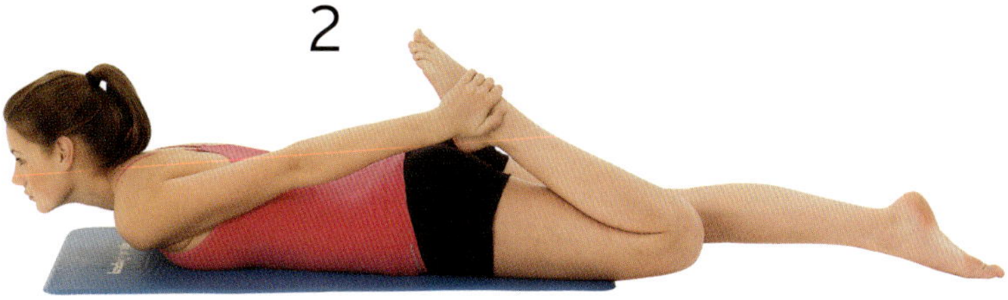

Hintere Oberschenkeldehnung

1 Auf den Rücken legen und die Knie anwinkeln. Die Füße flach aufsetzen.

2 Ein Bein anheben und den Oberschenkel mit beiden Händen umfassen.

3 Das Bein behutsam, aber so weit wie möglich in Richtung Oberkörper ziehen. Anschließend in die Ausgangsposition zurückkehren und die Übung mit dem anderen Bein wiederholen.

3

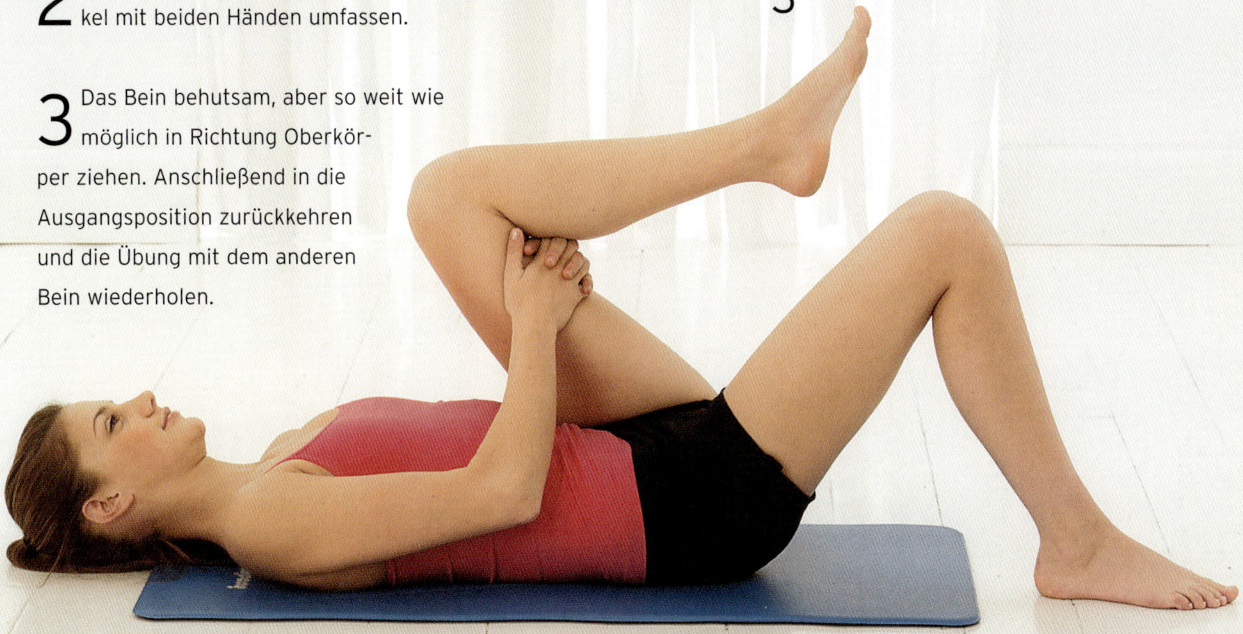

Oberschenkel-Innendehnung im Sitzen

Die Dehnung der inneren Oberschenkelmuskeln ist wichtig, weil sie die Hüftmuskeln und die vorderen Oberschenkelmuskeln beim Laufen unterstützen.

1 Auf den Boden setzen, die Knie seitlich anwinkeln und die Fußsohlen gegeneinander drücken; den Rücken dabei gerade halten. Die Hände ruhen auf den Innenflächen der Oberschenkel kurz oberhalb der Knie.

2 Die Oberschenkel mit beiden Händen behutsam, aber so weit wie möglich nach unten drücken.

3 Diese Position 20 Sekunden halten, dann die Muskeln entspannen.

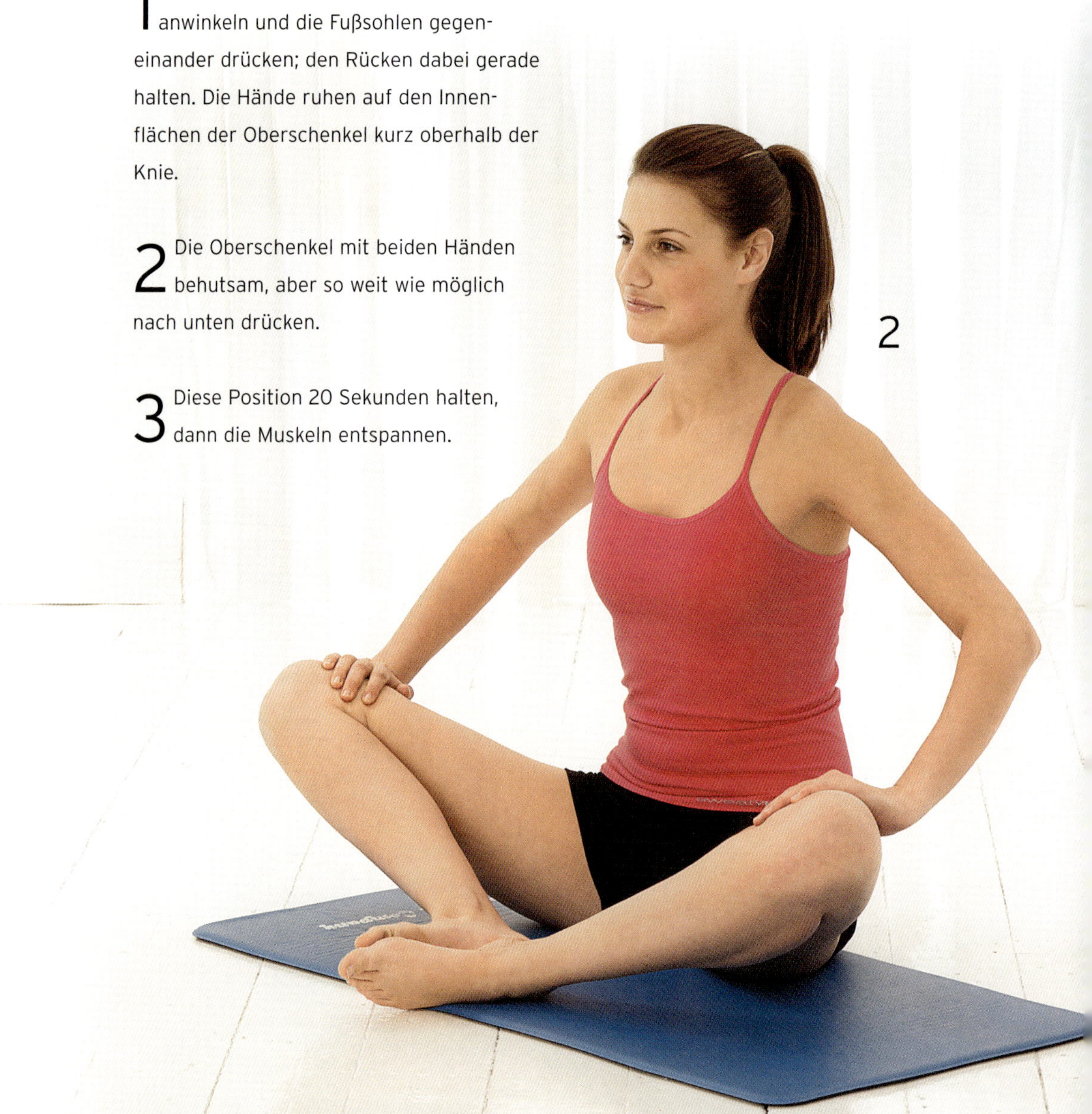

2

1

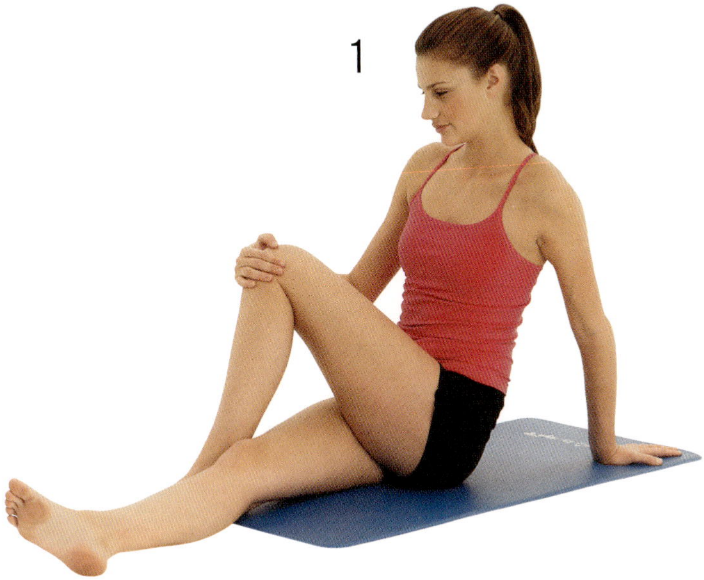

Oberschenkel-Außendehnung

1 Mit ausgestreckten Beinen auf den Boden setzen. Das linke Bein anwinkeln, über das rechte heben und den Fuß neben dem rechten Knie flach auf den Boden stellen.

2 Die linke Hand liegt hinter dem Rücken flach auf dem Boden, um den Oberkörper zu stützen; den Arm dabei gestreckt halten.

3 Nun das linke Knie mithilfe der rechten Hand langsam nach rechts ziehen.

4 Die entstehende Spannung 10 Sekunden halten, dabei bewusst auf die Dehnung im äußeren linken Hüftbereich achten, dann in die Ausgangsposition zurückkehren.

5 Nun die Übung mit dem rechten Bein durchführen.

Hüftmuskeldehnung

Wer Probleme damit hat, das Knie des hinteren Beins bei dieser Übung gestreckt zu halten, kann es auch auf den Boden senken.

1 Aufrecht auf den Boden knien. Das linke Bein nach vorn aufrichten, sodass Ober- und Unterschenkel einen rechten Winkel bilden und der linke Fuß auf dem Boden steht.

2 Die Hände schulterbreit voneinander entfernt zu beiden Seiten des linken Fußes flach auf den Boden legen.

3 Nun das rechte Bein anheben und gerade nach hinten ausstrecken. Das Becken so weit wie möglich nach unten drücken.

4 10 Sekunden halten, dann in die Ausgangsposition zurückkehren und das Bein wechseln.

3

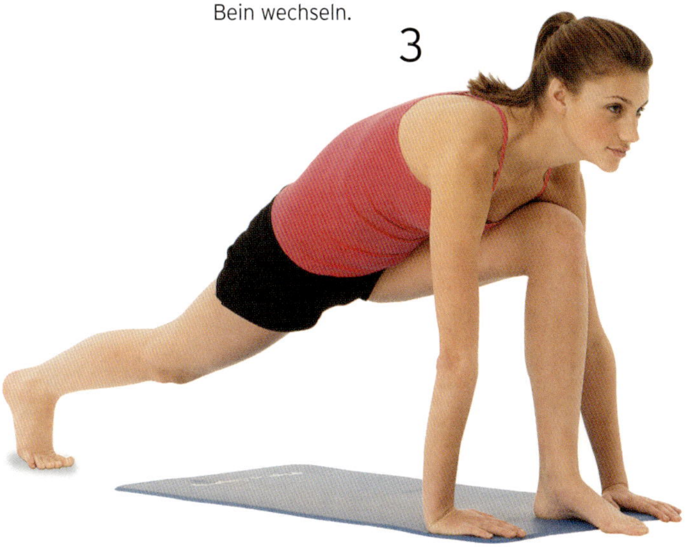

2-WOCHEN-PLAN

Betrachten Sie den folgenden Trainingsplan als Vorschlag. Die einzelnen Einheiten nehmen jeweils nicht mehr als 6 Minuten in Anspruch, doch als Anfänger müssen Sie sich nicht an diese Vorgaben gebunden fühlen – passen Sie Ihre Trainingszeit und die Wahl der Übungen an Ihre persönliche Konstitution an. Aber bedenken Sie: Die einzelnen Übungen werden zwar Ihre Bauchmuskeln trainieren, sie steigern allerdings weder Ihre Fitness noch reduzieren sie Ihr Gewicht.

Das Programm

Jede Einheit ist auf eine Trainingszeit von etwa 6 Minuten ausgelegt, dabei wurde die Zeit für die Positionswechsel sowie für je eine kurze Pause zwischen den einzelnen Übungen einberechnet. Je nach Anzahl der Wiederholungen variiert die Trainingszeit natürlich. Zu Beginn wird es Ihnen vielleicht schwer fallen, alle angegebenen Wiederholungen auszuführen, doch mit der Zeit wird sich Ihre Leistung garantiert steigern.

So trainieren Sie am besten

- **Wärmen Sie sich vor jedem Training auf.**
- **Denken Sie an Ihre Ziele, und achten Sie bei den Übungen bewusst auf die Reaktionen Ihres Körpers.**
- **Spannen Sie Ihre Bauchmuskeln leicht an.**
- **Halten Sie Ihren Rücken gerade.**
- **Atmen Sie ein, während Sie eine Bewegung vorbereiten, und aus, während Sie sie ausführen.**
- **Bewegen Sie sich langsam und geschmeidig.**
- **Machen Sie zum Schluss Entspannungsübungen.**

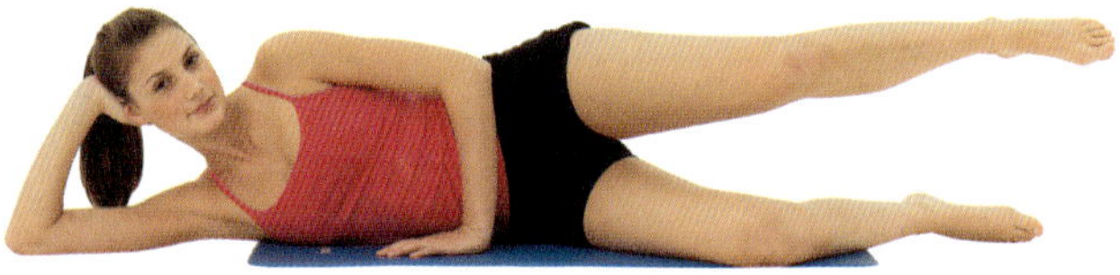

1. Tag

Beckenwippe: *1 Folge (6–8 Wdh.)* **S. 158**
Einfache Hocke: *1 Folge (8–12 Wdh.)* **S. 160**
Vordere Beinhebung: *1 Folge (8–12 Wdh.) pro Bein* **S. 171**
Beinstreckung rückwärts: *1 Folge (8–12 Wdh.) pro Bein* **S. 171**
Doppelte Kniebeuge: *1 Folge (8–12 Wdh.)* **S. 172**
Gesäßmuskeldehnung **S. 182**
Vordere Oberschenkeldehnung **S. 183**
Hintere Oberschenkeldehnung **S. 183**

2. Tag

Beinstreckung im Sitzen: *1 Folge (10 Wdh.) pro Bein* **S. 164**
Einfache Schenkelspannung: *6 Wdh.* **S. 165**
Einfache Brücke: *2–4 Wdh.* **S. 166**
Brücke mit Beinstreckung: *1 Folge (6–8 Wdh.) pro Bein* **S. 168**
Seittritt: *1 Folge (6–8 Wdh.) pro Bein* **S. 174**
Gesäßmuskeldehnung **S. 182**
Oberschenkel-Innendehnung im Sitzen **S. 184**

3. Tag

Auf und ab: *1 Folge (8–12 Wdh.)* **S. 159**

Sitzgang: *1 Folge (8–12 Wdh.)* **S. 169**

Oberschenkel-Außenstraffung: *1 Folge (6–8 Wdh.) pro Bein* **S. 178**

Oberschenkel-Innenstraffung: *1 Folge (6–8 Wdh.) pro Bein* **S. 180**

Gesäßmuskeldehnung **S. 182**

Oberschenkel-Außendehnung **S. 185**

Oberschenkel-Innendehnung im Sitzen **S. 185**

4. Tag

Einfacher Ausfallschritt: *1 Folge (6–8 Wdh.) pro Bein* **S. 162**

Seitliche Beinhebung im Stehen: *1 Folge (10 Wdh.) pro Bein* **S. 170**

Vordere Beinhebung: *1 Folge (8–12 Wdh.) pro Bein* **S. 171**

Beinstreckung rückwärts: *1 Folge (8–10 Wdh.) pro Bein* **S. 171**

Einbeinige Kniebeuge: *1 Folge (6–8 Wdh.) pro Bein* **S. 173**

Gesäßmuskeldehnung **S. 182**

Vordere Oberschenkeldehnung **S. 183**

Hintere Oberschenkeldehnung **S. 183**

5. Tag

Brücke mit Gesäßmuskelspannung: *1 Folge (6–8 Wdh.)* **S. 167**

Brücke mit Beinstreckung: *1 Folge (6–8 Wdh.) pro Bein* **S. 168**

Seittritt: *1 Folge (8–10 Wdh.) pro Bein* **S. 174**

Beinschere: *1 Folge* **S. 175**

Gesäßmuskeldehnung **S. 182**

Oberschenkel-Innendehnung im Sitzen **S. 184**

Hüftmuskeldehnung **S. 185**

6. Tag

Auf und ab: *1–2 Folgen (6–12 Wdh.)* **S. 159**

Einfache Hocke: *1–2 Folgen (8–16 Wdh.)* **S. 160**

Seitliche Beinhebung im Stehen: *1–2 Folgen (10–20 Wdh.) pro Bein* **S. 170**

Vordere Beinhebung: *1–2 Folgen (10–20 Wdh.) pro Bein* **S. 171**

Beinstreckung rückwärts: *1–2 Folgen (10–20 Wdh.) pro Bein* **S. 171**

Gesäßmuskeldehnung **S. 182**

Vordere Oberschenkeldehnung **S. 183**

Hintere Oberschenkeldehnung **S. 183**

7. Tag

Beckenwippe: *1–2 Folgen (10–20 Wdh.)* **S. 158**

Erhöhter Ausfallschritt: *1–2 Folgen (6–12 Wdh.) pro Bein* **S. 163**

Einbeinige Kniebeuge: *1 Folge (6–10 Wdh.) pro Bein* **S. 173**

Oberschenkel-Innenstraffung: *1 Folge (6–8 Wdh.) pro Bein* **S. 180**

Oberschenkel-Außenstraffung: *1 Folge (6–10 Wdh.) pro Bein* **S. 178**

Gesäßmuskeldehnung **S. 182**

Oberschenkel-Innendehnung im Sitzen **S. 184**

Oberschenkel-Außendehnung **S. 185**

Hüftmuskeldehnung **S. 185**

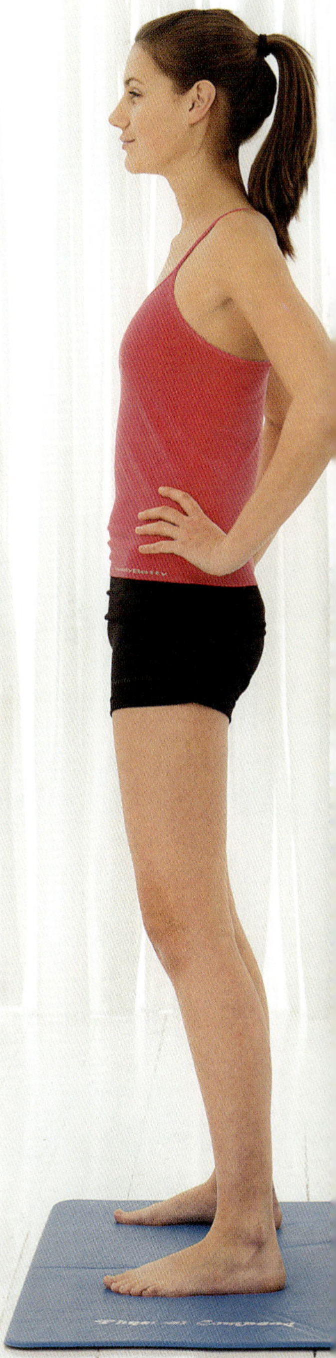

2-WOCHEN-PLAN

8. Tag

Auf und ab: *1-2 Folgen (8-16 Wdh.)* **S. 159**

Gegrätschte Hocke: *1 Folge (8-12 Wdh.)* **S. 161**

Vordere Beinhebung: *1 Folge (8-12 Wdh.) pro Bein* **S. 171**

Beinstreckung rückwärts: *1 Folge (8-12 Wdh.) pro Bein* **S. 171**

Einbeinige Kniebeuge: *1 Folge (8-12 Wdh.) pro Bein* **S. 173**

Gesäßmuskeldehnung **S. 182**

Vordere Oberschenkeldehnung **S. 183**

Hintere Oberschenkeldehnung **S. 183**

9. Tag

Beinstreckung im Sitzen: *1-2 Folgen (10-20 Wdh.) pro Bein* **S. 164**

Einfache Schenkelspannung: *1-2 Folgen (6-12 Wdh.)* **S. 165**

Einfache Brücke: *1 Folge (6-10 Wdh.)* **S. 166**

Brücke mit Beinstreckung: *1 Folge (6-10 Wdh.) pro Bein* **S. 168**

Brücke mit Gesäßmuskelspannung: *1 Folge (6-10 Wdh.) pro Bein* **S. 167**

Gesäßmuskeldehnung **S. 182**

Oberschenkel-Innendehnung im Sitzen **S. 184**

10. Tag

Sitzgang: *1 Folge (8-12 Wdh.)* **S. 169**

Rückwärtige Beinhebung im Knien: *1 Folge (6-8 Wdh.) pro Bein* **S. 177**

Gestreckte Oberschenkel-Außenstraffung: *1 Folge (6-8 Wdh.) pro Bein* **S. 179**

Gestreckte Oberschenkel-Innenstraffung: *1 Folge (6-8 Wdh.) pro Bein* **S. 181**

Gesäßmuskeldehnung **S. 182**

Oberschenkel-Außendehnung **S. 185**

Oberschenkel-Innendehnung im Sitzen **S. 184**

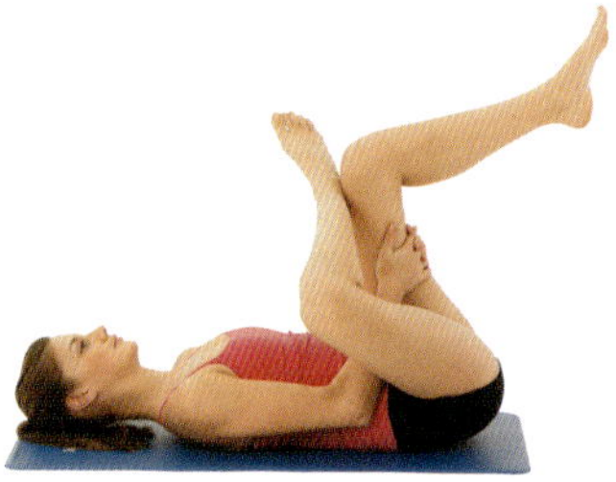

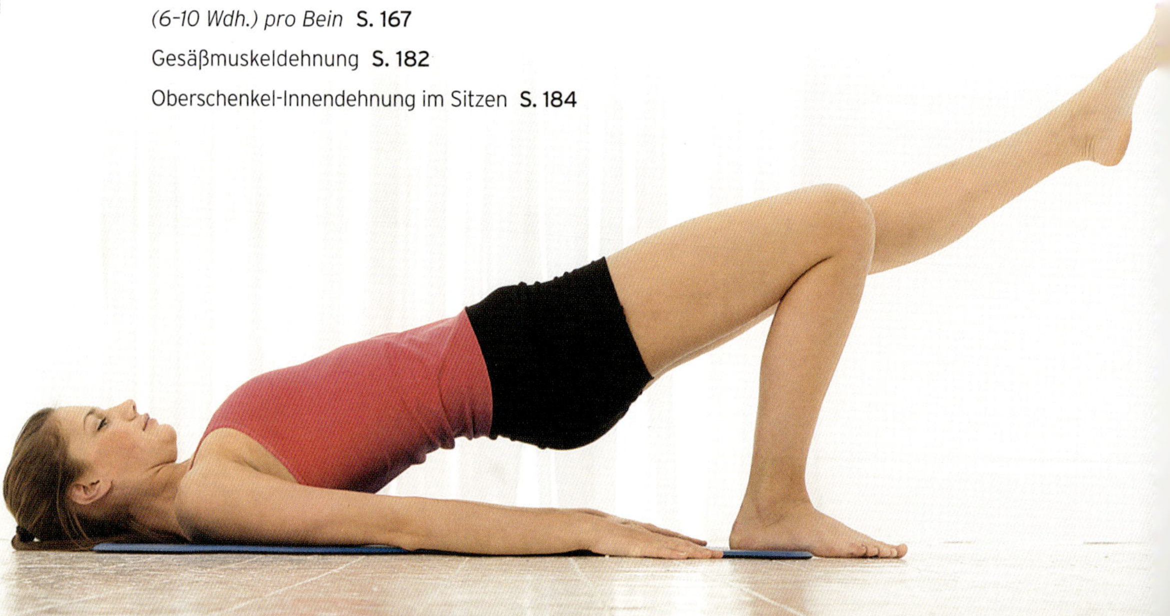

11. Tag

Erhöhter Ausfallschritt: *1–2 Folgen (10–20 Wdh.) pro Bein* **S. 163**

Seitliche Beinhebung im Stehen: *1–2 Folgen (10–20 Wdh.) pro Bein* **S. 170**

Vordere Beinhebung: *1–2 Folgen (10–20 Wdh.) pro Bein* **S. 171**

Beinstreckung rückwärts: *1–2 Folgen (10–20 Wdh.) pro Bein* **S. 171**

Einbeinige Kniebeuge: *1 Folge (6–10 Wdh.) pro Bein* **S. 173**

Gesäßmuskeldehnung **S. 182**

Vordere Oberschenkeldehnung **S. 183**

Hintere Oberschenkeldehnung **S. 183**

12. Tag

Brücke mit Gesäßmuskelspannung: *1 Folge (6–8 Wdh.)* **S. 167**

Brücke mit Beinstreckung: *1–2 Folgen (8–16 Wdh.) pro Bein* **S. 168**

Einbeinige Kniebeuge: *1–2 Folgen (8–16 Wdh.) pro Bein* **S. 173**

Beinschere: *2 Folgen (16–20 Wdh.)* **S. 175**

Gesäßmuskeldehnung **S. 182**

Oberschenkel-Innendehnung im Sitzen **S. 184**

Hüftmuskeldehnung **S. 185**

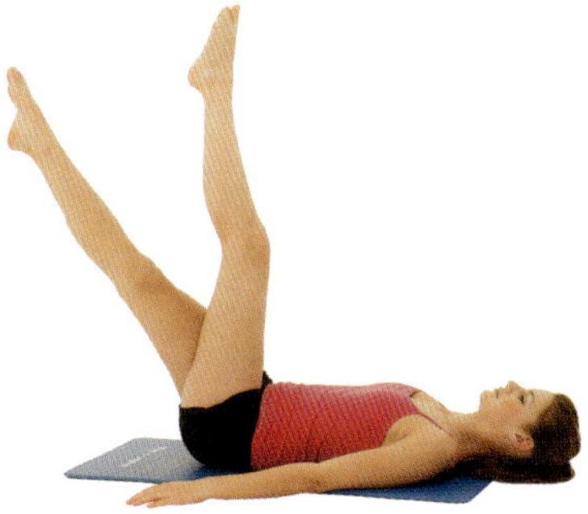

13. Tag

Einbeinige Hocke: *1–2 Folgen (8–16 Wdh.) pro Bein* **S. 161**

Seitliche Beinhebung im Stehen: *1–2 Folgen (10–20 Wdh.) pro Bein* **S. 170**

Vordere Beinhebung: *1–2 Folgen (10–20 Wdh.) pro Bein* **S. 171**

Beinstreckung rückwärts: *1–2 Folgen (10–20 Wdh.) pro Bein* **S. 171**

Doppelte Kniebeuge: *1–2 Folgen (6–12 Wdh.)* **S. 172**

Gesäßmuskeldehnung **S. 182**

Vordere Oberschenkeldehnung **S. 183**

Hintere Oberschenkeldehnung **S. 183**

14. Tag

Auf und ab: *1–2 Folgen (10–20 Wdh.)* **S. 159**

Erhöhter Ausfallschritt: *1–2 Folgen (8–16 Wdh.) pro Bein* **S. 163**

Einbeinige Kniebeuge: *1 Folge (6–10 Wdh.) pro Bein* **S. 173**

Gestreckte Oberschenkel-Außenstraffung: *1 Folge (6–10 Wdh.) pro Bein* **S. 179**

Gestreckte Oberschenkel-Innenstraffung: *1 Folge (6–10 Wdh.) pro Bein* **S. 181**

Gesäßmuskeldehnung **S. 182**

Oberschenkel-Innendehnung im Sitzen **S. 184**

Hüftmuskeldehnung **S. 185**

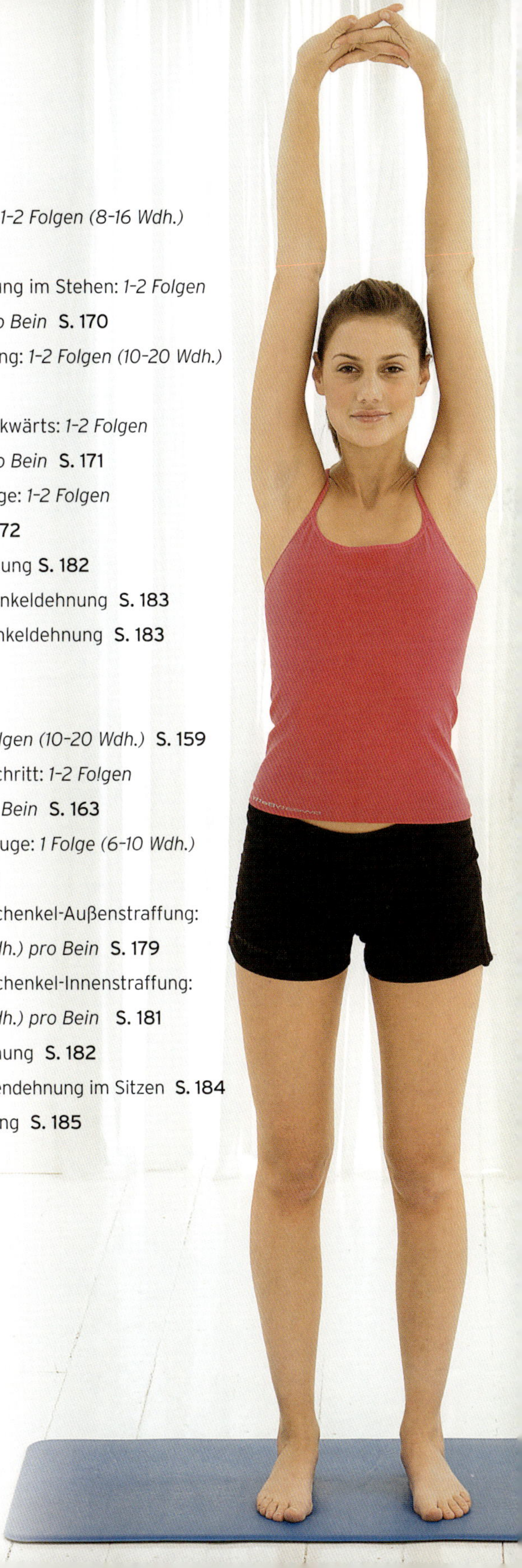

REGISTER

REGISTER

Parragon Preis!
€4,99